THE CANON OF FITNESS NUTRITION

健身食典

张景琦 主编　　孟令超 监制

中信出版集团 | 北京

图书在版编目（CIP）数据

健身食典 / 张景琦主编. -- 北京 : 中信出版社, 2020.10（2022.4重印）

ISBN 978-7-5217-2095-2

Ⅰ. ①健… Ⅱ. ①张… Ⅲ. ①健身运动－指南②饮食营养学－指南 Ⅳ. ①G883-62②R155.1-62

中国版本图书馆CIP数据核字(2020)第141562号

健身食典

主　　编：张景琦
出版发行：中信出版集团股份有限公司
（北京市朝阳区惠新东街甲4号富盛大厦2座　邮编　100029）
承 印 者：北京尚唐印刷包装有限公司

开　　本：787mm × 1092mm　1/16　　印　　张：27.75　　字　　数：250千字
版　　次：2020年10月第1版　　印　　次：2022年4月第3次印刷
书　　号：ISBN 978-7-5217-2095-2
定　　价：78.00元

谨以此书致敬

现代医学之父伊本·西那（Ibn Sina）

本书编委会

推荐语

谭卓

演员

相信很多人都有过健身的经历和体形不佳的困扰，健身时到底应该怎么吃，《健身食典》给出了很好的答案。坚持执行，收获更好的自己。

尹正

演员、歌手

想要保持良好的精神和强健的体魄，仅靠运动是不够的。除此之外，你还需要搭配科学、健康的饮食。《健身食典》一书将晦涩的营养学专业知识，以通俗易懂的语言介绍给大家，文字深入浅出。想要拥有健康体魄的你，千万不能错过！

王适娴

羽毛球女子单打世界冠军

健身对我来说，早已成为一种习惯。多年的经验告诉我，无论是竞技体育，还是日常健身，都需要科学的方法作为指导。掌握正确的运动方式，再搭配科学的日常饮食，我们就能收获理想的身材和健康的体魄。《健身食典》是一本非常不错的健身营养科普全书，希望书中科学、实用的知识能够帮助大家。改变自己，从读书开始！

张祥

盈奥 CEO、
海德力中国区 CEO

好身材“三分练、七分吃”，高效率的健身效果离不开科学的营养补充。《健身食典》包括了非常实用的运动营养内容，无论是增肌、减脂还是提高运动能力，读者都可以从中获益。

罗恩·博斯·埃弗林
Ron ‘Boss’ Everline
好莱坞明星训练师、
Cellucor 签约运动员

健康的饮食并不意味着顿顿都要吃沙拉，而是在于均衡。一旦你掌握了核心的训练方法，养成了良好的饮食习惯，就可以在享受美食的同时拥有健康的身材。

伊斯利·阿迪萨亚
Israel Adesanya
UFC 中量级冠军、
Myprotein 签约运动员

如果没有规律的训练、健康的生活方式和正确的饮食知识，我就不会走这么远。

赵伟
中国健美国家队队员、
全国古典健美冠军、
Cellucor 中国签约代言人

一个好的饮食方案会让你的健身效果事半功倍。

王宏强
中国健身健美国家队现役运动员、
国家级运动营养师、
兰州 W · KING 健身联合创始人、
Cellucor 中国签约运动员

现如今，快节奏的生活给大家带来了无形压力，也迫使大家不断缩减休息时间，但是科学健身离不开营养与休息，既然休息不好，那么只能合理营养了。“三分练，七分吃”，营养的重要不言而喻，本书从各个方面介绍营养知识，帮助你在健身时“会吃”“享瘦”，值得一读！

张钧
2018 欧洲锦标赛男子健体冠军、
2019 重庆凯建杯男子健体冠军、
Myprotein 品牌大使

还在因为健身辛苦地吃水煮鸡胸和西蓝花吗？《健身食典》带你玩转饮食，吃出花样，吃出营养。伴你在健身路上快乐进步。

刘岩
亚洲比基尼世界小姐冠军、
FIF 世界职业卡选手、
DMS 健身签约导师

我认为健身是这个世界上为数不多的、只要你付出就有回报的事情，这本书会给你所有的答案。

当生活或是身材要你成长的时候，总会安排一些挑战迎接你，比如刻苦的训练，自律的饮食！这是一个方程式，三分练，七分吃，无论做啥事儿，要做，那就要做好了。《健身食典》让你少走弯路，事半功倍！

黎子谦

阿里巴巴职业经理人、
Mutant 代言人

全民健身是一个永恒的大方向和主题，科学地了解身体和营养，是辅助健身的重要方式，《健身食典》给出了非常全面的指导，只有长久地保持运动和营养的平衡，才能让生活更加丰富多彩。跑者亦是如此。

黄炎卓

跑神中国 · 2017 西湖群山越野跑
30 公里女子第一名、
2018 杭州国际女子马拉松形象大使

没有人有义务必须通过连你自己都毫不在意的邋遢外表，去发现你优秀的内在，所以我们有责任让自己更精致。相信这本书会让你更精致。

林雪

奥林匹亚健体小姐 IFBB 职业选手、
DMS 健身签约导师

选择一本好的健身书籍，你的健身之路就已经成功了一半。本书对于健身营养的介绍，我以一名职业健美运动员的角度看来都非常认可，它由浅入深地讲解了健身营养的方方面面，值得推荐。

陈梦尧

奥林匹亚全球注册培训师、
古典健美 IFBB 职业选手、
DMS 健身签约导师

现代人对健康越来越重视，但很多人运动的效果并不理想，主要是没有形成正确的饮食结构，不符合标准的营养摄入量。“三分练，七分吃”，训练和营养是相互依存的，营养占比更是高出训练很多，做好了“吃”，搭配合理的运动，效果便会事半功倍，你才能够深切感受到身体状态的改善和形体的变化。

姚梦洁

中国健美协会一级裁判员、
Xtend 中国签约运动员

推荐序 一

为健康行动，向幸福出发

官景辉
中央宣传部原秘书长、中国政研会副会长

这是一本由运动营养学、人类临床营养学、食品科学、生物工程和生物化学等领域的多位学者合作完成的关于健身科普知识的读物，对于科学、系统、全面普及营养学知识颇有帮助。编著者约我为本书写一篇序，虽对这些方面我知之寥寥，但又觉得也是学习的机会，便应允写几句话，权当序。

我们知道，身体健康是每个人实现幸福生活的重要基础，也是民族昌盛和国家富强的重要标志。2020 年 8 月 8 日是我国第 12 个全民健身日，也是北京奥运会开幕 12 周年纪念日。全民健身活动在新的时代呈现出新的特点。健身不再局限于体育运动，而是与全民健康进行深度融合，将“防病于未然”作为重要的前置健康关卡。

据世界卫生组织的数据，医疗条件对健康的影响只有 8%，而个人生活方式对健康的影响则超过 60%。在影响个人健康的众多生活因素中，最重要的就是日常饮食。此外，日常饮食还与我们的体形息息相关。健身三分练七分吃，科学的饮食方法能够帮助我们更快地达成健身目标，获得理想的身材。因此，不论是为了保持健康还是改善体形，我们都应该在日常生活中积极学习（运动）营养知识，培养健康饮食习惯。

我们处在信息时代，网络上充斥着大量的知识碎片和商业广告。值得注意的是一些关于饮食方面的“知识”，很容易让人陷入各种生活误区。学习了解科学的营养学知识，尤为重要。

耗时两年编写完成的《健身食典》一书出版发行，旨在将专业的（运动）营养学知识，以通俗易懂的语言介绍给读者，帮助广大健身者掌握科学实用的营养学知识，制定有针对性的健身饮食方法、方案，不断提高健康水平。

相信读者能通过阅读此书获益，养成良好的饮食习惯，拥有健康的幸福生活！

推荐序 二

倡导科学饮食，助力全民健康

曹建民
北京体育大学教授、北京体育大学运动营养研究院院长

生命在于运动，运动需要科学。2014 年 10 月，国务院印发《关于加快发展体育产业促进体育消费的若干意见》，首次明确提出将全民健身上升为国家战略。随后，《“健康中国 2030”规划纲要》、《体育强国建设纲要》和《健康中国行动（2019—2030 年）》等文件陆续出台，健康中国行动推进委员会在国家层面成立，充分体现了国家和社会对国民健康的重视程度和投入力度。

为响应国家全民健身战略，近年来，北京体育大学充分挖掘和利用自身优势资源，针对国民健身需求，瞄准国内外体质健康领域前沿理论，开展了广泛的运动与体质健康基础与应用性研究，并在理论体系和实践方面取得了丰硕的科研成果。

健身是运动和营养相结合的科学。要想取得良好的健身效果，仅靠运动还远远不够。如果没有科学的饮食作为保障，我们的健身之路将困难重重。目前，国内市场上针对大众健身者的运动营养科普读物还很少。一些引进版图书虽然内容翔实、体系严谨，但由于文字表述过于专业，并不适合初学者及大众群体进行阅读学习。

为了解决以上问题，本书编委会在对营养学最新研究成果进行系统梳理的基础上，针对中国健身者的饮食结构及其常见问题，编写了《健身食典》一书。本书力求以通俗易懂的语言，向广大健身者系统介绍人类营养学和运动营养学的相关知识，帮助大家纠正错误的饮食观念、培养科学的饮食习惯，从而更高效地达成自己的健身目标。

本书不仅适合大众健身者进行阅读与学习，还可为职业运动员、体育院校学生及相关科研人员提供一定的参考。希望广大读者能够通过阅读本书，掌握科学健身饮食方案的制定方法，打造更健康的体魄和更完美的身材！

推荐序 三

科学饮食，与健康同行

王佐联
中国反恐专家

随着改革开放和社会经济的不断发展，人们的物质生活和精神生活都得到了极大的丰富。然而，生活条件好了，并不代表生活质量高了。如今，国人的身体素质越来越让人担忧，不少疾病都呈现出年轻化的趋势。这些问题的出现，不仅会对我们的日常工作与学习造成不利的影响，还会给家庭和社会医疗体系带来沉重的负担。

20 世纪 80 年代初，我与其他三名同志受中央之命组建中国第一支反恐怖特警部队：公安部警字 722 部队，即中国人民武装警察反劫机特种警察大队。为了训练出一支装备精良、训练有素、纪律严明、特别能战斗的反劫机反恐怖队伍，我们从体能、技能和智能三个方面对队员进行了超常规、超负荷的大运动量训练，并取得了显著训练效果，为完成党中央交付的各项艰巨任务，提供了强有力的保障。现在回头想想，这三方面能力又何尝不是其他领域从业者实现职业顺利发展的基本保证呢？

现在的年轻人，往往拥有过硬的技术和聪明的头脑，却唯独缺少强健的体魄。从个人长远发展的角度来看，这是非常不利的。我们必须明白，身体是革命的本钱，任何人生目标的达成，都必须依托一个重要的前提条件，那就是健康的体魄。在现代快节奏、高压力的生活环境下，我们更应该重视自己的生活方式，做到合理膳食、充分运动和规律作息。

健康生活方式的养成不是一朝一夕的。为了实现个人、家庭及全民健康，我们必须要以科学的理论和知识作为指导。《健身食典》正是这样一本能够帮助大家培养健康饮食习惯的科普全书。本书在对人类营养学进行系统介绍的基础上，着重拓展延伸了运动营养学的相关知识。因此，广大读者不仅可以在本书的帮助下掌握科学的营养知识，还能够学会有针对性的健身饮食方案制定方法，实现健康体魄和完美身材的双丰收。

大众看不懂的书不是一本好书。与其他生涩难懂的专业书籍不同，《健身食典》编委会在作品创作过程中，始终从读者的角度出发，力求文字通俗易懂、配图生动美观。因此，不论你是健身小白还是专业人士，都能够通过本书获得自己所需的知识。最后，祝愿大家在未来拥有更健康的体魄和更高质量的生活！

推荐序 四

健康是不惧年龄的底气

黄晓明
演员

在娱乐圈中，从来不乏“不老男神”和“冻龄女神”。他们在镜头前潇洒自信，在舞台上魅力四射，仿佛连时光都对他们格外厚待，年龄对他们来说只是一个数字而已。然而，舞台上的无限风光，很多都源于背后的拼命努力和极度自律。规律运动和健康饮食早已成为不少明星日常生活中不可或缺的一部分。

也许有人认为，帅气的外表和靓丽的容貌只是明星的专属，但我想说，只要掌握正确的健康管理方法，养成良好的日常饮食习惯，每个人都有可能获得“不老容颜”和“逆天身材”。在追求自我蜕变的过程中，科学的健康知识是必不可少的。节食、挨饿也许可以在短时间内帮助你减轻体重，但长此以往，势必会造成营养不良和体重反弹，并严重危害健康。而科学的健身饮食方案，不仅能让你吃得饱、吃得好，还可以使你获得“男神女神”般的身材。

《健身食典》就是这样一本能够帮助大家快速掌握健康饮食知识、早日实现自我蜕变的科普全书。作为一本有趣易读的运动营养指南，《健身食典》不会耗费你过多的时间和精力。只需在空闲时间轻松翻阅本书，你就可以逐步掌握科学实用的营养学知识，并学会制定有针对性的健身饮食方案。阳光照亮世界，知识照亮人生。希望各位读者在本书的帮助下，早日达成自己的目标，拥有饱满的精神活力和不惧年龄的底气！

写在前面

如何使用这本书：拒绝知识碎片！

张景琦

随着社会和经济的发展，人们对健康的重视程度正在逐步提高，越来越多的国人投入到健身的热潮当中。然而，不少人似乎还没有意识到：健身不仅仅是运动，而是运动、饮食和休息（睡眠）的有机结合。无论你的目标是塑形（增肌、减脂）还是保持健康，以上三点都必不可少。而在这三点中，最重要的就是饮食（营养）。

近年来，人们获得的信息愈发趋于碎片化。且不说碎片化知识本就容易使人（尤其是初学者）陷入各种误区，单看传播这些碎片化知识的个人或公司，又有多少具备专业的营养学知识呢？总之，目前的情况是：我国的健身者急需系统了解有关（运动）营养学前沿、专业的知识。然而，国内却鲜有适合他们阅读与学习的书籍（这种书籍不仅要系统、全面、专业、实用，而且必须通俗易懂）。

说到这里，想必广大读者已经猜到《健身食典》的创作缘由了。是的，我们希望创作出一本真正对大家有所帮助的运动营养科普读物、一本健身界的红宝书！

运动营养学内容庞大，本书试图以三个部分，向大家介绍其最主要的知识内容。第一部分“人类营养学”是营养学的基础内容介绍；第二部分“六大营养素”是碳水化合物、蛋白质、脂质、维生素、矿物质、水和酒精的详细讲解；第三部分“制定专属健身饮食方案”是营养学在健身中的实践应用。本书的章节安排遵循营养学的基础逻辑顺序，建议大家从头看起。当然，读者也可以根据自己的实际需要，选择特定的章节进行阅读与学习。

期盼本书能够帮助大家扭转错误的饮食观念，抛弃极端的减肥方法，并引导每一位对运动健身感兴趣的人进入神奇的营养学世界。

Contents

目录

Contents

目录

Contents

目录

Contents

目录

第一部分

人类营养学

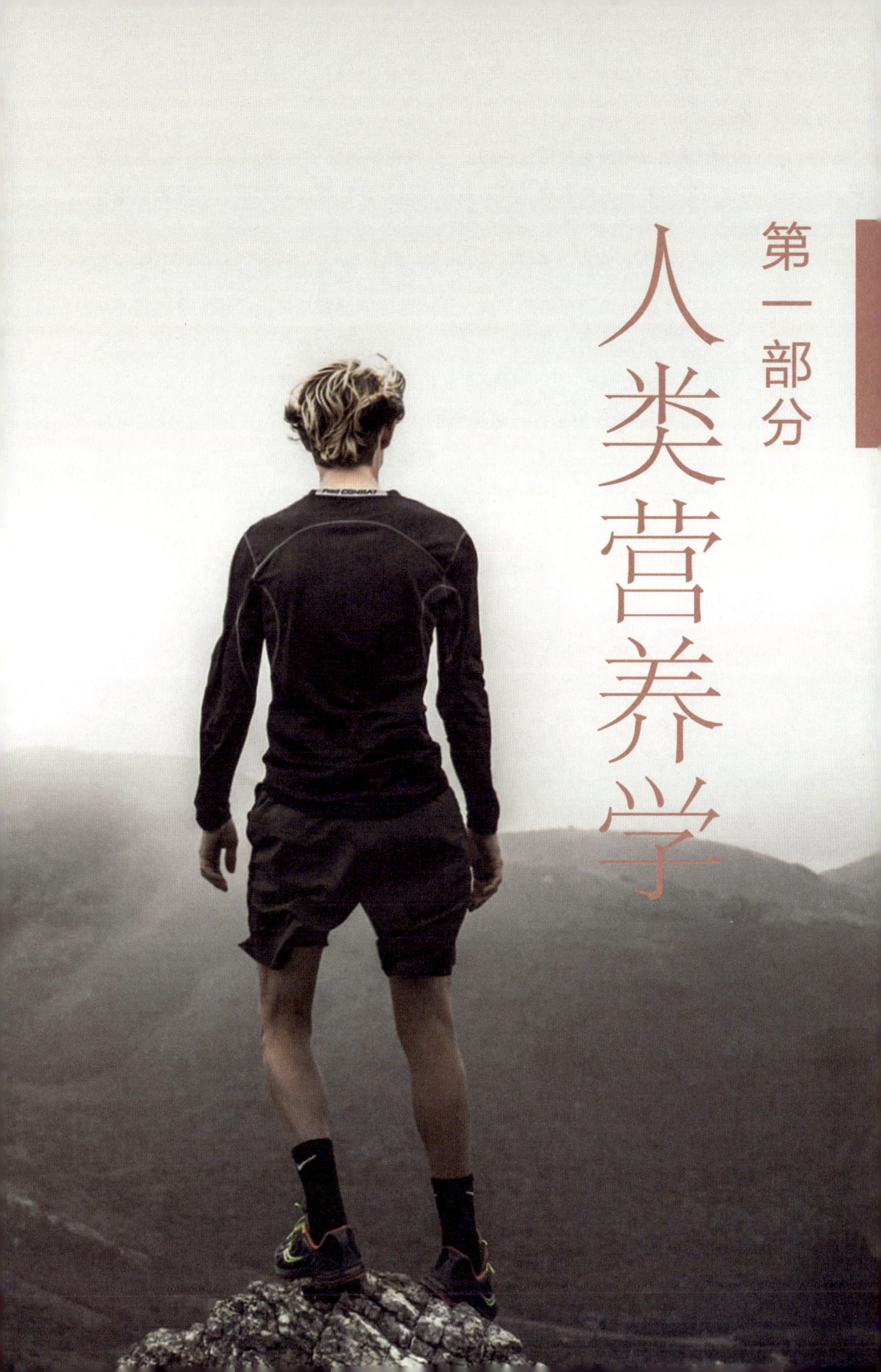

医学之父希波克拉底曾说过：“让食物成为你的良药。”科学的饮食方法不仅可以帮助你保持健康，预防多种疾病，还能够改善体形，增强运动表现能力。

据吠陀文献记载，早在公元前 3000 年，人类就已经开始进行关于营养学的研究了。经过几千年的发展，人类营养学已经成为一门探索食物营养与人类健康之间关系的重要学科。作为一名合格的健身者，你应该了解一些人类营养学的核心基础知识，以便帮助自己更好地规划健身和饮食方案。

本书第一部分将带你走进神奇的人类营养学世界，并帮助你快速掌握与日常生活和运动健身息息相关的营养学知识。无论你的目标是增肌还是减脂，以科学饮食方法为代表的人类营养学都能助你一臂之力。人类营养学之旅，现在正式开始！

第一章

什么是营养学？

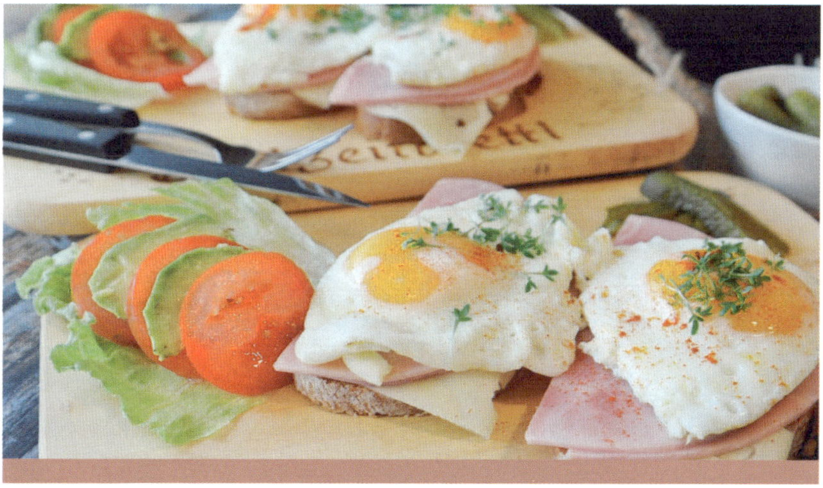

美国医学会将营养学定义为食物的科学。通过研究食物中的营养素和活性物质，我们可以了解它们的功能、相互作用以及对健康的影响。人体处理食物的过程同样是营养学的研究范畴，包括食物的摄取、消化、吸收、利用和排泄等。

据统计，人类一生中可以摄取约 60 吨食物。这些食物不仅为我们提供了生长发育所必需的营养物质，也对我们的健康和寿命产生了重要的影响。**健康的饮食结构有助于预防和治疗多种疾病；不健康的饮食结构则会严重危害我们的健康。**据美国疾病控制与预防中心的数据统计：在美国，有 60% 的死亡案例都与饮食直接或间接相关。

通过本章的学习，你将掌握营养学的基础知识，并获得以下问题的答案：

（1）什么是六大营养素、植物素和动物素？

（2）我们需要补充植物素和动物素吗？

（3）什么是卡路里？如何计算食物中的卡路里？

（4）什么是食物营养数据库？如何利用食物营养数据库来帮助我们规划日常饮食？

（5）哪些因素影响了食物的营养成分含量？

（6）什么是能量密度？它有什么用途？

（7）什么是营养成分标签？如何阅读食物的营养成分标签？

（8）如何分辨营养品宣传广告的真假？

第 1 节
营养素、植物素和动物素

六大营养素

营养素是维持人体健康所必需的物质。人体自身无法合成或仅能合成极少量的营养素，所以我们必须通过食物摄取充足的营养素。

食物中的营养素包括碳水化合物、蛋白质、脂质、维生素、矿物质和水，这些营养素统称为六大营养素。**根据人体的需求量，营养素可以分为宏量营养素和微量营养素。**宏量营养素是人体需求量较大的营养素，包括碳水化合物、蛋白质、脂质和水；微量营养素是人体需求量较小的营养素，包括维生素和矿物质。

在这六大营养素中，碳水化合物、蛋白质和脂质可以为人体提供能量，所以也称为产能营养素。日常生活和体育锻炼所需的能量，全部来自产能营养素。

1. 碳水化合物

碳水化合物是人体最主要的能量来源，主要由碳、氢、氧元素组成。谷物（大米、小麦等）、水果、豆类和糖是碳水化合物的主要膳食来源。

不同食物的碳水化合物含量不同，例如：100 克燕麦含有 66.3 克碳水化合物，而 100 克土豆则含有 17 克碳水化合物。蔬菜和肉类也含有少量碳水化合物，例如 100 克黄瓜含有 3.63 克碳水化合物。**我们通常所说的主食，是指碳水化合物含量较高的食物**，如大米、白面条等。1 克碳水化合物含有 4 千卡热量（4 kcal/g）。

碳水化合物可以分为简单碳水化合物和复杂碳水化合物。简单碳水化合物仅含 1 ～ 2 个糖单元。其中，含有 1 个糖单元的称为单糖，如葡萄糖和果糖；含有 2 个糖单元的称为二糖，如麦芽糖和蔗糖。复杂碳水化合物含有 3 个或以上的糖单元，如淀粉和膳食纤维。

葡萄糖是细胞最主要的能量来源，也是淀粉的基本组成单元（见图 1–1）。当我们无法摄入充足的碳水化合物时，人体就会利用蛋白质合成葡萄糖。关于碳水化合物的详细内容，请看第五章。

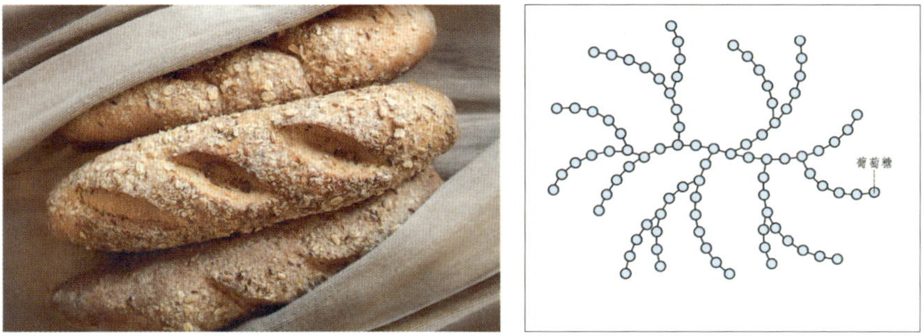

图 1–1　碳水化合物的膳食来源（全麦面包）和化学结构（复杂碳水化合物）

2. 蛋白质

蛋白质主要由碳、氢、氧、氮元素组成，是人体重要的结构材料。肌肉、骨骼、皮肤、毛发、血液、细胞膜和酶的主要成分都是蛋白质。肉类、乳制品和豆类等食物是蛋白质的主要膳食来源（见图 1–2）。不同食物的蛋白质含量不同，例如：100 克牛肉含有 19.42 克蛋白质，而 100 克牛奶则含有 3.22 克蛋白质。1 克蛋白质含有 4 千卡热量（4 kcal/g）。

蛋白质由氨基酸组成。食物中含有 20 种常见氨基酸，它们以不同的组合方式，构成了各种类型的蛋白质。关于蛋白质的详细内容，请看第六章。

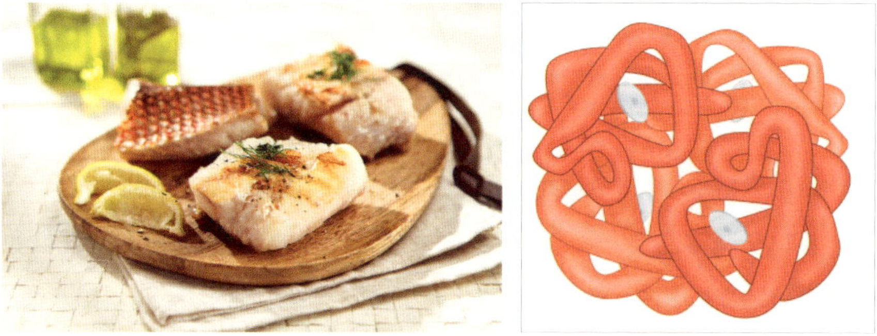

图 1-2　蛋白质的膳食来源（鱼肉）和化学结构（血红蛋白）

3. 脂质

脂质（lipids）主要由碳、氢、氧元素组成，可以细分为甘油三酯、磷脂和固醇。虽然“脂质”在日常使用中常等同于“脂肪”一词，但实际上脂肪（fats）是指在室温条件下为固体的脂质，而油（oils）则是指在室温条件下为液体的脂质。

脂质不溶于水，但溶于乙醚和苯等有机溶剂。食用油和坚果等食物是脂质的主要膳食来源。1 克脂质含有 9 千卡热量（9 kcal/g）。

甘油三酯是人体和食物中最主要的脂质类型（约占 95%），由 3 个脂肪酸和 1 个甘油分子组成（见图 1-3）。关于脂质的详细内容，请看第七章。

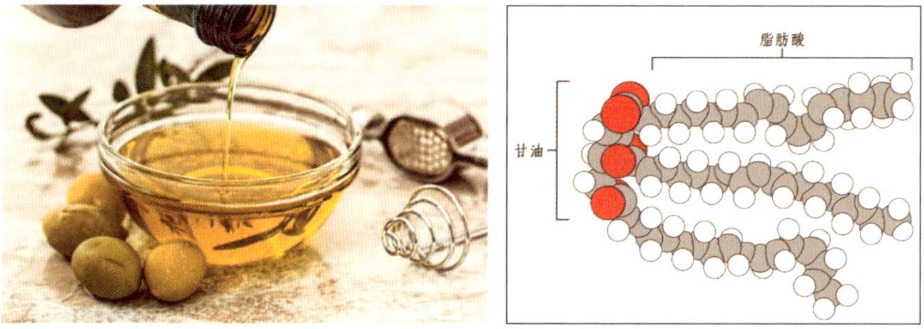

图 1-3　脂质的膳食来源（食用油）和化学结构（甘油三酯）

4. 维生素

维生素由碳、氢、氧、氮、磷等多种元素组成。它们的主要作用是辅助体内化学反应顺利进行。维生素分为脂溶性维生素和水溶性维生素。脂溶性维生素溶于脂肪，如维生素 A；水溶性维生素溶于水，如维生素 C。

相比于脂溶性维生素，水溶性维生素更容易排出体外。此外，烹饪也更容易破坏食物中的水溶性维生素。关于维生素的详细内容，请看第八章。

5. 矿物质

矿物质对维持人体的正常机能至关重要，可以分为常量矿物质和微量矿物质。常量矿物质的每日需求量以克为单位，如钾和钠；微量矿物质的每日需求量则低于 100 毫克，如铁和锌。

由于矿物质属于元素，所以不会在烹饪时被破坏。**但是在烹饪过程中，矿物质可以从食物渗入水中，所以水煮菜可能会使部分矿物质流失（如果没有喝汤）。**关于矿物质的详细内容，请看第九章。

6. 水

水是最容易被忽略的营养素。作为第 6 种营养素，它具有许多重要的功能，如润滑关节、调节体温、提高新陈代谢等。关于水的详细内容，请看第十章。

植物素和动物素

植物素（phytochemicals）和动物素（zoochemicals）是植物和动物体内的活性化合物。虽然它们不属于必需营养素，但却对健康有着重要影响。

1. 植物素

植物素是植物产生的化学物质，能够帮助植物生长或抵御竞争对手、捕食者和病原体。植物素被归为研究化合物，而不是必需营养素，因为它们的健康益处还需要更多研究加以证实。

大量研究表明：食用充足的蔬菜和水果能够降低癌症的发病率。研究人员推测：这可能是由于植物中的某些植物素发挥了作用。**不过，由于许多植物素的健康功效还未被科学研究完全证实，因此健康专家并不推荐大众购买植物素营养品，以改善健康。**

常见的植物素包括：水果中的类黄酮、辣椒中的辣椒素和茶叶中的儿茶素等。

2. 动物素

动物素是动物体内的化学物质。一些研究认为：动物素可能有助于降低心血管疾病的发病率。不过，同植物素一样，动物素的健康功效也需要更多的研究加以证实。常见的动物素包括鞘脂和共轭亚油酸（CLA）等。共轭亚油酸是常见的运动营养补剂，关于它的详细介绍，请看第十四章。

第 2 节
如何计算食物的总热量？

为了维持正常的生理机能，完成每日的工作和运动，我们必须从碳水化合物、蛋白质和脂肪中获取能量。酒精虽然也含有能量，1 克酒精含有 7 千卡热量（7 kcal/g），但却不属于必需营养素。

食物能量的常用单位是卡路里（calorie）和千卡（kilocalorie，kcal）。1 千卡等于 1000 卡路里。1 卡路里可以使 1 克水升温 1℃；1 千卡可以使 1000 克水升温 1℃。**需要注意：在日常使用中，单词 calorie（卡路里）即是指 kilocalorie（千卡）。在英文的食物营养成分表中，calorie（卡路里）就是千卡的意思。**

食物的卡路里可以用弹式热量计直接测量（具体内容见第十三章）。如果我们已知某种食物的碳水化合物、蛋白质、脂肪和酒精含量，也可以通过计算得出它的总热量。例如：1 杯鸡尾酒含有 57 克碳水化合物、1 克蛋白质、5 克脂肪和 23 克酒精，那么它的总热量为：

$$Z=57\times4+1\times4+5\times9+23\times7=438\ \text{kcal}$$

图 1–4 为某食物的营养成分标签，通过计算，我们可以得出 100 克该食物的总热量：

$$Z=8\times4+31.6\times9+56.7\times4=543.2\ \text{kcal}$$

营养成分表		
项目	每100克	NRV%
能量	2269千焦	27%
蛋白质	8.0克	13%
脂肪	31.6克	53%
反式脂肪	0克	
碳水化合物	56.7克	19%
钠	200毫克	10%

图 1-4　食物营养成分标签

当我们获得食物的总热量后，还可分别计算出碳水化合物、蛋白质和脂肪的热量占比：

（1）碳水化合物 $=(56.7\times4)\div543.2\times100\%\approx42\%$

（2）蛋白质 $=(8\times4)\div543.2\times100\%\approx6\%$

（3）脂肪 $=(31.6\times9)\div543.2\times100\%\approx52\%$

关于食物营养成分标签的更多内容，请看本章第 4 节。

第 3 节
食物的营养成分含量

食物营养数据库可以帮助我们快速查阅某种食物的总热量和各类营养素含量。利用这些信息，我们可以结合膳食营养素参考摄入量（DRIs，具体内容见第二章），规划自己的日常饮食方案，使我们的营养摄入量符合健康饮食的标准。

食物营养数据库的资料来自成千上万的化学实验分析。研究人员在实验室针对不同种类的食物进行化学分析，再把结果录入数据库。由于这些实验需要耗费数年，所以还有许多食物的资料没有被录入数据库。目前，全球最权威的食物营养数据库来自美国农业部，覆盖食物种类高达 247 326 种（https://ndb.nal.usda.gov/ndb/search/list）。

需要注意，食物营养数据库中的数据都属于平均值。有多种因素影响着某一食物的营养成分含量，包括：（1）种植条件（土壤类型、气候和种植区域等）；（2）喂养饲料；（3）采摘时的成熟度；（4）加工方式；（5）食物运输条件；（6）食物储存时间；（7）食物烹饪方法。

以上所列因素，任何一种发生改变，都会造成食物营养成分含量的变化。此外，不同人的营养吸收率不同。同样一个苹果，甲可能吸收 50% 的营养，而乙则有可能吸收 70% 的营养。**所以，食物营养数据库提供的只是一个较为精确的估算数据，而不是 100% 准确的实际数据。**

能量密度

能量密度（energy density）是指每克食物所含有的热量。例如 100 克苹果含有 52 千卡热量，那么它的能量密度就是 0.52 千卡 / 克。能量密度可以分为 4 个级别：

（1）极低能量密度：能量密度＜ 0.6 千卡 / 克；

（2）低能量密度：0.6 千卡 / 克≤能量密度＜ 1.5 千卡 / 克

（3）中能量密度：1.5 千卡 / 克≤能量密度≤ 4 千卡 / 克

（4）高能量密度：能量密度＞ 4 千卡 / 克。

能量密度低的食物通常水分含量较高，虽然它们的重量很大，但热量较低，因为水分不含热量。**这些食物的饱腹感更强，所以更有助于控制体重。**能量密度高的食物虽然重量很小，但热量较高，这些食物更容易让人发胖。表 1–1 是常见食物的能量密度。

表 1–1　常见食物的能量密度

极低能量密度（＜ 0.6 千卡 / 克）	低能量密度（0.6 ～ 1.49 千卡 / 克）	中能量密度（1.5 ～ 4 千卡 / 克）	高能量密度（＞ 4 千卡 / 克）
生菜	全脂牛奶	鸡蛋	巧克力
西红柿	烤土豆	全麦面包	培根
草莓	烤鱼	火腿	花生
西蓝花	香蕉	年糕	薯条
胡萝卜	豆类	白面包	植物油

第 4 节
如何阅读营养成分标签？

营养成分标签是食品包装上的一种标签，可以为消费者提供该食品的营养信息。阅读营养成分标签上的每一项内容，有助于我们掌控全天的营养摄入量，防止营养不良或营养过剩的发生。

下面，我以图 1–5 为例，为大家讲解营养成分标签上的各项内容。

营养成分表

项目	每100克	NRV%
能量	2269千焦	27%
蛋白质	8.0克	13%
脂肪	31.6克	53%
反式脂肪	0克	
碳水化合物	56.7克	19%
钠	200毫克	10%

图 1–5　食物营养成分标签

（1）项目：食物的主要营养信息，通常包括能量、蛋白质、脂肪、碳水化合物和钠。

（2）每 100 克：100 克食物中的各类营养素含量。

（3）NRV%：NRV 为营养素参考值（Nutrient Reference Values）。NRV%

是指食物中某种营养素含量占营养素参考值的百分比。例如：蛋白质的NRV% 为 13%，是指 100 克食物中的蛋白质含量占每日蛋白质推荐量的13%。

NRV 主要针对普通居民（中国）制定，详细内容请看第二章。此外，健身人群和普通居民的营养需求量差别很大，所以，如果你目前正在减脂或增肌，请参考第十五至十六章内容，获取相应的营养推荐量信息。

（4）能量：100 克食物中的总热量，即蛋白质、脂肪和碳水化合物的热量之和，单位为千焦（kJ）。1 千卡 ≈ 4.186 千焦。1 克蛋白质含有 4 千卡热量，1 克脂肪含有 9 千卡热量，1 克碳水化合物含有 4 千卡热量。

（5）蛋白质：100 克食物中的蛋白质含量。关于各类人群的蛋白质推荐摄入量，请看第六章。

（6）脂肪：100 克食物中的脂肪含量。关于各类人群的脂肪推荐摄入量，请看第七章。

（7）反式脂肪：100 克食物中的反式脂肪含量。反式脂肪属于脂肪的一种，对健康有百害而无一利，最好的建议就是零摄入，所以没有NRV%。

（8）碳水化合物：100 克食物中的碳水化合物含量。关于各类人群的碳水化合物推荐摄入量，请看第五章。

（9）钠：100 克食物中的钠含量。关于各类人群的钠推荐摄入量，请看第九章。

第 5 节
快速鉴别真假减肥广告

随着人们对健康的重视程度越来越高，各类减肥产品和营养品（营养保健品和运动营养补剂等）也层出不穷。如何鉴别这些广告的真假，不多花一分冤枉钱？以下 6 点建议可以帮得上你。

（1）将营养品的宣传广告与本书内容进行对照，看看它们是否违背了营养学的基本原理。

（2）如果营养品的宣传广告含有以下内容，消费者一定要格外谨慎：

①本产品只有优点，没有缺点；

②本产品采用了一种全新的突破性技术；

③本产品可以治愈某种疾病；

④本产品效果非常神奇，以至于让人不敢相信，比如 1 个月瘦 30 斤；

⑤本产品明显优于传统的医学治疗方法。

（3）调查营养品广告所涉及的个人、机构或生产商的科研背景。

（4）如果营养品引用某篇研究文献作为产品功效的科学依据，查阅这篇文献，看看它的实验可靠程度（双盲人体实验＞单盲人体实验＞病例对照人体实验＞动物实验＞流行病学实验）、发表期刊（是否权威）和作者背景（是否为知名大学或机构的学者）。**如今，很多运动营养品牌经常引用一些并不可靠的研究文献，来证明自己的产品功效，误导消费者。**关于运动营养补剂的详细内容，请看第十四章。

（5）一些营养品广告会引用最新的科研成果对产品功效进行大肆宣传。实际上，这类科研成果很多都没有经过严格评估和长期科学验证。

（6）如今，营养品的种类越来越多，但仅有少数产品接受过权威专家或机构的严格评估。还有部分产品，连实际的营养成分含量和包装上的说明都不一致。**所以，消费者在购买营养品时，请优先选择较为知名的品牌，并仔细阅读产品的营养成分标签。**

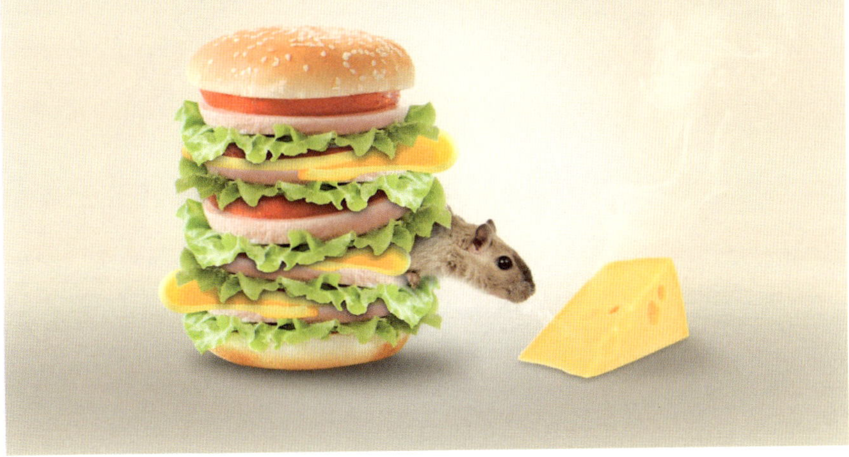

第二章

全球公认的健康饮食法则

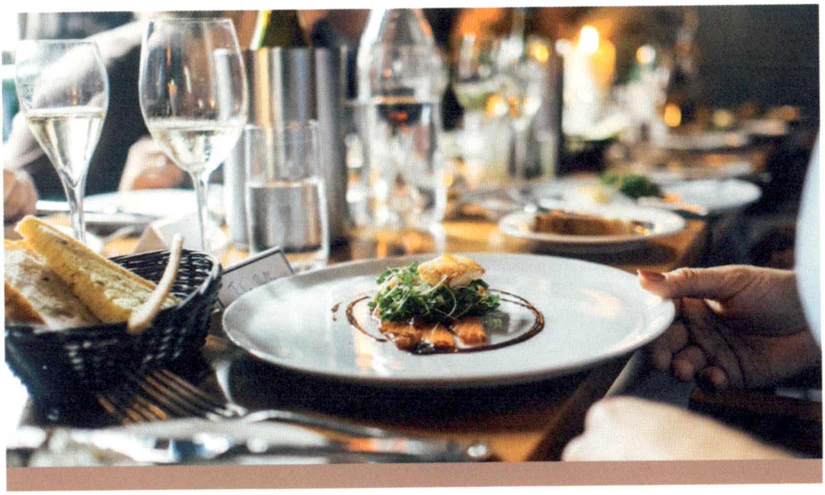

营养学是当今的热门话题之一。在各大媒体和社交平台上，关于减肥和健康的讨论无时无刻不在上演着。五花八门的减脂饮食法层出不穷，让大众不禁疑惑：我们到底应该遵循怎样的饮食法则？科学健康的饮食方法到底在哪里？

值得庆幸的是：经过多年的科学研究，营养学家已经总结出一套完整的健康饮食法则。通过本章的学习，你不仅可以获取可靠的营养学信息，还能够获得以下问题的答案：

（1）什么是膳食营养素参考摄入量（DRIs）？它有什么用途？

（2）什么是营养密度和空卡路里食物？如何评估食物的营养密度？

（3）什么是每日营养摄入量（DVs）？它有什么用途？

（4）什么是营养素参考值（NRVs）？它有什么用途？

（5）DRIs、DVs 和 NRVs 有什么不同？

（6）《美国居民膳食指南（2015—2020 年）》里有哪些值得我们参考的饮食建议？

（7）网红减肥法真的靠谱吗？

（8）如何识别真正的全麦面包？

第 1 节
膳食营养素参考摄入量

从 20 世纪 20 年代开始，营养不良问题逐渐被科学界所重视。为了改善大众健康，预防与营养不良相关的多种疾病，1941 年，美国成立了食品与营养委员会，并在 1943 年制定了首个营养参考摄入量标准（官方）。这些标准在后来的岁月里不断更新升级，守护着大众的健康。

美国食物与营养委员会制定的最新标准称为膳食营养素参考摄入量（Dietary Reference Intakes，DRIs）。DRIs 涵盖近 40 种营养素的参考摄入量，并由 5 个子标准组成（见表 2–1）：

表 2–1　DRIs 的构成

<table>
<tr><th colspan="2">膳食标准</th><th>满足群体数量</th><th>备注</th></tr>
<tr><td rowspan="5">DRIs</td><td>EARs①</td><td>50%</td><td rowspan="2">每日营养摄入量越低于 RDAs，尤其是 EARs，出现营养不良的概率就越大</td></tr>
<tr><td>RDAs②</td><td>97% ～ 98%</td></tr>
<tr><td>AIs③</td><td>＞ 97% ～ 98%</td><td>—</td></tr>
<tr><td>ULs④</td><td>97% ～ 98%</td><td>如果每日的营养摄入量介于 RDAs 和 ULs 之间，那么出现营养不良或营养素中毒的概率就接近于 0%</td></tr>
<tr><td>EERs⑤</td><td>—</td><td>—</td></tr>
<tr><td></td><td>AMDRs⑥</td><td>—</td><td>AMDRs 是 DRIs 极为重要的互补性膳食标准</td></tr>
</table>

说明：

① EARs：估计平均需求量。（Estimated Adverage Requirements）

② RDAs：推荐膳食摄入量。（Recommended Dietary Allowances）

③ AIs：适宜摄入量。（Adequate Intakes）

④ ULs：可耐受最高摄入量。（Tolerable upper intake levels）

⑤ EERs：估计能量需求量。（Estimated Energy Requirements）

⑥ AMDRs：可接受宏量营养素分布范围。（Acceptable Macronutrient Distribution Ranges）

1.EARs

EARs 涵盖 21 种营养素的每日参考摄入量。如果采用此标准规划饮食，只有 50% 的人可以获得充足的营养供应。造成这种情况的原因是：由于个体差异，不同人群的营养素需求量不同。一些人对某种营养素的需求量较小，而另一些人对某种营养素的需求量则较大。

2. RDAs

RDAs 建立在 EARs 的基础上，两者的关系是：RDA=EAR × 1.2。所以，如果我们无法精确地测量出某种营养素的 EAR 数据，就无法得出它的 RDA 数据。

采用 RDAs 标准规划饮食，可以保证 97% ～ 98% 的人都获得充足的营养供应。**EARs 可以帮助人们避免营养不良，而 RDAs 则可以帮助大家预防某些慢性疾病。**例如：维生素 C 的 EAR 标准为 75 毫克 / 天（男性），而 RDA 标准则为 90 毫克 / 天（男性）。对普通人而言，每日摄入 75 毫克维生素 C 已足够，但对吸烟者而言，摄入 90 毫克的维生素 C 则更为理想，因为吸烟会加速维生素 C 的分解。

需要注意：并不是所有人的营养摄入量都需要满足 RDAs。一些人的营养摄入量即使仅满足于 EARs 或介于 EARs 和 RDAs 之间，也可以保持健康。**我们需要把握的总体思想是：每日营养摄入量越低于 RDAs，尤其是 EARs，出现营养不良的概率就越大。**

3.AIs

目前的科技水平还无法精确测量出每一种营养素的具体需求量。所以，如果某种营养素缺乏 EAR 数据，那么科学家就会用 AI 数据代替。

AIs 数据基于观察实验得出，所以精确度比 EARs 略低。如果采用此标准规划饮食，可以保证超过 97% ~ 98% 的居民获得充足的营养供应。目前，膳食纤维、必需脂肪酸和部分维生素与矿物质的推荐摄入量都采用 AIs 标准。

4. ULs

ULs 是营养素的每日摄入量上限。如果营养素的摄入量超过该标准，就有可能引起副作用。例如：维生素 C 的 ULs 标准为 2000 毫克 / 天，如果每天的维生素 C 摄入量超过该值，就有可能出现腹泻等症状。

营养素的参考摄入量，按照 EARs → RDAs → AIs → ULs 的顺序，依次增高。**如果每日的营养摄入量介于 RDAs 和 ULs 之间，那么出现营养不良或营养素中毒的概率就接近于 0%。**关于 ULs 的详细数据，请查阅附录。

5.EERs

EERs 是每日的热量摄入参考标准。如果每日热量摄入（来自碳水化合物、蛋白质、脂肪和酒精）超过该标准，就有可能引发肥胖。**需要注意：EERs 只是一个估算标准，我们每日的热量需求取决于多种因素，包括基因影响。**关于 EERs 的详细内容，请看第十三章。

6.AMDRs

AMDRs 是碳水化合物、蛋白质和脂肪的参考摄入范围标准。AMDRs 不属于 DRIs，但却是 DRIs 极为重要的互补性膳食标准（见表 2–2）。

表 2–2　AMDRs

宏量营养素	成年人（超过 18 岁）的宏量营养素分布范围
碳水化合物	45% ～ 65%（每日总热量摄入的 45% ～ 65% 应来自碳水化合物，下同）
蛋白质	10% ～ 35%
脂肪	20% ～ 35%

如何使用 DRIs？

DRIs 最主要的用途就是帮助我们规划日常饮食。结合食物营养数据库和食品秤，我们应该使每日的营养摄入量：（1）满足 RDAs 或 AIs 标准；（2）不超过 ULs 标准。

需要注意：DRIs 仅适用于健康的普通人。如果你患有某种疾病，请咨询医师，获取相应的膳食指南。如果你是一名健身者，DRIs 也并不一定适用于你，具体的营养参考摄入量请看第十五至十六章。表 2–3 是宏量营养素的 DRIs 标准（美国），DRIs 的详细数据请查阅附录。

表 2–3 DRIs（宏量营养素，美国）

<table>
<tr><th>年龄（岁）</th><th>水分（升 / 天）</th><th>碳水化合物（克 / 天）</th><th>膳食纤维（克 / 天）</th><th>脂肪（克 / 天）</th><th>亚油酸（克 / 天）</th><th>α– 亚麻酸（克 / 天）</th><th>蛋白质 [b]（克 / 天）</th></tr>
<tr><td>男性</td><td></td><td></td><td></td><td></td><td></td><td></td><td></td></tr>
<tr><td>9 ～ 13</td><td>2.4**</td><td rowspan="6">130*</td><td>31**</td><td rowspan="6">ND[a]</td><td>12**</td><td>1.2**</td><td>34*</td></tr>
<tr><td>14 ～ 18</td><td>3.3**</td><td rowspan="3">38**</td><td>16**</td><td rowspan="5">1.6**</td><td>52*</td></tr>
<tr><td>19 ～ 30</td><td rowspan="4">3.7**</td><td rowspan="2">17**</td><td rowspan="4">56*</td></tr>
<tr><td>31 ～ 50</td></tr>
<tr><td>51 ～ 70</td><td rowspan="2">30**</td><td rowspan="2">14**</td></tr>
<tr><td>> 70</td></tr>
<tr><td>女性</td><td></td><td></td><td></td><td></td><td></td><td></td><td></td></tr>
<tr><td>9 ～ 13</td><td>2.1**</td><td rowspan="6">130*</td><td rowspan="2">26**</td><td rowspan="6">ND[a]</td><td>10**</td><td>1.0**</td><td>34*</td></tr>
<tr><td>14 ～ 18</td><td>2.3**</td><td>11**</td><td rowspan="5">1.1**</td><td rowspan="5">46*</td></tr>
<tr><td>19 ～ 30</td><td rowspan="4">2.7**</td><td rowspan="2">25**</td><td rowspan="2">12**</td></tr>
<tr><td>31 ～ 50</td></tr>
<tr><td>51 ～ 70</td><td rowspan="2">21**</td><td rowspan="2">11**</td></tr>
<tr><td>> 70</td></tr>
<tr><td>孕妇</td><td></td><td></td><td></td><td></td><td></td><td></td><td></td></tr>
<tr><td>14 ～ 50</td><td>3.0**</td><td>175*</td><td>28**</td><td>ND[a]</td><td>13**</td><td>1.4**</td><td>71*</td></tr>
<tr><td>哺乳期</td><td></td><td></td><td></td><td></td><td></td><td></td><td></td></tr>
<tr><td>14 ～ 50</td><td>3.8**</td><td>210*</td><td>29**</td><td>ND[a]</td><td>13**</td><td>1.3**</td><td>71*</td></tr>
</table>

说明：

1. *: 数据来自 RDAs。

2. **：数据来自 AIs。

3. ND[a]：目前的研究水平无法得出具体数据。

4. 蛋白质[b]：基于每千克体重需要摄入 0.8 克蛋白质的标准。

5. DRIs 中的男性（年龄超过 18 岁）参考体重为 70 千克，参考身高为 1.77 米；女性（年龄超过 18 岁）参考体重为 57 千克，参考身高为 1.63 米。

食物的营养密度

营养密度（nutrient density）可以反映一种食物的营养品质。通常，我们采用以下 3 步来评估某种食物的营养密度：

第 1 步：将该食物（1 份）的营养素含量（蛋白质、维生素和矿物质）与营养参考摄入量（如 DRIs）相除，得出该食物的营养素贡献率；

第 2 步：将该食物（1 份）的总热量与每日参考热量摄入（如 EERs）相除，得出该食物的热量贡献率；

第 3 步：比较以上数据。**通常，某种食物的营养素贡献率越大，热量贡献率越小，说明它的营养密度（品质）越高。**

下面，我们分别以脱脂牛奶和果汁为例，来评估它们各自的营养密度。

1. 营养密度评估：脱脂牛奶

（1）确定参照对象（性别、年龄、身高、体重和日常活动水平），以下表为例：

表 2-4　萌萌的个人数据

姓名	性别	年龄	身高	体重	日常活动水平
萌萌	女	22 岁	1.65 米	60 千克	无体育锻炼

（2）查阅附录，获取萌萌的 DRIs 数据（见表 2–5）：

表 2–5　萌萌的 DRIs 数据

蛋白质	维生素 A	维生素 C	钙	每日能量需求（EERs）
46 克 / 天	700 微克 / 天	75 毫克 / 天	1000 毫克 / 天	1961 千卡 / 天

（3）查阅食物营养数据库，获取 1 份脱脂牛奶（240 毫升）的营养成分数据（见表 2-6）：

表 2–6　1 份脱脂牛奶的营养成分数据

蛋白质	维生素 A	维生素 C	钙	总热量
8 克	150 微克	1.2 毫克	300 毫克	80 千卡

（4）计算 1 份脱脂牛奶（240 毫升）的营养素和热量贡献率（见表 2-7）：

表 2–7　1 份脱脂牛奶的营养素和热量贡献率

	蛋白质	维生素 A	维生素 C	钙	热量
贡献率	17%	21%	2%	30%	4%

2. 营养密度评估：果汁

根据上述方法，计算出 1 份果汁（240 毫升）的营养素和热量贡献率（见表 2–8）：

表 2-8 1 份果汁的营养素和热量贡献率

	蛋白质	维生素 A	维生素 C	钙	热量
萌萌的 DRIs 数据	46 克 / 天	700 微克 / 天	75 毫克 / 天	1000 毫克 / 天	1961 千卡 / 天
果汁的营养成分数据	2 克	0 微克	72 毫克	19 毫克	110 千卡
果汁的营养素和热量贡献率	4%	0%	96%	2%	6%

通过图 2-1，我们可以清楚地看出脱脂牛奶和果汁的营养密度差异。虽然果汁的维生素 C 贡献率很高，但总体而言，还是脱脂牛奶的营养密度更胜一筹。

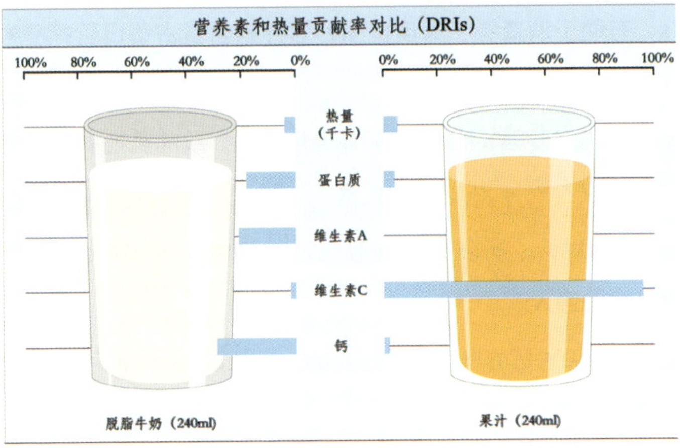

图 2-1 脱脂牛奶和果汁的营养密度对比

除了营养密度，我们还需要了解另一个营养学概念：空卡路里食物（empty-calorie foods）。空卡路里食物是指那些富含糖和脂肪，但缺乏蛋白质、维生素和矿物质的食物，如含糖饮料、薯条和甜点等。**“空卡路里”并不是指“零卡路里”，而是“极低营养密度”的代名词。**

第 2 节
每日营养摄入量

DRIs 可以向不同性别和年龄段的群体提供营养素的每日参考摄入量。但是，如果将 DRIs 印在包装食品的营养成分标签上，又不太符合实际。因为包装食品面向所有群体销售，而 DRIs 却因人而异。

为了解决以上问题，美国食品药品监督管理局制定了一套通用参考标准：每日营养摄入量（Daily Values, DVs）。**在包装食品的营养成分标签里加入 DVs，有助于消费者了解该食品的营养素含量占每日营养参考摄入量的比例（见图 2-2）。**

DVs 将人群划分为 4 类：婴儿、幼儿、孕妇或哺乳期女性和 4 岁及以上人群。本文仅针对 4 岁及以上人群的 DVs 进行说明。由于 DVs 的人群分类精度较 DRIs 低，所以参考价值也低于 DRIs。**与 DRIs 类似，DVs 仅适用于健康的普通人。**

DVs涵盖近40种营养素的参考摄入量，并由2个子标准组成（见表2–9）：

表 2–9　DVs 的构成

膳食标准		涵盖营养素
DVs	RDIs①	维生素和绝大多数矿物质
	DRVs②	碳水化合物、蛋白质、脂肪、胆固醇、钾和钠

说明：

① RDIs：每日参考摄入量。（Reference Daily Intakes）

② DRVs：每日参考营养价值。（Daily Reference Values）

1.RDIs

RDIs 涵盖维生素和绝大多数矿物质的每日参考摄入量。它的摄入量标准基本等同于 RDAs 中的最高水平。以维生素 A 为例，它的 RDA 为男性 900 微克 / 天（19 ~ 30 岁），女性 700 微克 / 天（19 ~ 30 岁），而 RDIs 则为 900 毫克 / 天。

2. DRVs

DRVs 涵盖产能营养素（碳水化合物、蛋白质和脂肪）、胆固醇、钾和钠的每日参考摄入量。其中，产能营养素的设定值建立在每日 2000 或 2500 千卡热量摄入的基础上（见表 2–10）。

表 2–10　DRVs

产能营养素	DRVs（2000 千卡饮食）	营养素热量占总热量比例
总碳水化合物	300 克	60%
蛋白质	50 克	10%
总脂肪	65 克	30%
饱和脂肪	20 克	10%
膳食纤维	25 克	每 1000 千卡热量摄入 12.5 克膳食纤维

DVs 和 DRIs 对比（以 2000 千卡饮食为例）

表 2–11 是常见营养素的 DVs 标准和 DRIs 标准对比。通过此表，我们可以看出：DVs 和 DRIs 在宏量营养素的摄入量上差异较大，在微量营养素的摄入量上差异较小。

表 2-11　DVs 和 DRIs（19～30 岁）对比

营养素	DVs（4 岁及以上）	RDAs/AIs（男）	RDAs/AIs（女）
总碳水化合物 *[a]	300 克	130 克	130 克
蛋白质 *[a]	50 克	56 克	46 克
总脂肪 *[a]	＜ 65 克	—	—
饱和脂肪 *[a]	＜ 20 克	—	—
膳食纤维 *[a]	25 克	38 克	25 克
胆固醇 *[a]	＜ 300 毫克	—	—
钾 [a]	3500 毫克	4700 毫克	4700 毫克
钠 *[a]	＜ 2400 毫克	1500 毫克	1500 毫克
维生素 A*	900 微克	900 微克	700 微克
维生素 C*	90 毫克	90 毫克	75 毫克
维生素 D	20 微克	15 微克	15 微克
钙 *	1300 毫克	1000 毫克	1000 毫克
铁 *	18 毫克	8 毫克	18 毫克
锌	11 毫克	11 毫克	8 毫克

说明：

*：营养成分标签中必须标注该营养素的含量。

a：来自 DRVs。

如何使用 DVs？

目前，所有包装食品的营养成分标签中都含有 DVs。**通过比较不同食物的 DVs，我们可以快速地选择出营养品质更高的食物。**某种食物的营养品质更高，通常意味着：

（1）该食物的蛋白质、膳食纤维、维生素 A、维生素 C、钙和铁的含量更高；

（2）该食物的糖、胆固醇、饱和脂肪、反式脂肪和钠的含量更少。

此外，我们还可以利用营养成分标签中的 DVs 信息，计算食物的营养素含量。以图 2-2 为例，该食物（1 份）的 $DV_{铁}$为 4%，所以它的含铁量 =18×0.04=0.72 毫克 / 份。

面包

营养成分表

食用分量 1 片（36g）　　本包装分量 19

每份营养含量

卡路里 80　　来自脂肪的卡路里 10

	%DV*		%DV*
总脂肪 1g	2%	**总碳水化合物** 15g	5%
饱和脂肪 0g	0%	膳食纤维 2g	8%
反式脂肪少于 1g	**		
胆固醇 0mg	0%	**糖**少于 1g	
钠 200mg	8%	**蛋白质** 3g	

维生素 A 0%　　维生素 C 0%　　钙 0%　　铁 4%

图 2-2　面包营养成分标签（*：2000 千卡饮食标准；**：摄入量越低越好）

第3节
营养素参考值

DVs仅适用于美国和加拿大的包装食品，中国包装食品所采用的标准是营养素参考值（Nutrient Reference Values, NRVs）。表2–12是NRVs和DVs的数据对比，二者的营养素设定标准都建立在2000千卡饮食的基础上。NRVs的使用方法同DVs。

表2–12　NRVs和DVs对比

营养素	NRVs	DVs（4岁及以上）
总碳水化合物	300克	300克
蛋白质	60克	50克
总脂肪	＜60克	＜65克
饱和脂肪	＜20克	＜20克
膳食纤维	25克	25克
胆固醇	＜300毫克	＜300毫克
钾	2000毫克	3500毫克
钠	2000毫克	＜2400毫克
维生素A	800微克	900微克
维生素C	100毫克	90毫克
维生素D	5微克	20微克
钙	800毫克	1300毫克
铁	15毫克	18毫克
锌	15毫克	11毫克

第 4 节
《美国居民膳食指南》中最有价值的 19 条饮食建议

从 1980 年开始，美国农业部和美国健康与人类服务部每隔 5 年发布一次《美国居民膳食指南》，目的是帮助美国居民降低肥胖、高血压、心血管疾病、2 型糖尿病、骨质疏松、食物中毒和酒精中毒的风险。

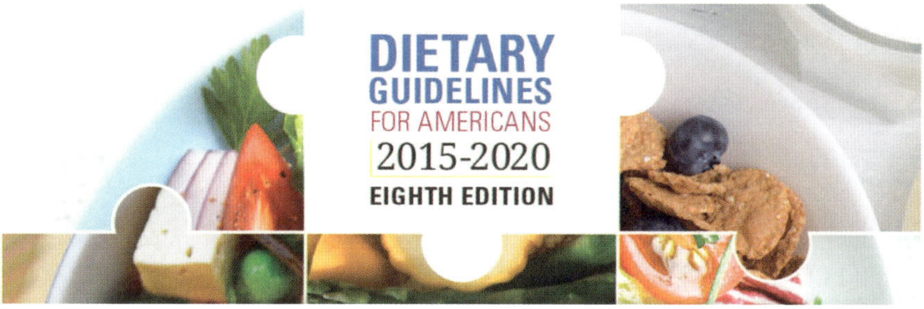

目前，最新版的《美国居民膳食指南》是第 8 版（2015—2020 年）。在长达 144 页的膳食指南中，我为大家精选了 19 条最有价值的饮食建议。每天改变一点，19 天后，你的生活将会发生质的变化。

（1）每日的膳食来源应以天然食物为主。在某些情况下，强化食品（fortified food）和运动营养补剂也可以成为某些营养素的有益来源，例如：使用蛋白粉补充蛋白质。但是，运动营养补剂无法完全替代天然食物。

（2）保证日常饮食中，至少一半的谷物为全谷物，如燕麦、糙米等。

（3）食用种类丰富的蔬菜，包括深绿色蔬菜、红色蔬菜和橙色蔬菜等。

(4) 食用低脂或脱脂乳制品，包括牛奶、酸奶、奶酪、豆奶和豆浆等。

(5) 食用种类丰富的高蛋白食物，包括海产品、瘦肉、鸡蛋和豆类等。

(6) 每周至少食用 240 克海产品，以保证充足的必需脂肪酸摄入。

(7) 无盐坚果是蛋白质和脂肪的有益膳食来源。由于坚果的热量较高，所以每日的食用量不宜过多。

（8）加工肉类和加工海产品在以下情况下可以选用：低热量、低糖、低（饱和）脂肪、低钠（盐）。

（9）食用油是必需脂肪酸和维生素 E 的主要膳食来源，是健康膳食结构中必不可少的组成元素。大多数植物油都属于健康的食用油类型，包括菜籽油、玉米油、橄榄油、花生油、红花油、大豆油和葵花籽油。

（10）椰子油和棕榈油的饱和脂肪含量过高，不推荐选用。

（11）避免反式脂肪的摄入。富含反式脂肪的食物包括：人造黄油、油炸快餐食品和包装烘焙食品等。

（12）限制糖分、盐分和饱和脂肪的摄入。

（13）钠的每日摄入量不应超过 2300 毫克。

（14）适量饮酒的标准为：男性每天不超过 2 杯；女性每天不超过 1 杯。其中，1 杯酒含有 18 毫升纯酒精，相当于一瓶 360 毫升的啤酒（酒精度为 5%）。

（15）怀孕前，女性应努力保持健康的体重。

（16）对大多数女性而言，减脂期，每日摄入 1200 ～ 1500 千卡热量比较安全。

（17）对大多数男性而言，减脂期，每日摄入 1500 ～ 1800 千卡热量比较安全。

（18）每个人都有责任帮助周围的朋友改善健康，培养科学的饮食习惯。

（19）进行表 2–13 所示的食物替换。

表 2-13 《美国居民膳食指南（2015—2020 年）》推荐的食物替换方案

原食物	替换食物	健康益处
白面包	全麦面包	膳食纤维含量更高
含糖饮料	无糖饮料	热量和糖分更少
罐装果汁	新鲜水果	糖分更少，膳食纤维含量更高
水煮菜	蒸菜 / 清炒菜	可以减少水溶性维生素的流失
罐装蔬菜	新鲜蔬菜	盐分（钠）更少
肥肉 / 脂肪含量较高的肉类	瘦肉或鱼	饱和脂肪更少
油炸肉类	烤肉	饱和脂肪更少
全脂牛奶	低脂或脱脂牛奶	热量和饱和脂肪更少
高热量沙拉调味料，如蛋黄酱	油醋汁	热量、饱和脂肪和胆固醇更少
高盐分食物	草本植物和天然香料调味食物	盐分（钠）更少

第 5 节
十大伪科学网红减肥法：你上当了吗？

随着大众对减肥的关注度越来越高，市面上的各类减肥方法也层出不穷。不科学的减肥方法不仅会损害健康，还极易造成体重反弹。学习正确的营养学知识，有助于我们分辨那些违反科学规律的减肥方法，保护自身的健康安全。

本节，我将为大家盘点十大违背科学规律的网红减肥法。

1. 酵素减肥法

酵素减肥法声称：酵素可以减少脂肪的吸收率，帮助使用者分解体内多余的脂肪。然而，事实却恰恰相反。酵素，又叫作酶，是一种大分子生物催化剂。酶的主要功能是加速人体内的化学反应，例如：乳清酸核苷酸脱羧酶可以将化学反应的时间从几百万年缩短至几毫秒。

很多营养物质，由于体积较大，无法穿过肠壁被人体吸收。它们必须被分解成更小的单元，才能被消化系统吸收。（消化）酶的作用正是辅助这一过程的顺利进行，并提高碳水化合物、蛋白质和脂肪的吸收率。

2015 年，来自美国内分泌学会的一项研究表明：去除老鼠体内的 5β－还原酶，可以帮助它们预防肥胖。显而易见，酶不仅无法减少脂肪的吸收，还有可能让你增长更多的脂肪。

既然如此，为什么还有一些人通过酵素减肥法瘦下来了呢？原因就是与酵素产品一起搭配的食谱。进行酵素减肥法时，使用者被要求采用极低热量摄入的饮食方案。所以，真正“帮助”使用者瘦下来的并不是酵素，而是这份毫不值钱的食谱。

酵素减肥法是一种非常不科学的饮食方法，由于它大幅降低了使用者的热量摄入，所以很容易对新陈代谢和内分泌系统产生负面影响。一旦恢复正常饮食，体重反弹几乎是无法避免的。关于酶素（酶）的更多内容，请看第三章。

2. 哥本哈根减肥法

哥本哈根饮食法，又叫作丹麦饮食法或丹麦皇家医院饮食法，是一种为期 13 天的减脂饮食法。

哥本哈根饮食法声称：只需 13 天，使用者就可减去 4.5 ～ 10 千克体重。虽然哥本哈根饮食法又名丹麦皇家医院饮食法，但它和丹麦皇家医院没有任何关系。这种饮食方法不仅没有确切作者，也缺乏临床实验的数据支撑。

哥本哈根饮食法的核心理念就是大幅度降低全天的热量摄入（每日热量摄入少于 600 千卡）。**在这 13 天内，使用者减去的体重主要来自水分，而不是脂肪。**此外，由于热量摄入极低，使用者不仅可能出现营养不良的症状，还有可能引发肾脏、肝脏和肠道疾病。

营养学家和生物学家英格丽德 · 范 · 希尔登（Ingrid V. Van Heerden）博士认为：所有人都应该避免使用哥本哈根饮食法。这种饮食法的营养搭配极不均衡，缺乏水果、全谷物和乳制品，可能导致肾脏和肠道疾病。

美国国家糖尿病、消化和肾脏疾病研究所建议：如果你想尝试极低热量摄入的饮食方法，必须在医师的监督和指导下进行，确保自己不会缺乏某些关键营养元素。但是，即使有医师的监督指导，使用极低热量饮食方法也有可能引发某些副作用，包括：疲劳、便秘、恶心、胆结石和体重反弹。

3. 束腰带减肥法

束腰带是近几年流行于网络的“瘦身神器”，获得了不少女性的青睐。一些束腰带生产商宣称：束腰带可以促进排毒和排汗，增强脂肪燃烧率，帮助使用者快速消灭腹部脂肪。然而，事实真的是这样吗？

束腰带的确可以让你看起来更加苗条，但却无法帮助你消灭腹部脂肪。从营养学的角度来说，只有当身体开始消耗能量时，体内的脂肪才会燃烧。**佩戴束腰带并不能使你消耗额外的热量，它所做的只是将腹部的脂肪和器官进行了重新分布。**

偶尔在某些重要场合使用束腰带，让你看起来更加苗条，这对健康来说并无大碍。**但是，如果长时间佩戴或长期使用束腰带，则会带来众多的安全隐患：**

（1）来自美国匹兹堡大学的心胸外科医生凯蒂·内森（Dr. Katie Nason）认为：长期佩戴束腰带（挤压腹部）会影响肺部的扩张，从而损害肺部功能。一旦肺部功能受损，则会引起一系列并发症，包括代谢紊乱等；

（2）来自美国耶鲁大学的教授玛丽·简（Dr. Mary Jane）认为：长期佩戴束腰带会限制日常活动，影响呼吸功能。如果佩戴过紧，还有可能导致肋骨受伤。由于束腰带仅改变了腹部器官和脂肪的分布，一旦停止使用后，体形还会回到原来的形态；

（3）长期佩戴束腰带的安全隐患还包括：皮肤过敏、胃酸反流、腹部肌肉流失、腹壁萎缩、内脏位移和内脏功能受损等；

（4）束腰带不等同于力量训练时所用的举重腰带（见图 2–3）。在运动时佩戴束腰带，会加剧束腰带对身体可能造成的损害。

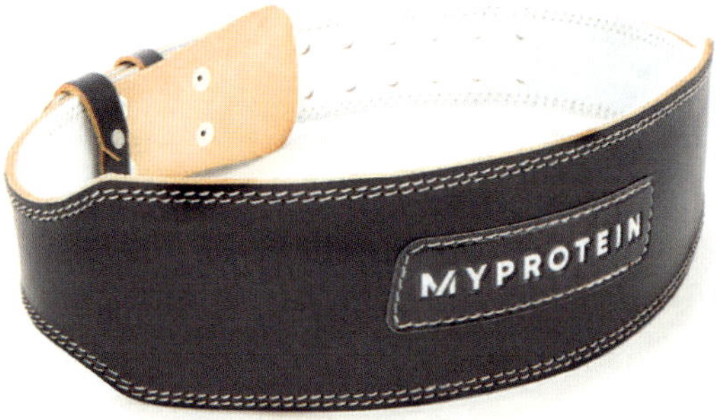

图 2-3　举重腰带

4. 暴汗服减肥法

出汗和脂肪分解是两个相对独立的过程，二者并没有绝对的关联性。

出汗，是人体调节体温的一种手段。当我们的核心温度超过 37℃时，人体就会分泌汗液，降低体温（汗液中的水分蒸发，导致体温下降）。脂肪分解，则是人体供能的一种手段。我们需要的能量越多（例如运动量增加），身体就会分解更多脂肪，为我们提供能量。

为了方便大家理解两者的差异，以 A 和 B 为例进行说明：

A：在冬季进行户外快走；

B：在卧室穿着暴汗服看书。

从脂肪分解角度来说，A ＞ B，因为在 A 情况下，身体需要的能量更多，所以脂肪的分解量也就更多；从出汗角度来说，B ＞ A，因为在 B 情况下，体温升高的速率更快，所以身体需要更多的汗液进行降温。

显而易见，出汗多并不意味着脂肪燃烧更快。暴汗服的使用者之所以减少了更多体重，也仅仅是因为体内水分的流失量增多而已。

5. 椰子油减肥法

椰子油是从椰肉或椰核中提取的可食用油。由于它的饱和脂肪含量较高，所以氧化速率较慢，抗酸败能力较强。椰子油减肥法的推崇者声称：椰子油可以延缓衰老，改善心脏健康，预防阿尔茨海默病、关节炎和糖尿病，甚至有助于减脂。

实际上，由于椰子油富含饱和脂肪，因此受到了多家权威组织的“联合抵制”。世界卫生组织、美国卫生与公众服务部、美国食品药品监督管理局、美国心脏病协会、美国糖尿病协会、英国国家卫生署、英国营养基金会和加拿大营养师协会一致认为：居民应避免或限制食用椰子油。

2017 年发表在《循环》（*Circulation*）杂志上的一项研究表明：椰子油对健康的危害与黄油、棕榈油和牛油相当。2016 年发表在《营养评论》（*Nutrition Reviews*）杂志上的一项研究表明：椰子油富含月桂酸，会增加血胆固醇含量。2016 年发表在《营养公报》（*Nutrition Bulletin*）杂志上的一项研究认为：由于椰子油富含饱和脂肪，热量较高，所以长期食用可能会促进脂肪增长。

现阶段的研究认为：相比于椰子油，菜籽油、橄榄油和花生油等富含不饱和脂肪酸的食用油是更健康的选择，并有助于降低心血管疾病的发病率。

6. 血型减肥法（血型饮食法）

血型减肥法是由彼得 · J. 德戴蒙（Peter J. D’Adamo）等人提倡的网红饮食法。他们认为：血型直接或间接影响着人的性格、体质、寿命、适宜食物和运动类型。所以，减肥也需要根据不同的血型，采取不同的方法。

科学界一致认为：血型减肥法缺乏科学依据。目前，发表在《澳大利亚医学期刊》（*The Medical Journal of Australia*）（2011）、《美国临床营养学杂志》（*The American Journal of Clinical Nutrition*）（2013）和《公共科学图书馆 · 综合》（*Plos One*）（2014）等学术期刊的多篇文章，已通过实验手段否定了血型减肥法。

7.《超级减肥王》极速减肥法

作为全美热播的真人秀节目，《超级减肥王》带给了无数人希望。参赛选手不仅在节目过程中减去了不可思议的体重，还获得了丰厚的奖金。然而，现实真的这么美好吗？

2016 年发表在《肥胖》（*Obesity*）杂志上的一项研究为我们揭开了答案。研究人员对 14 名《超级减肥王》的参赛选手进行了长期追踪，并取得了惊人发现：

（1）在节目过程中，这些选手平均减去了超过 45 千克的体重；

（2）在节目的尾声，这些选手的身体出现了两项明显变化：①体内瘦素水平大幅度降低，导致饥饿感持续增强；②甲状腺功能受损，导致新陈代谢水平降低；

（3）6 年后，这些选手的体重全部反弹。瘦素水平和新陈代谢也无法回到赛前状态。

美国营养与饮食学会建议：减脂期的减重速度应以每周 1 ~ 2 磅（0.45 ~ 0.9 千克）为宜。不要相信市面上那些快速减重的饮食方法和减肥产品。最佳的减肥手段必须可以让你长时间坚持下去。在短时间内减去大量体重是需要付出代价的。

8. 过午不食减肥法

过午不食减肥法的理念非常简单，即午饭后不再继续进食。这种饮食方法不仅违背了基本的营养学理念，而且没有任何人体实验进行数据支撑。过午不食饮食法无法满足人体对六大营养素（碳水化合物、蛋白质、脂肪、维生素、矿物质和水分）的需求。长期实施会导致营养不良，损害健康。

与过午不食相似的一种饮食理念是在一天中的晚些时段减少热量摄入。一些研究表明：胰岛素的敏感度会在一天中的晚些时段降低，从而增强脂肪的堆积率。但并不是所有学者都认可这一观点。如果你目前正在减脂，那么底线是：确保全天的总热量摄入不要超标。

9. 麦吉减肥法

麦吉减肥法是一种混合了多种饮食理念的减肥方法。在这些饮食理念中，仅有少部分具有科学性。麦吉减肥法的总体特点可以概括为三分真七分假。它的两个关键漏洞是：

（1）在整套方法中，经常出现相互矛盾或违背科学的饮食理念。例如：麦吉减肥法建议避免反式脂肪的摄入，并推荐煎炸炒的烹饪方式。避免反式脂肪的确有益健康，但煎炸正是获取反式脂肪的重要途径之一；

（2）麦吉减肥法的食谱没有达到现代营养学的定量标准。常用“吃一半”“多吃”“少吃”等描述语来代替具体的营养素摄入量。

10. 针灸减肥法

2012 年和 2015 年分别发表在《肥胖综述》（*Obesity Reviews*）和《国际内分泌与代谢杂志》（*International Journal of Endocrinology and Metabolism*）上的两篇系统综述认为：没有充足的证据可以表明针灸有助于治疗肥胖。

商家在售卖针灸减肥法时，通常会配备一份低热量食谱和相关运动建议。实际上，真正帮助你减轻体重的正是这些廉价的食谱和运动建议。然而，搭载了“针灸”的噱头，商家可以收取几倍、几十倍甚至上百倍的费用。

额外福利　如何识别真正的全麦面包?

如今，市面上很多“全麦面包”并不是真正的全麦面包。学习如何识别真假全麦面包，不多花一分冤枉钱，是每个健身者的必备技能。

什么是全谷物?

美国全谷物协会对全谷物的定义是：全谷物必须包括原始谷粒的所有组分（麸皮、胚芽和胚乳)，并含有原始谷粒的所有营养成分（见图2–4)。全麦属于全谷物，但并不是所有的全谷物都是全麦。

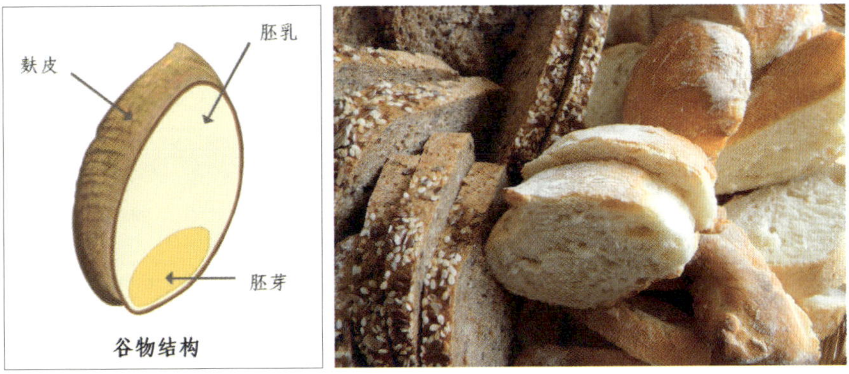

图 2–4　全谷物结构和面包

什么样的面包才能称为全麦面包?

全麦面包是指用全麦面粉制成的面包。全麦面粉保留了麸皮和胚芽，颜色较深；其他面粉仅含有胚乳，所以颜色较白。由于全麦面粉保留了原始谷粒的所有组分，所以营养价值更高，膳食纤维含量更多，也更适合减脂人群食用。

全麦面包的4步识别法

第一步：看颜色

全麦面包的颜色呈褐色或微褐色，其他面包（如白面包）的颜色泛白（见图2–5）。需要注意：一些无良商家会在面包中加入焦糖（调色），冒充全麦面包。

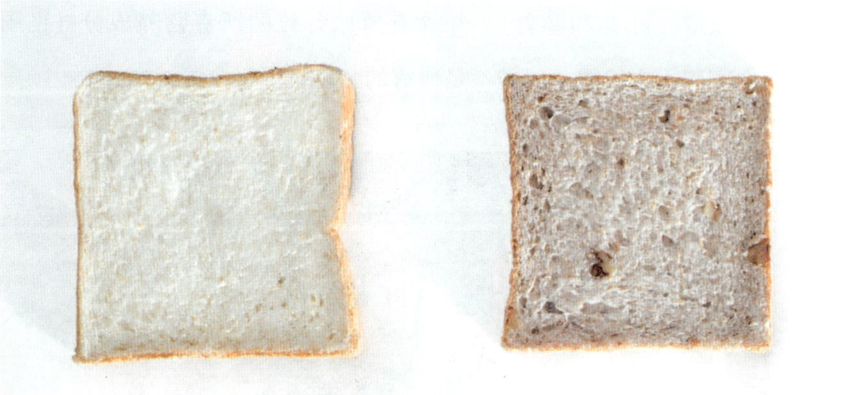

图2–5 白面包和全麦面包

第二步：看配料表

全麦面包的配料表中必须含有全麦粉，而且全麦粉必须排在第一位。通常，某配料的排位越靠后，说明它的含量越低。图2–6中只有一种是真正的全麦面包配料表。需要注意：同面包颜色一样，配料表也有造假的可能性。

品名：全麦乳酪切片面包
（热加工类烘焙食品）
配料：小麦粉，全麦粉，水，果葡萄浆，鸡蛋，小麦麸，人造奶油，植物油，奶酪粉（干酪、磷酸氢二钠），酵母，食用淀粉，食盐，食品添加剂[面包改良剂（玉米淀粉、大豆蛋白粉、葡萄糖、维生素C、硫酸钙、葡萄氧化酶、半纤维素酶、木聚糖酶、α–淀粉酶）、蒸馏单硬脂酸甘油酯、双乙酰酒石酸单双甘油酯、丙酸钙、脱氧乙酸钠]，食用香精。

配料表：小麦粉，水，白砂糖，人造奶油，麦麸，鸡蛋，奶粉，食用盐，酵母，食品添加剂（双乙酰酒石酸单双甘油酯、维生素C）。
保存条件：常温。
使用方法：即食。

配料：全麦粉，水，果葡萄浆，起酥油，酵母，麸皮，食用盐，谷朊粉，食品添加剂[复配酶制剂（硫酸钙、维生素C、木聚糖酶、α–淀粉酶、葡糖氧化酶），丙酸钙，食用香精]。

图 2–6　不同种类面包的配料表

第三步：看麸皮

全麦面包的表面和切面含有麸皮（颜色较深的小粒），而且数量众多（见图 2–7）。需要注意：一些商家会在小麦粉中直接加入麸皮（麦麸），这种面包不含胚芽，所以还需进行最后一步鉴定。

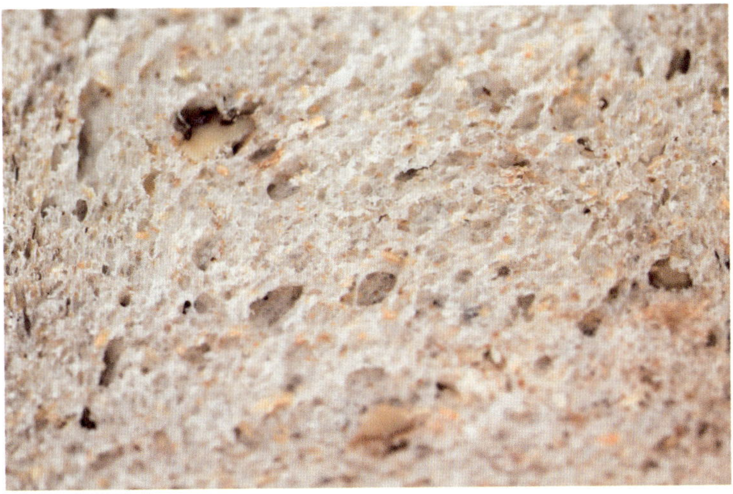

图 2–7　全麦面包的麸皮（麦麸）

第四步：亲自品尝

全麦面包的口感粗糙，没有松软细腻的感觉，保质期也较短，所以许多商家不愿意售卖真正的全麦面包。

第三章

食物的消化与吸收

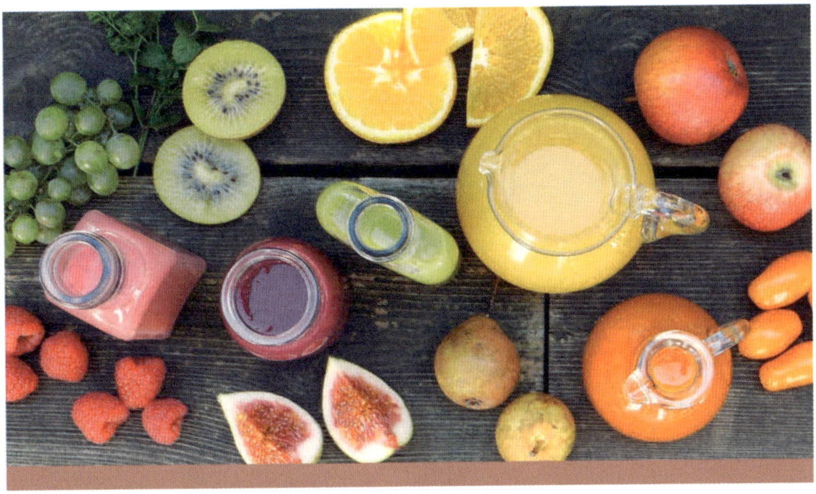

消化生理学起源于 19 世纪初的美国。1822 年，毛皮猎人亚历克西斯 · 圣马丁（Alexis St. Martin）由于意外枪伤，胃部无法完全愈合。这给了美军医生威廉 · 博蒙特（William Beaumont）研究食物消化过程的绝佳机会。从此，人类关于消化系统的研究正式拉开序幕。

消化系统与我们的日常生活密切相关。通过本章的学习，你将系统掌握消化系统的相关知识，并获得以下问题的答案：

（1）什么是消化系统？它由哪些器官组成？

（2）什么是消化酶？它有什么用处？

（3）什么是消化？什么是吸收？

（4）消化系统的主要功能是什么？

（5）食物是如何被消化和吸收的？

（6）消化系统的各个器官对食物的消化与吸收都有哪些影响？

第 1 节
什么是消化系统？

从细胞到人体

细胞是人体最小的功能单元，直径分布在 1 ~ 100 微米之间。人体内的细胞数量超过 10 万亿个。各类细胞进程和化学反应无时无刻不在细胞内进行着，这些反应的顺利进行需要源源不断的能量供应。当我们摄入碳水化合物、蛋白质和脂肪后，细胞就会将这些营养素中的能量转变为 ATP——一种人体能够利用的能量形式。除此之外，细胞还需要维生素、矿物质和水分，来完成它们正常的代谢和生理机能。

由相同类型细胞组成的功能单元称为组织。组织可以完成某个特定的生理功能。人体组织主要分为 4 类，包括：上皮组织、结缔组织、肌肉组织和神经组织。

由不同类型组织构成的功能单元称为器官，如胃和肝脏等。多个协同工作的器官进而组成器官系统，如消化系统、呼吸系统和生殖系统等。最终，所有器官系统组成一个完整的有机体，即人类（见表 3-1）。**人类营养学的首要任务就是研究营养素如何影响各类细胞、组织、器官、器官系统，以及我们的健康。**

表 3-1　人体的各级组成单元

级别	功能单元	描述
1	细胞	细胞是人体最小的功能单元
2	组织	由相同类型细胞组成的功能单元称为组织
3	器官	由不同类型组织构成的功能单元称为器官
4	器官系统	多个协同工作的器官进而组成器官系统
5	人体	所有器官系统组成一个完整的有机体，即人类

消化系统的组成

消化系统由胃肠道和附属器官组成。胃肠道包括口腔、食道、胃、小肠和大肠（结肠、直肠和肛门）；附属器官包括唾液腺、胰腺、肝脏和胆囊。消化系统的主要器官解剖和食物在胃肠道中的流动顺序如图 3-1 所示。

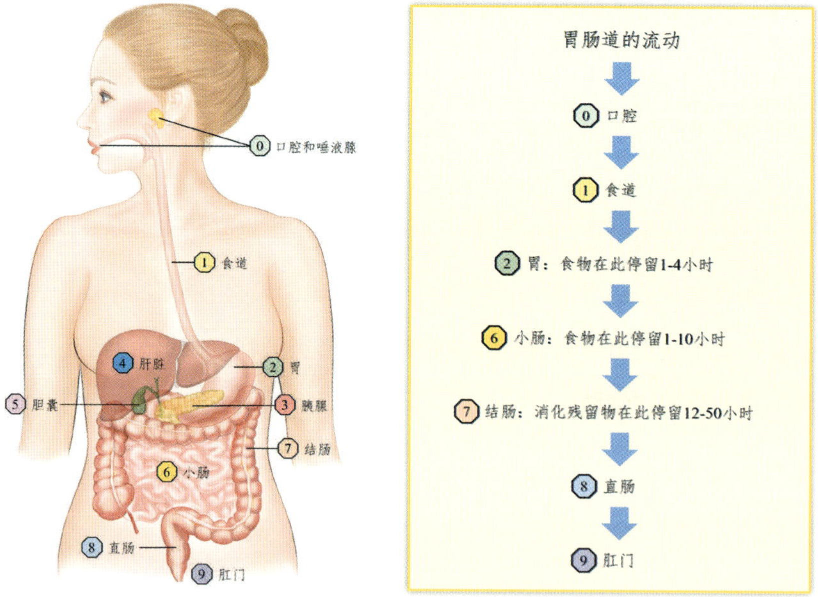

图 3-1　消化系统解剖和胃肠道流动

胃肠道

胃肠道，也称消化道，是一条总长约 9 米的空心肌管。胃肠道从口腔一直延伸到肛门。**营养物质必须穿过胃肠道的管壁，才能被身体所吸收。**胃肠道壁由内向外可分为 4 层（见图 3-2）：

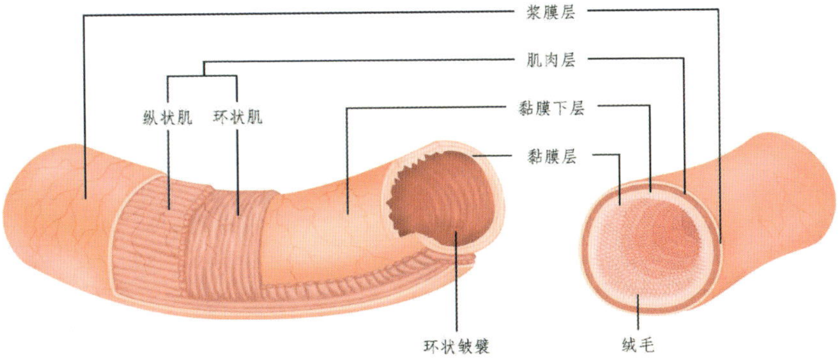

图 3-2　胃肠道壁的结构

（1）黏膜层：胃肠道壁的最内层，由上皮细胞和腺体组成，可与消化食物（食糜）直接接触。黏膜层并不光滑，部分区域具有环状皱襞和绒毛（向胃肠道内腔延伸的指状突起），这有助于增加黏膜层的表面积；

（2）黏膜下层：胃肠道壁的第二层，由结缔组织、腺体、血管和神经组成。黏膜下层的血管可以携带营养物质从胃肠道进出；

（3）肌肉层：胃肠道壁的第三层，大部分区域由两层肌肉组成：内层是环状肌，外层是纵状肌。这些肌肉可以控制食物的蠕动，使其沿胃肠道向前推进。胃部由三层肌肉组成：内层是斜状肌，中层是环形肌，外层是纵状肌；

（4）浆膜层：胃肠道壁的最外层，由多层结缔组织组成。浆膜层具有保护胃肠道的作用，它可以分泌液体，缓冲胃肠道，并减少胃肠道和其他器官之间的摩擦。

括约肌

括约肌是胃肠道上的一种环状肌。它可以像阀门一样张开和闭合，从而控制食物的流动（见表 3–2）。括约肌收缩时（长度变短），胃肠道内腔闭合；括约肌放松时（长度变长），胃肠道内腔打开。这种功能不仅可以控制食物在胃肠道中的流动速度，使它们能够与消化液充分混合，还可以防止食物回流。

表 3–2　括约肌的类型和功能

括约肌	主要功能
下食道括约肌	防止胃部食物回流至食道
幽门括约肌	控制胃部食物向小肠流动
胆胰管括约肌	控制胆汁和胰液向小肠流动
回盲瓣	防止大肠食物回流至小肠
肛门括约肌（见图 3–3）	控制排便

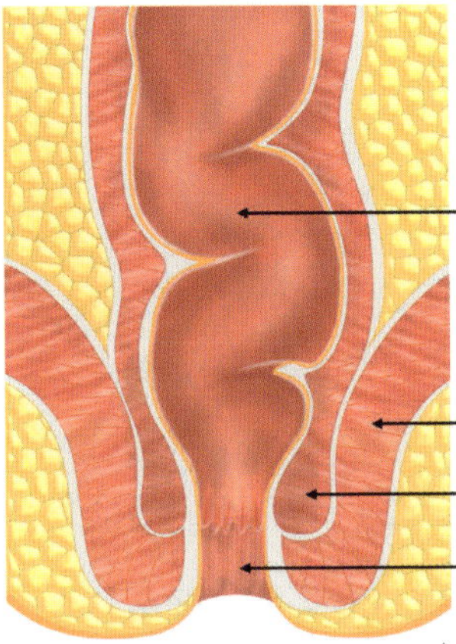

图 3-3　肛门括约肌

食物的运动

食物沿消化道不断向前推进的过程称为蠕动。蠕动的动力来自胃肠道壁肌肉层的收缩和放松。肌肉层的收缩和放松形成了节律波，从而将食物一步步推向消化道的终点。

蠕动起始于食道。在相邻两个节律波的推动下，食物从食道进入胃中（见图 3–4a）。接着，胃壁肌肉层强烈收缩，使食物与胃液发生充分的搅拌与混合（见图 3–4b）。进食后，胃壁肌肉层的收缩频率可以达到每分钟 3 次。

蠕动频率最高的区域位于小肠。当食物从胃进入小肠后，小肠壁肌肉层的收缩频率可以达到每 4 ～ 5 秒一次。切割是发生在小肠中的另一个过程。这一过程可以使食物前后移动，将它们分为更小的单元，并与消化液充分混合（见图 3–4c）。

相比于胃和小肠，大肠的蠕动频率较低。进食后，大肠通常只会蠕动 2 ～ 3 次 / 天。大肠的蠕动可以将食物残余物推向直肠和肛门，并排出体外。

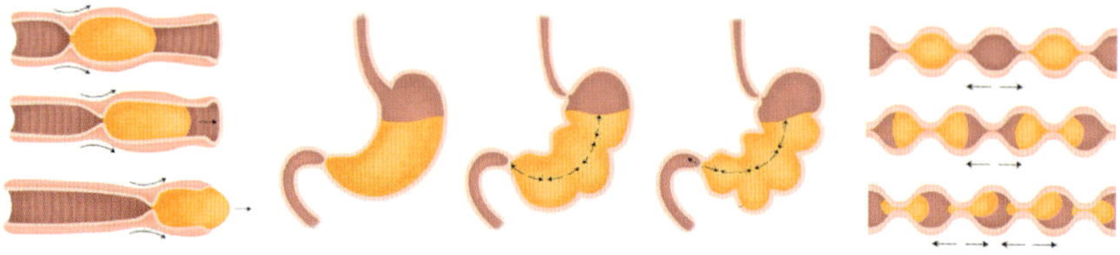

(a) (b) (c)

图 3-4　食物的蠕动、混合与切割

我们的每一餐，大约需要 24 ～ 60 小时才能被彻底排出胃肠道。这一过程的具体时间因人而异，也与食物的营养素构成有着紧密的联系。呕吐是食物在胃肠道中的逆向回流，受大脑呕吐中心的控制。胃肠道中的毒素和刺激物、身体位置的快速变化和胃部扩张，都有可能引起呕吐。

消化酶

酶，是由唾液腺、胃、胰腺和小肠分泌的一种大分子生物催化剂。绝大多数酶属于蛋白质，它们的主要功能是加速人体内的化学反应，例如：乳清酸核苷酸脱羧酶可以将化学反应的时间从几百万年缩短至几毫秒。

消化酶对营养素的催化作用称为水解反应。在这一反应中，水将大分子的营养素分解为小分子，使它们能够穿过肠壁，被人体吸收。以图 3-5 为例：（1）蔗糖分子由于体积过大，无法被人体吸收；（2）在蔗糖酶的帮助下，蔗糖被水解为葡萄糖和果糖；（3）葡萄糖和果糖由于体积较小，可以穿过肠壁被人体吸收。最后，蔗糖酶被释放，重新寻找下一个催化目标。

消化酶主要辅助碳水化合物、蛋白质和脂肪的水解。每一种消化酶只能作用于一种目标，例如：蔗糖酶只能识别蔗糖，而不能识别乳糖或麦芽糖。大多数消化酶由胰腺和小肠合成，少部分由唾液腺和胃分泌。消化

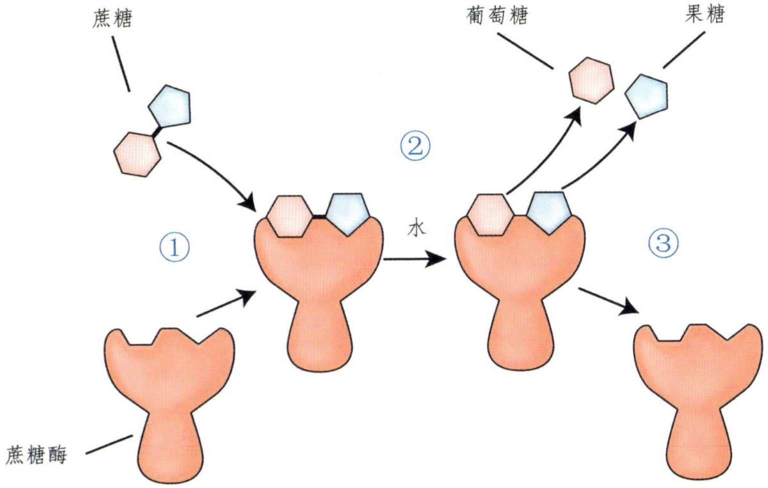

图 3-5　消化酶的催化过程

酶的合成量与饮食结构有关。例如：增加脂肪摄入量会提高脂肪酶的分泌量，减少蛋白质摄入量会降低蛋白酶的分泌量。

如果你的小肠和胰腺出现疾病，或由于节食导致营养不良，消化酶的分泌量就会受到影响。这会导致食物的不完全分解，并降低营养素的吸收率。当食物无法被完全分解时，大肠中的细菌就会将部分食物残渣转变为酸和气体。过多的气体会引发腹胀或使粪便起泡，无法完全分解的脂肪则会使粪便显得较为“油腻”。

其他分泌物

除了酶，消化系统还会分泌其他物质，包括：唾液、黏液、盐酸、碳酸氢盐、胆汁和激素。以上分泌物的功能描述见表 3-3。

表 3-3 消化系统的主要分泌物及功能

分泌物	来源	功能
唾液	唾液腺	1. 润滑食物 2. 辅助淀粉分解和食物吞咽
黏液	整个胃肠道	1. 保护胃肠道 2. 润滑食物
消化酶	唾液腺、胃、小肠和胰腺	将碳水化合物、蛋白质和脂肪分解为更小的单元，直到它们可以被人体吸收
盐酸	胃	1. 促进蛋白质的消化（分解） 2. 杀死微生物 3. 提高矿物质的溶解度
碳酸氢盐	胰腺和小肠	中和到达小肠的胃酸
胆汁	肝脏分泌，胆囊储存	促进脂肪的消化（分解）
激素	胃、小肠和胰腺	调节消化和吸收过程

第 2 节 消化系统的主要功能

消化与吸收

消化系统的主要功能是消化与吸收食物。**所谓消化，是指通过物理和化学作用，将食物成分分解为更小的、便于吸收的营养物质颗粒。所谓吸收，是指将消化后的营养物质颗粒从胃肠道运移至血液或淋巴系统的过程。**

食物中的营养素必须通过消化系统的处理，才能被人体利用。成年人每天要分泌约 7 升的液体（水、黏液、酸、消化酶、胆汁和激素等）进入胃肠道，辅助食物的消化和吸收。表 3–4 列举了消化系统各器官的主要功能。

表 3–4　消化系统的主要功能

器官	主要功能
口腔和唾液腺	1. 咀嚼和湿润食物，为吞咽做准备 2. 开始分解（消化）淀粉
食道	将食物运移至胃中
胃	1. 分泌胃液（含有盐酸和消化酶） 2. 将食物与胃液混合，转变为食糜（半液体状物质） 3. 开始分解（消化）蛋白质 4. 利用胃酸杀死有害微生物 5. 分泌内因子，辅助维生素 B_{12} 的吸收 6. 将食糜运移至小肠

器官	主要功能
肝脏	1. 分泌胆汁，促进脂肪的消化与吸收 2. 储存铜、铁等矿物质以及脂溶性维生素 3. 解毒
胆囊	1. 储存和浓缩胆汁 2. 将胆汁运移至小肠
胰腺	将胰液（含有消化酶和碳酸氢盐）运移至小肠
小肠	1. 将食糜与胆汁和胰液混合，彻底分解（消化）食物 2. 吸收食物中的营养素和其他物质 3. 将食物残余物运移至大肠
大肠（结肠）	1. 吸收水和电解质（钾和钠） 2. 形成和储存粪便 3. 为肠道菌群提供居所
大肠（直肠和肛门）	排便

消化系统：健康的守护神

消化系统对免疫功能有着重要的影响。在进食过程中，细菌、病毒和其他微生物都会随食物一同进入体内。胃肠道作为重要的物理屏障，会合成大量的免疫物质（如抗体、淋巴细胞和巨噬细胞等），帮助我们杀死这些有害微生物。

除此之外，胃肠道中的肠道菌群也发挥着重要的作用。肠道菌群主要集中在大肠，属于人体微生物菌群的一部分。健康的肠道菌群不仅可以帮助我们控制体内的致病菌群数量，还能够合成叶酸、维生素 K 和维生素 H 等有益营养素。

第 3 节
口腔和食道

食物的消化过程，其实在进入口腔前就已经开始了。浸泡、切块、搅拌和烹饪，都有助于促进食物在人体内的消化。例如：肉类的结缔组织在烹饪时会软化，使它更容易被我们咀嚼和吞咽；食物中的淀粉颗粒在烹饪时会吸水膨胀，使它更容易被人体所消化。

口腔是食物在人体内的消化起点（见图 3–6）。当食物进入口腔后，牙齿会将固态食物磨成细小的碎块，增加食物与唾液的接触面积。当我们咀嚼食物时，舌头会将部分食物按压在硬腭上，促进食物与唾液的混合。经历以上变化后，食物就成了湿软的食团。

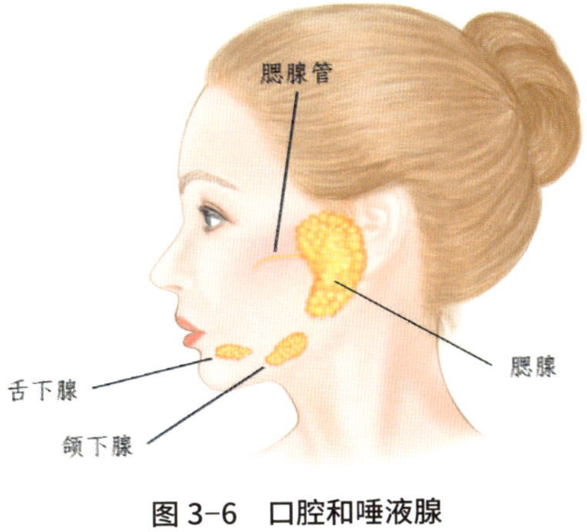

图 3–6　口腔和唾液腺

唾液腺每天可分泌 0.5 ～ 1.5 升唾液。唾液中含有多种物质，包括：

（1）黏液，具有湿润和黏结食物的作用；

（2）溶菌酶，具有杀菌的作用；

（3）淀粉酶，具有分解淀粉的作用。由于食物在口腔内的停留时间较短，所以仅有 5% 的淀粉可以在口腔内被淀粉酶分解；

（4）舌脂肪酶，具有分解脂肪的作用，主要在婴儿期分泌；

（5）防蛀牙物质，包括抗菌剂、矿物质（修复牙齿）和中和剂（中和酸性物质）。

食物的吞咽

吞咽可以使食物从口腔进入食道（平均长度为 25 厘米），进而到达胃中。吞咽的起点是会厌。当食物被吞咽时，具瓣状构造的会厌就会封住喉部，防止食物进入气管（见图 3–7）。如果食物不慎进入气管，则会阻碍呼吸，导致呛咳，甚至引起窒息。

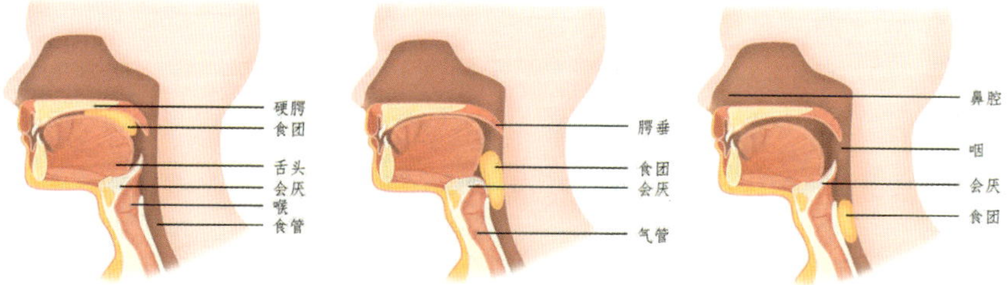

图 3-7　食物的吞咽过程

第 4 节
胃

胃是消化系统的重要器官之一，呈“J”形。它富有弹性，可以扩张。在空腹状态下，成年人的胃容量仅有 50 ～ 75 毫升，但进食后，胃能迅速扩张，并储存 1 ～ 1.5 升食物。在极度饱腹状态下，胃容量甚至可以达到 4 升。

食物通过食道末端的下食道括约肌，就会进入胃中（见图 3–8）。下食道括约肌可以防止胃部的酸性物质回流至食道。如果下食道括约肌出现功能障碍，导致胃部酸性物质回流，就会引发胃灼热。

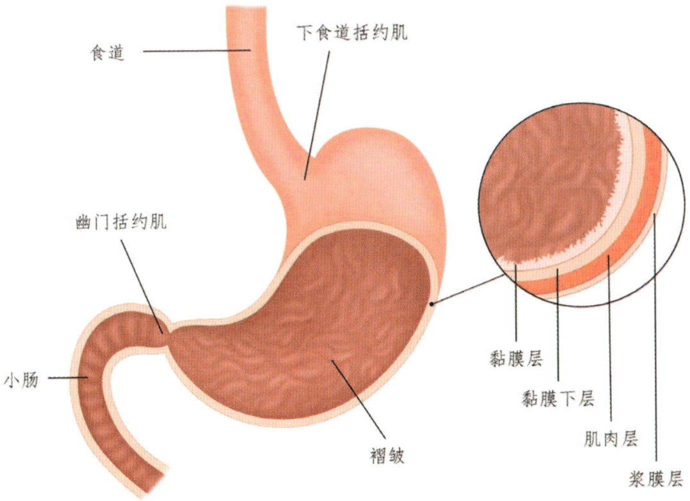

图 3–8　胃部构造

胃的主要功能是消化食物。当我们接触到食物后（看、闻、尝），胃就会分泌胃液，从而促进食物的消化。人体每天可以分泌 2 ～ 3 升胃液，其主要成分如下。

（1）盐酸，由壁细胞分泌的一种强酸，具有许多重要的作用，包括：①将胃蛋白酶原转变为胃蛋白酶，从而促进蛋白质的分解；②杀灭食物中的有害微生物，如细菌和病毒；③溶解矿物质，促进它们的吸收；④使食物中的某些蛋白质丧失生物活性（例如植物和动物激素），防止它们影响人体的正常生理机能。

（2）胃蛋白酶原，一种无活性的钝化酶。在盐酸的作用下，胃蛋白酶原可以转变为有活性的胃蛋白酶，从而促进蛋白质的分解。

（3）胃脂肪酶，由主细胞分泌的一种消化酶，可以促进脂肪的分解。

（4）黏液，由黏液细胞分泌的一种重要物质，具有润滑和保护胃部的作用。黏液的分泌受前列腺素的影响。频繁使用阿司匹林和其他非甾体抗炎药（NSAIDs）会抑制前列腺素的分泌，从而降低黏液含量，使胃壁受到胃酸的侵害。

（5）胃泌激素，由 G 细胞分泌的一种激素，可以促进盐酸和胃蛋白酶原分泌。胃泌激素的分泌量在进食初期最高，随后逐渐降低。随着胃泌激素的减少，盐酸和胃蛋白酶原的分泌量也会逐渐降低。

（6）内因子（IF），由壁细胞分泌的一种糖蛋白。维生素 B_{12} 必须通过内因子的辅助，才能在小肠内被人体吸收。

胃壁肌肉层的收缩可以使食物与胃液充分混合。这种混合能够将固态的食物（食团）转变为食糜（一种半液体状的酸性混合物）。胃和小肠之间的幽门括约肌控制着食糜向小肠的流动（见图 3–8）。在幽门括约肌的作用下，每次只有 1 茶勺的食糜可以进入小肠。糖依赖性胰岛素释放肽可以减缓食糜进入小肠的速度，使小肠有充足的时间中和食糜中的酸性物质，并消化各类营养素。与下食道括约肌的功能类似，幽门括约肌可以防止胆汁从小肠回流至胃中，从而避免胃壁受到损害。

食糜从胃全部进入小肠，通常需要 1 ～ 4 小时。液态食物的流动速度更快，而高脂肪食物的移动速度则更慢。此外，食物量越大，食糜全部进入小肠的时间就越长。**除了消化食物，胃还可以吸收部分营养物质，**包括：

（1）水分；

（2）药物，如阿司匹林；

（3）氨基酸；

（4）10% ～ 20% 的酒精；

（5）咖啡因；

（6）少量的水溶性维生素。

第 5 节
小肠和附属器官

小肠是消化系统的主要吸收器官，食物中的绝大多数营养物质都会在小肠内被吸收。小肠位于胃部的下端，并由 3 部分组成（见图 3–9）：

（1）十二指肠，小肠最短的部分，约 20 ～ 25 厘米长，呈“C”形；

（2）空肠，小肠的中间部分，约 2 ～ 2.5 米长；

（3）回肠，小肠的末端，也是小肠最长的部分，约 3 ～ 3.5 米长。

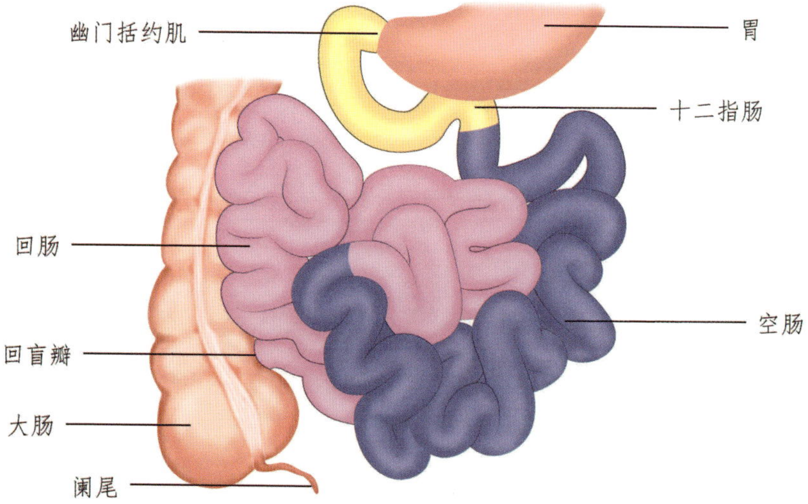

图 3–9　小肠的构造

小肠的直径很窄，仅有 2.5 厘米，这就是它的名称由来。小肠壁可以分为 4 层，由内到外依次是黏膜层、黏膜下层、肌肉层和浆膜层。小肠壁的黏膜层具有环状皱襞和绒毛，这可以使黏膜层的表面积增加 600 倍（见图 3–10）。黏膜层表面积的增加有助于小肠彻底地消化和吸收食物（食糜）。

环状皱襞可以减缓食糜在小肠内的流动速度，使食糜与消化液充分混合，并与绒毛接触。绒毛是一种向小肠内腔延伸的指状突起，在小肠内层的数量高达 500 万个。每根绒毛的长度在 0.5 ~ 1.6 毫米之间，并由多种类型的细胞组成，包括杯状细胞（分泌黏液）、内分泌细胞（分泌激素和类激素物质）和肠上皮细胞（分泌消化酶，吸收营养物质）。

肠上皮细胞，又称肠吸收细胞，是一种单层柱状的上皮细胞。肠上皮细胞的顶面也称为刷状缘，由微绒毛组成。微绒毛的外层则被含有消化酶的糖萼蛋白所覆盖（见图 3–10 和表 3–5）。

表 3–5　小肠壁的层次

<table>
<tr><th>分级</th><th>1</th><th>2</th><th>3</th><th>4</th><th>5</th></tr>
<tr><td rowspan="8">小肠壁</td><td rowspan="4">黏膜层</td><td>环状皱襞</td><td colspan="3">—</td></tr>
<tr><td rowspan="3">绒毛</td><td>杯状细胞</td><td colspan="2">—</td></tr>
<tr><td>内分泌细胞</td><td colspan="2">—</td></tr>
<tr><td>肠上皮细胞</td><td>微绒毛</td><td>糖萼蛋白</td></tr>
<tr><td>黏膜下层</td><td colspan="4">—</td></tr>
<tr><td rowspan="2">肌肉层</td><td>环状肌</td><td colspan="3">—</td></tr>
<tr><td>纵状肌</td><td colspan="3">—</td></tr>
<tr><td>浆膜层</td><td colspan="4">—</td></tr>
</table>

食物在小肠内的消化主要发生在十二指肠和空肠的上半部分。这一过程需要小肠、胰腺、肝脏和胆囊的分泌物的参与。我们的小肠每天可以分泌约 1.5 升消化液，其主要成分包括：黏液（促进食物的吸收）、消化酶（也称为刷状缘酶，可以促进宏量营养素的分解）和激素。**经过小肠的消**

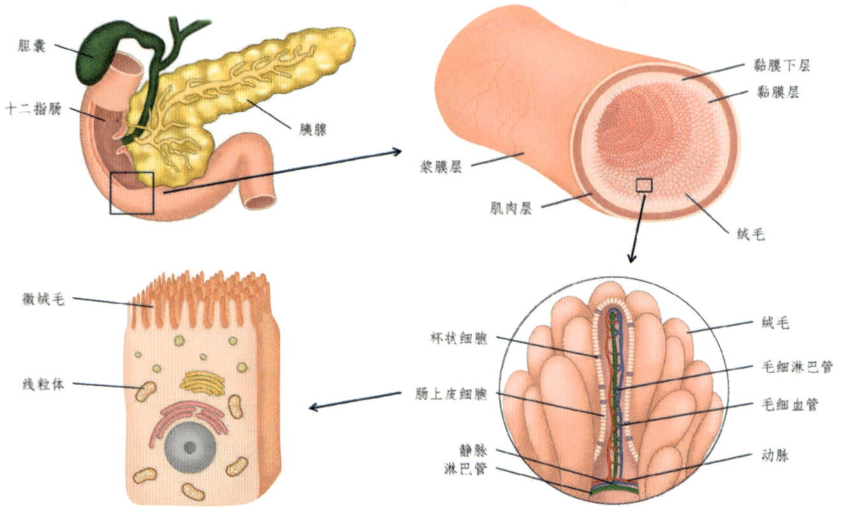

图 3-10　小肠壁的构造

化后，食物中的绝大多数营养物质都能够被分解为足够小的、可被人体吸收的营养物质颗粒。

附属器官：肝脏、胆囊和胰腺

肝脏、胆囊、胰腺和唾液腺被称为消化系统的附属器官。其中，肝脏、胆囊和胰腺是小肠的协同工作器官。来自它们的分泌物（胆汁和胰液），通过胆总管和胰腺管运送至十二指肠。胆胰管括约肌控制着胆汁和胰液的流动（见图 3-11）。

胆汁，是一种由水（97%）、胆盐、黏液、色素、脂肪（1%）和无机盐组成的黄绿色液体。它不仅可以促进脂肪的消化（分解）和吸收，还能够辅助维生素 K 的吸收。我们的肝脏每天可以分泌 0.5 ～ 1 升胆汁。这些胆汁被存储和浓缩在胆囊中。当食糜进入十二指肠后，胆囊就会释放胆汁。

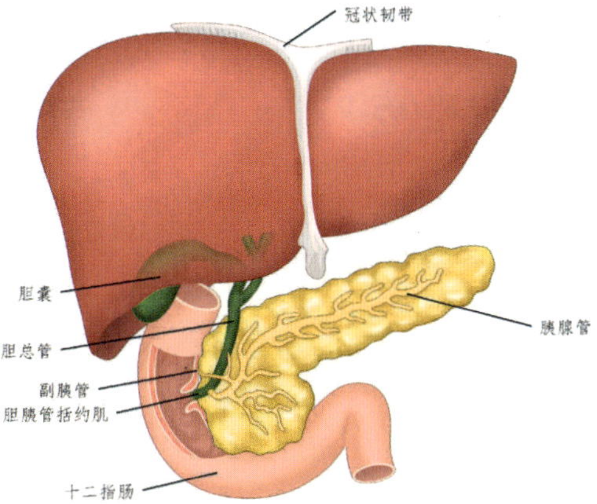

图 3-11　肝脏、胆囊、胰腺和小肠

进入十二指肠的胆汁，大部分会在回肠被重新吸收，然后返回肝脏。少部分会通过粪便排出体外。人体回收胆汁的系统被称为肝肠循环。在一餐的进食过程中，肝肠循环会启动两次或两次以上。

胰液，是由碳酸氢钠和消化酶组成的碱性混合物。碳酸氢钠可以中和来自胃部的酸性食糜，从而保护小肠壁。消化酶包括胰淀粉酶（分解淀粉）、胰脂肪酶（分解脂肪）和胰蛋白酶（分解蛋白质）。我们的胰腺每天会分泌 1.5 升胰液。

胃肠激素

消化系统的正常运作，除了需要消化酶、胆汁和黏液等分泌物的参与，还需要激素的全程调控。我们的胃肠道每天可以分泌 20 余种激素。其中，有 5 种激素对消化系统的调控至关重要（见表 3-6）。

表 3-6　主要的胃肠激素

激素	主要分泌器官	主要作用
胃泌激素	胃	1. 刺激胃蛋白酶原和盐酸的分泌 2. 提高胃肠动力
促胰液素	小肠（十二指肠）	1. 刺激胰腺分泌碳酸氢钠 2. 刺激肝脏分泌胆汁
胆囊收缩素	小肠（十二指肠）	1. 刺激胆囊释放胆汁 2. 刺激胰腺分泌消化酶
糖依赖性胰岛素释放肽	小肠（十二指肠）	1. 延缓胃排空时间（食糜进入小肠的时间） 2. 促进胰岛素的分泌
生长抑素	胃、小肠、胰腺	1. 抑制胃肠激素的分泌 2. 延缓胃排空时间，降低胃肠动力

我以汉堡为例，向大家介绍胃肠激素对食物消化与吸收的影响：

（1）一旦进食开始，胃细胞就会分泌胃泌激素。胃泌激素会刺激盐酸和胃蛋白酶原的分泌，从而促进汉堡中蛋白质的分解；

（2）汉堡在胃中与胃液充分混合，转变为食糜。食糜进入小肠后，胃泌激素的分泌量开始减少，促胰液素和胆囊收缩素的分泌量开始增加。这两种激素的分泌可以刺激胆汁和胰液的释放，从而中和食糜中的酸性物质，并促进碳水化合物、蛋白质和脂肪的分解；

（3）随着汉堡在胃肠道内逐渐被人体消化和吸收，小肠开始分泌糖依赖性胰岛素释放肽和生长抑素。这两种激素的分泌可以降低胃肠动力，延缓胃排空时间，并抑制消化液的分泌。

食物的吸收

食物中的绝大多数营养物质都会在小肠内被吸收（见表 3–7），并通过 4 种途径从小肠内腔进入绒毛内部（见图 3–12）：

（1）被动扩散：如果某种营养物质在小肠内腔的浓度大于绒毛内部浓度，那么它就会在浓度梯度的影响下，从小肠内腔进入绒毛内部。脂肪、水分和部分矿物质的吸收方式属于被动扩散；

（2）促进性扩散：某些营养物质在小肠内腔的浓度虽然大于绒毛内部浓度，但依旧无法进入绒毛内部。此时，它需要借助载体蛋白的力量，才能进入绒毛内部。果糖的吸收方式属于促进性扩散；

（3）主动吸收：某些营养物质的吸收，不仅需要载体蛋白，还需要 ATP（能量）。主动吸收可以克服浓度梯度的影响，使营养物质从低浓度区域转移到高浓度区域。氨基酸和葡萄糖的吸收方式属于主动吸收；

（4）内吞作用：在某些情况下，肠上皮细胞可以在细胞膜表面产生一个内陷，并吞噬营养物质，从而形成一个囊泡。囊泡会从细胞膜表面脱落，并进入细胞内部。内吞作用属于主动吸收的一种，是一些大型蛋白质颗粒的吸收方式。

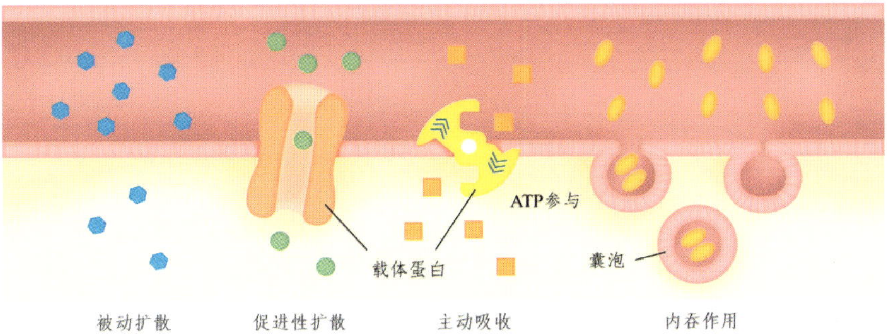

图 3–12　营养物质的 4 种吸收途径

小肠细胞的更新速度很快。这种快速的细胞更新需要源源不断的营养供应。节食等不科学的饮食方式很容易造成营养不良，从而使小肠的消化吸收功能严重受损。

表 3-7　消化系统的营养吸收

器官	吸收营养物质
胃	水分（少量）、氨基酸（少量）、水溶性维生素（少量）、酒精（10% ～ 20%）
小肠	产能营养素（95% 的葡萄糖、氨基酸和脂肪）、维生素、矿物质（钙、镁、铁等）、水分（70% ～ 90%）、酒精（80% ～ 90%）、胆汁
大肠	钾、钠、部分脂肪酸、维生素 K、生物素、水分（10% ～ 30%）

说明：酒精不属于营养素。

第 6 节
循环系统

营养物质在小肠被吸收后，会进入人体的循环系统：心血管系统或淋巴系统（见图 3–13）。

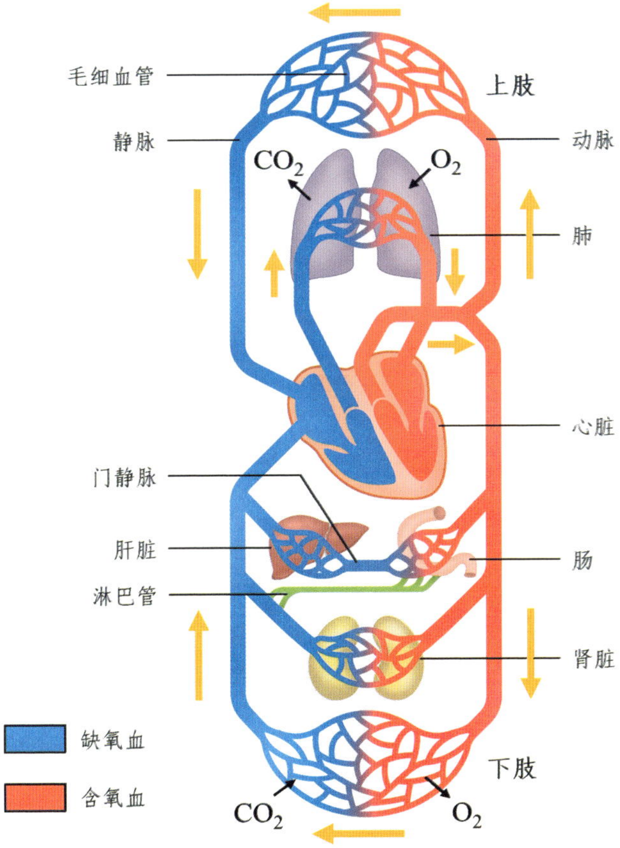

图 3–13　人体的循环系统

心血管系统

心血管系统包括心脏、血管（动脉、静脉和毛细血管）和血液。**水溶性营养素（碳水化合物、蛋白质、B 族维生素和维生素 C）、短链脂肪酸和中链脂肪酸通过心血管系统运输。**这些营养物质被吸收后，会从绒毛内的毛细血管床流入肝门静脉系统，进而到达肝脏。

一部分营养物质会被肝脏代谢和储存（尤其是葡萄糖、蛋白质、脂质和一些微量营养素），另一部分会进入全身血液循环系统，并运往各个细胞。细胞利用这些营养素维持正常的代谢和生理机能。在此过程中，身体会产生二氧化碳和代谢垃圾。这些物质会进入血液，而后通过肺和肾脏排出体外。

淋巴系统

淋巴系统包括淋巴液和淋巴管。**脂溶性营养素（绝大多数脂肪和脂溶性维生素）和一些无法被毛细血管床吸收的大分子蛋白质，会通过淋巴系统运输。**

淋巴液是一种清澈的液体，但从小肠流出后会呈乳白色，这是因为此时的淋巴液中含有脂肪。小肠绒毛内的淋巴管称为乳糜管。被吸收的营养物质会通过乳糜管流入胸导管（腹部），进而到达左锁骨下静脉（颈部）。一旦这些营养物质进入左锁骨下静脉，就会通过心血管系统运往各个细胞。

第 7 节
大肠

大肠是消化系统的最后一部分，由结肠（盲肠、升结肠、横结肠、降结肠和乙状结肠）、直肠和肛门组成，长约 1.5 米（见图 3–14）。大肠的直径（6 厘米）远大于小肠（2.5 厘米），这就是它的名称由来。小肠内的消化残余物会通过回盲瓣进入大肠。这些残余物包括：

（1）水分；

（2）部分矿物质；

（3）无法被人体消化的碳水化合物（膳食纤维等）；

（4）未被小肠吸收的碳水化合物、蛋白质和脂肪（约 5%）。

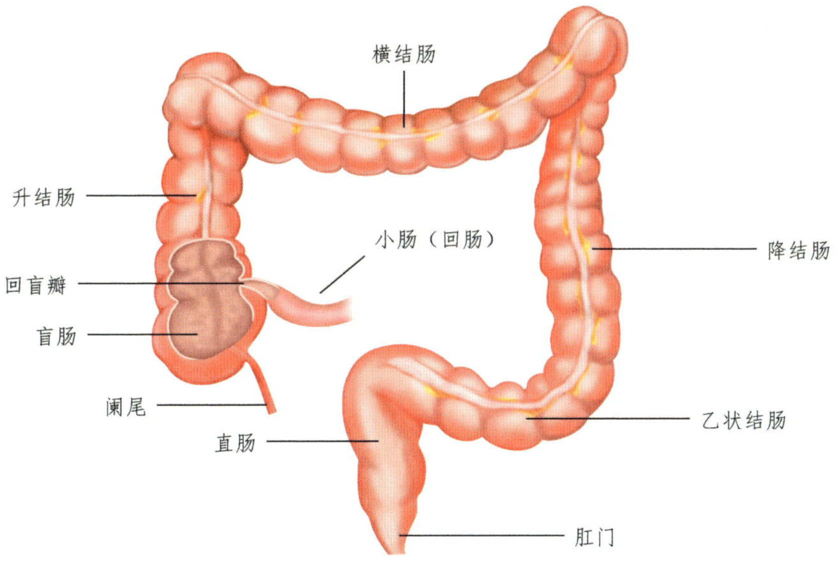

图 3–14　大肠的构造

大肠的主要功能有 3 个，分别是：（1）吸收水和电解质（钾、钠）；（2）形成粪便，并排出体外；（3）为肠道菌群提供居所，改善胃肠道健康。

水和电解质的吸收

胃肠道平均每天可以接收 10 升水，其中 7 升来自消化系统的分泌，3 升来自日常饮食的摄取。小肠会吸收 70% ～ 90% 的水，大肠会吸收 10% ～ 30% 的水，还有约 1% 的水会随粪便排出体外。此外，大肠还是电解质（钾、钠等）的主要吸收器官。

排便

消化残余物通过大肠通常需要 12 ～ 50 小时，具体时长因人而异。粪便在排出体外时，通常含有 75% 的水分和 25% 的固体物质。这些固体物质主要包括：无法被消化的膳食纤维、肉制品中坚硬的结缔组织和大肠内的细菌。腹泻会使粪便中的水分含量增加。

肠道菌群

人体胃肠道内的微生物（以细菌为主）数量高达 100 兆个，总重量可达 200 克。大肠是这些微生物的主要居所。超过 700 种细菌，以及各类真菌、原生动物和古生菌，都在大肠内寄居。这些微生物的多样性受生活环境、饮食和年龄等因素的影响，因人而异。

大肠中的许多细菌都属于有益细菌。它们不仅可以帮助我们控制体内的致病菌群数量，还能够合成或代谢多种营养素，包括：短链脂肪酸、维

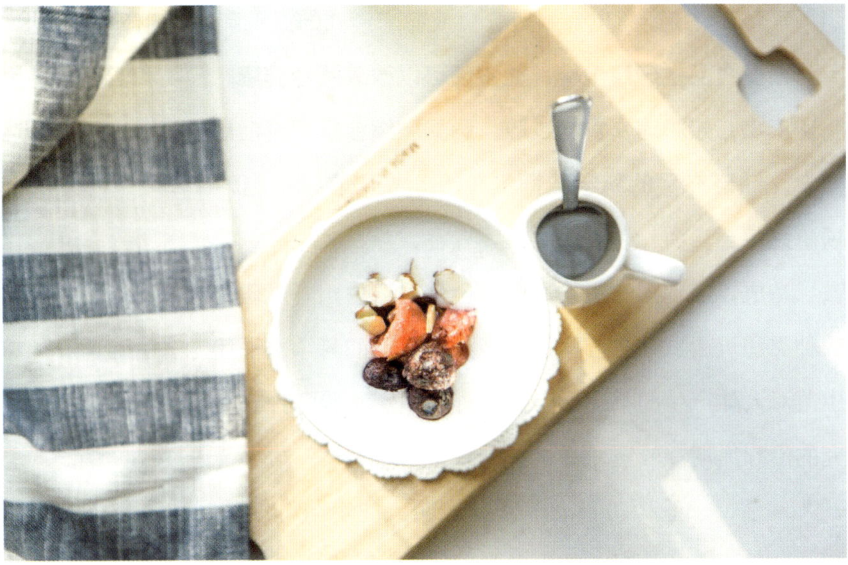

生素 K 和维生素 H（生物素）。大肠会吸收这些营养素，并进行利用。

抗生素治疗、放射性治疗、手术和部分疾病都会降低有益菌群的数量，使致病菌群成倍增长。这种有益菌群和致病菌群的不平衡现象称为微生态失调。微生态失调会引发多种疾病，包括呕吐、痉挛、腹部疼痛、腹泻、脱水和维生素缺乏症等。

益生菌和益生元

补充益生菌和益生元是改善肠道健康（维系微生态平衡）的常用方法之一。

益生菌属于活性微生物，当摄入量充足时，可以寄居在大肠，为人体提供某些健康益处。发酵食品是益生菌的主要膳食来源，如酸奶和开菲尔[1]等。一些生产商也会制造胶囊或粉末形式的益生菌营养补剂。

很多食品生产商声称：益生菌可以改善肠道健康，预防和治疗多种胃肠道疾病，如腹泻、食物过敏、肠易激综合征和炎症性肠病等。然而，这些说法缺乏充足的科学依据。2018年发表在《细胞》（*Cell*）杂志上的一项研究甚至认为：益生菌对健康有害。

造成以上现象的主要原因是：针对益生菌开展研究非常困难。益生菌的种类和可测试剂量方案过于庞大，目前的科学水平还无法明确每一种益生菌对人体产生的具体影响。此外，由于实验条件有限，大多数益生菌研究的治疗周期都较短，受试者人数也相对不足。

目前，一些相对可靠的研究表明：益生菌可以预防和治疗感染性腹泻、抗生素相关腹泻、旅行者腹泻（travelers' diarrhea）和常见于早产婴儿的肠道损伤。

益生元是食物中可以促进肠道有益细菌生长发育的营养物质，如菊粉、抗性淀粉和果胶等。益生元无法被胃酸和消化酶分解。进入大肠后，它们会被肠道细菌发酵（分解），进而刺激有益细菌的生长发育。**同益生菌一样，益生元是否有益健康，目前也没有明确的科学定论。**

1　开菲尔：开菲尔（Kefir）是以牛乳、羊乳或山羊乳为原料，添加含有乳酸菌和酵母菌的开菲尔粒发酵剂，经发酵酿制而成的一种传统酒精发酵乳饮料。

第四章

常见消化系统疾病

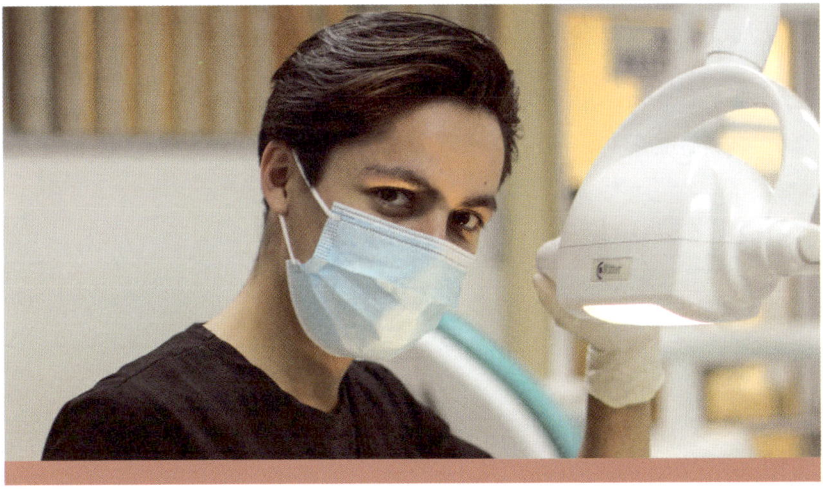

消化系统疾病是指发生在食道、胃、小肠、大肠（结肠、直肠和肛门）、肝脏、胆囊和胰腺的疾病。消化系统疾病的患病群体非常庞大。2017 年，全球死于消化系统疾病的人数高达 238 万。在中国，消化系统疾病已成为第五大死因（2017 年），同年死亡人数高达 28 万。

一些消化系统疾病的持续时间较短，而另一些则较长。通过本章的学习，你将快速掌握 9 种常见消化系统疾病的相关知识（症状、病因、家庭治疗方案和预防措施等），这些疾病在健身人群中同样常见：

（1）便秘；

（2）腹泻；

（3）胃食管反流病（胃灼热）；

（4）痔疮；

（5）肠胃胀气；

（6）乳糖不耐受症；

（7）消化性溃疡；

（8）胆结石；

（9）肠易激综合征。

第 1 节
便秘

什么是便秘?

根据美国国家糖尿病、消化和肾脏疾病研究所的定义，便秘是指：

（1）一周排便次数少于 3 次；

（2）粪便干硬或结块；

（3）排便困难或疼痛；

（4）有排便不尽感。

便秘并不属于疾病，但却可能是其他疾病的一种表现症状。它的持续周期可能很短，也可能很长。需要注意：某一天不排便并不代表你存在便秘症状。每个人都有自己的肠道运动模式，一些人可能一天排便 3 次，另一些人可能一周排便 3 次。图 4–1 是布里斯托大便分类图，它可以帮助大家快速判断自己是否存在便秘症状。

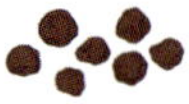	类型1	单独分开的硬块	严重便秘
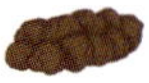	类型2	多块状，形似香肠	轻微便秘
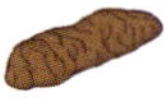	类型3	香肠状，表面有裂纹	正常
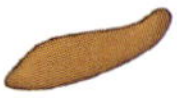	类型4	光滑柔软的香肠状或蛇状	正常
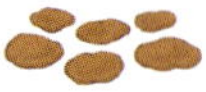	类型5	边缘平滑的柔软斑状	缺乏膳食纤维
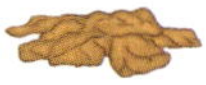	类型6	边缘不规则的稠糊状	轻微腹泻
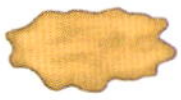	类型7	液态水状	严重腹泻

图 4-1　布里斯托大便分类图

哪些人容易便秘？

便秘在各年龄段和各类群体中都很常见。在美国，有 16% 的成年人受便秘影响。而在 60 岁及以上的老年群体中，这一比例可高达 33%。以下人群是便秘的高发群体：

（1）老年人；

（2）女性，尤其是孕期和分娩后的女性；

（3）膳食纤维摄入量过低的人群；

（4）患有某些疾病的群体，如功能性胃肠道疾病；

（5）正在进行某些药物治疗的群体；

（6）非高加索人。

便秘的并发症

大多数患者的便秘持续周期都较短，同时不伴有并发症。然而，如果你的便秘持续周期较长，则有可能引发痔疮、肛裂、直肠脱垂（脱肛）和粪便嵌塞。

何时应该就医?

如果你出现以下症状，请立即就医：

（1）通过自我护理无法缓解便秘；

（2）便秘时伴有持续的腹部疼痛；

（3）直肠流血；

（4）便血；

（5）无法排气（放屁）；

（6）呕吐；

（7）发烧；

（8）下背部疼痛；

（9）体重自主降低；

（10）拥有结肠癌或直肠癌家族史。

便秘的病因

便秘的根本原因是粪便在大肠（结肠）中的运动速度过于缓慢。它的致病因素可高达 20 余种（见表 4–1）：

表 4-1　便秘的病因

生活变化	健康和营养问题	药物和膳食营养补剂
年龄变大	膳食纤维摄入量过低	抗痉挛药
怀孕	饮水量过低	抗胆碱能类药
饮食方式发生改变	日常活动量过低	麻醉性镇痛药
排便习惯较差，不及时排便	糖尿病	铁补剂
旅行	甲状腺功能减退	治抑郁药
进行药物治疗	肠梗阻、乳糜泻	治帕金森病药
—	与直肠炎或憩室病相关的炎症	抗酸药（含铝和钙）
—	帕金森病	钙通道阻滞剂
—	脊髓或大脑损伤	利尿剂
—	消化系统的解剖（构造）问题	—

便秘的医学诊断

请咨询医师。

便秘的家庭治疗方案

在大多数情况下，改变日常生活习惯，有助于缓解和治疗便秘，方法包括：

(1) 选择膳食纤维含量较高的食物，如全谷物、豆类、水果、蔬菜和坚果；

(2) 在提高膳食纤维摄入量的同时，大幅度提高饮水量；

(3) 提高日常活动量；

(4) 进行排便练习，在每天的同一时间段进行排便，养成规律的排便习惯。例如：在早餐后的 15 ～ 45 分钟后进行排便，因为进食有助于粪便在结肠内的蠕动；

（5）给自己留出充足的排便时间，通常为 10 分钟以上。有便意时尽快排便，不要拖延；

（6）排便时可以将双脚放在小板凳上，这有助于排便；

（7）如果你的便秘是由某些药物或膳食营养补剂引起的，请咨询医师，并停药；

（8）医生可能会推荐患者在短时间内使用缓泻药，包括美达施、甲基纤维素、柠檬酸镁、镁乳、多库酯钠、矿物油、乐可舒和番泻叶等，详情请咨询医师。

方法（1）和方法（2）的具体内容请参考第二章第 1 节。

便秘的医学治疗方案

请咨询医师。

如何预防便秘？

以下 5 种手段可以帮助你预防便秘：

（1）摄入充足的膳食纤维；

（2）饮用充足的水分；

（3）进行规律的体育锻炼；

（4）养成规律的排便习惯，在每天的同一时间段进行排便；

（5）减少或避免以下食物的食用（膳食纤维含量过低）：薯条、快餐食品、部分加工食品和包装食品。

第 2 节
腹泻

什么是腹泻？

根据美国国家糖尿病、消化和肾脏疾病研究所的定义，腹泻指一天排便次数≥3次，同时粪便稀松多水或不成形。腹泻可以分为以下3种类型：

（1）急性腹泻：腹泻持续 1 ～ 2 天后，症状自行消失；

（2）持续性腹泻：腹泻持续 2 ～ 4 周；

（3）慢性腹泻：腹泻持续 4 周或以上。

腹泻是一种常见的消化系统疾病，以急性腹泻的发病率最高。据统计，美国每年有 1.79 亿急性腹泻患者。腹泻的常见症状包括：

（1）一天排便次数≥ 3 次，同时粪便稀松多水或不成形；

（2）痉挛；

（3）恶心反胃；

（4）腹部疼痛。

如果患者的腹泻是由于某些感染引起的，还可能出现以下症状：便血、发烧、发冷、轻度头疼、轻度头晕和呕吐。

腹泻的并发症（成年人）

腹泻的并发症包括脱水和吸收不良。脱水会使身体流失过多的水分和电解质。吸收不良会使身体无法从食物中吸收充足的营养物质，进而引发营养不良。表 4–2 是脱水和吸收不良的常见症状。

表 4–2　脱水和吸收不良的症状

腹泻的并发症	常见症状
脱水	口渴、排尿量减少、疲劳、尿液颜色较深、口干舌燥、皮肤弹性降低、眼部或脸颊凹陷、轻度头疼或眩晕
吸收不良	腹胀、食欲下降、体重下降、粪便油腻、粪便恶臭

何时应该就医（成年人）?

腹泻引发的严重脱水会危及生命。如果你出现以下症状，请立即就医：

（1）腹泻持续时间超过 2 天；

（2）发烧，体温≥ 38.8 ℃ ；

（3）频繁呕吐；

（4）24 小时内排便次数≥ 6 次；

（5）腹部或直肠严重疼痛；

（6）粪便呈黑色或焦黑色；

（7）粪便含血或含脓；

（8）出现脱水症状。

腹泻的病因（成年人）

不同类型的腹泻，病因可能不同（见表 4–3）。在很多情况下，连医生也无法确定腹泻的具体病因。大多数腹泻都会在 4 天内自行消除，所以无须刻意寻找病因。

表 4-3　腹泻的病因

腹泻类型	病因	备注
急性腹泻和持续性腹泻	感染	1. 病毒感染：诺沃克病毒和轮状病毒 2. 细菌感染：弯曲杆菌、大肠杆菌、沙门氏菌和志贺氏杆菌 3. 寄生虫感染：阿米巴原虫、兰伯氏贾第虫和隐孢子虫
	旅行者腹泻	旅游时，选择了含有病毒、细菌或寄生虫的食物或水源
	药物副作用	抗生素、含镁抗酸药、部分治疗癌症的药物
慢性腹泻	感染	1. 被细菌或寄生虫感染后，没有及时治疗 2. 感染后，食物消化功能可能会受到影响，进而延长腹泻周期
	食物过敏	常见过敏食物包括：牛奶、大豆、谷粒、鸡蛋和海产品
	食物不耐症	乳糖、果糖或糖醇
	消化道疾病	乳糜泻、克罗恩病、功能性胃肠疾病、小肠细菌过度生长、溃疡性结肠炎
	药物的长期使用	抗生素
	腹部手术	—

腹泻的医学诊断

请咨询医师。

腹泻的家庭治疗方案（成年人）

在大多数情况下，患者可以使用非处方药治疗急性腹泻，如洛派丁胺和水杨酸亚铋。通常，医生不建议出现便血或发烧症状（细菌或寄生虫感染的标志）的患者使用非处方药。如果你的腹泻时间超过 2 天，请立即就医。

腹泻的医学治疗方案

请咨询医师。

如何预防腹泻（成年人）?

以下方法可以帮助你预防腹泻：

（1）勤洗手。在如厕后、饭前、饭后和换尿布后，用肥皂和温水清洗双手 15 ～ 30 秒；

（2）外出旅行时，应避免：①直接饮用自来水；②购买未经巴氏消毒的果汁和乳制品；③在街边摊贩处购买食品；④食用生的食物，如肉类、鱼类、海产品和蔬菜；

（3）出国旅行前，可咨询医师。医师可能会为你开具某些预防旅行者腹泻的抗生素药物；

（4）对食物进行合理的储存、处理、清洗和烹饪；

（5）腹泻时，应避免食用以下食物：①含酒精饮料；②含咖啡因饮料；③乳制品；④油腻食物；⑤含果糖饮料；⑥水果；⑦辛辣食物；⑧含有山梨糖醇、甘露醇和木糖醇的食物；

（6）大多数专家不建议腹泻期间禁食或采用减脂饮食方案；

（7）为了治疗和预防腹泻引起的脱水，你需要持续地补充身体所流失的水分和电解质，具体方案请咨询医师。

第 3 节
胃食管反流病

什么是胃食管反流病?

胃食管反流，也称为胃灼热、胃酸过多性消化不良、胃酸反流、反酸或反流。根据美国国家糖尿病、消化和肾脏疾病研究所的定义，胃食管反流是指胃部酸性物质向食道回流，并与食道壁接触，从而引发的胃灼热（一种出现在胸部中央、胸骨后方或腹部中央的疼痛灼热感，见图 4–2）。

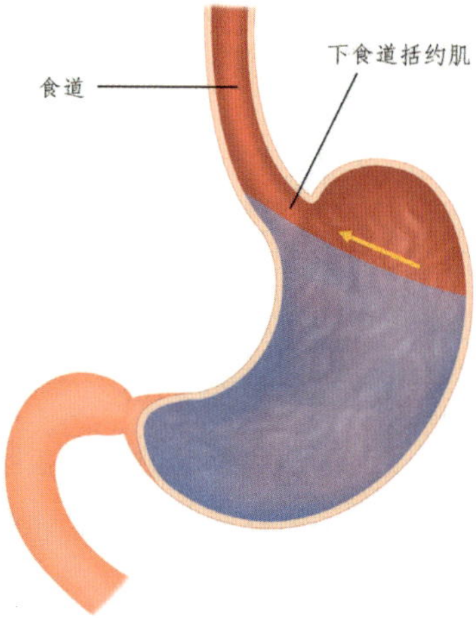

图 4–2　胃食管反流

胃食管反流病是指持续时间更长、症状更为严重的胃食管反流。胃食管反流病的常见症状包括：

（1）连续数周，每周出现两次以上的胃食管反流（胃灼热）；

（2）口臭；

（3）恶心；

（4）胸部或上腹部疼痛；

（5）吞咽困难或疼痛；

（6）呕吐；

（7）呼吸系统出现问题；

（8）牙齿磨损。

哪些人容易患胃食管反流病？

所有人都有可能出现胃食管反流病症状，以下人群患胃食管反流病的概率更高：

（1）超重或肥胖人群；

（2）孕妇；

（3）吸烟者或经常吸二手烟的非吸烟者；

（4）使用某些药物的人群。

胃食管反流病的并发症

如果不接受治疗，胃食管反流病可能会引起严重的并发症，包括：

（1）食管炎；

（2）食管狭窄；

（3）呼吸系统疾病（胃酸进入肺部），如哮喘、胸闷阻塞、咳嗽、喉咙疼痛、声音嘶哑、喉炎和肺炎等；

（4）巴雷特食管[1]。

何时应该就医？

如果你出现以下症状，请立即就医：

（1）出现经常性胃食管反流现象，无法通过调整饮食或使用非处方药物改善；

（2）大量呕吐；

（3）呕吐物具有以下特征：①呈黄色或绿色；②呈咖啡渣状；③含血；

（4）呕吐后呼吸不畅；

（5）进食时，口腔或喉咙疼痛；

（6）吞咽困难或疼痛。

胃食管反流病的病因

以下情况可能会导致下食道括约肌松弛，从而引发胃食管反流（病）：

（1）肥胖或怀孕引起腹部压力增大；

（2）药物的使用，包括：治哮喘药物、钙通道阻滞药（治疗高血压）、抗组胺药（治疗过敏）、止痛药、镇静剂（治疗抑郁症）；

（3）吸烟或吸二手烟；

（4）食管裂孔疝。

1　巴雷特食管：食管下段的鳞状上皮被柱状上皮覆盖，其症状主要为胸骨后烧灼感、胸痛及反胃。

胃食管反流病的医学诊断

请咨询医师。

胃食管反流病的家庭治疗方案

以下方法可以帮助你缓解胃食管反流和胃食管反流病的症状：

（1）减肥；

（2）选择腰腹部位较为宽松的服装；

（3）饭后保持身体直立 3 小时。坐姿时，不要倾斜或蜷缩身体；

（4）将床头抬高 15 ～ 20 厘米（床头下方垫一个小物件）；

（5）戒烟，避免吸二手烟；

（6）出现胃食管反流或胃食管反流病症状时，应避免食用以下食物：巧克力、咖啡、薄荷、油腻或辛辣食物、番茄或番茄制品、含酒精饮料；

（7）使用非处方药和处方药，包括：抗酸药、H_2 阻断剂、质子泵抑制剂、胃肠动力药和抗生素。具体内容请咨询医师。

胃食管反流病的医学治疗方案

如果家庭治疗方案无法改善胃食管反流病症状，医生可能会建议手术治疗，具体内容请咨询医师。

如何预防胃食管反流病？

以下方法可以帮助你预防胃食管反流或胃食管反流病：

（1）减肥；

（2）少食多餐；

（3）避免或减少油腻食物、含酒精饮品和辛辣食物的食用；

（4）不过量进食（不吃撑）；

（5）睡前 2 ～ 3 小时禁食；

（6）戒烟，避免吸二手烟。

第 4 节
痔疮

什么是痔疮?

根据美国国家糖尿病、消化和肾脏疾病研究所的定义，痔疮是指环绕在肛门或下直肠周围肿胀的、发炎的静脉。痔疮分为两种类型（见图 4-3）：

（1）外痔：形成于肛门皮肤下方的痔疮；

（2）内痔：形成于肛门或下直肠内壁的痔疮。

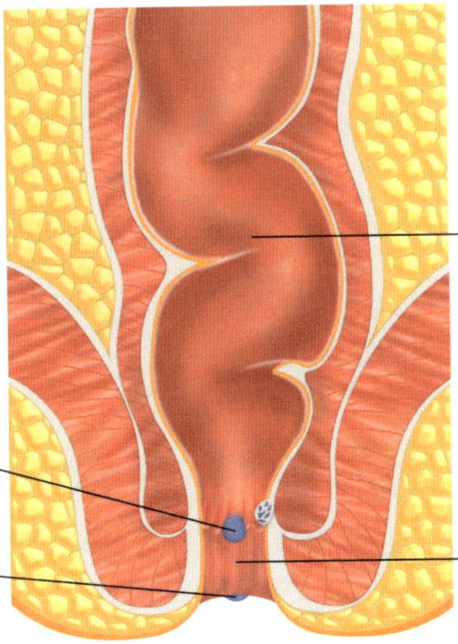

图 4-3　痔疮

外痔的常见症状包括：

（1）肛门瘙痒；

（2）肛门处存在 1 个或多个肿块；

（3）肛门疼痛，尤其在坐立时。

对多数人而言，外痔的症状会在几天内消除。过度绷紧、摩擦或清洗肛门口，可能会使症状加剧。

内痔的常见症状包括：

（1）直肠出血（排便后，粪便、厕纸或马桶内出现鲜红色的血迹）；

（2）直肠从肛门口脱落，俗称脱垂。

通常，不发生脱垂的内痔无痛感，而发生脱垂的内痔则可能引发疼痛和不适。需要注意：痔疮的某些症状和其他消化系统疾病的症状相似。例如，直肠出血可能是克罗恩病、溃疡性结肠炎、结肠癌或直肠癌的标志之一。

哪些人容易得痔疮？

痔疮在男性和女性群体中都很常见。有 5% 的成年人受痔疮影响。在 50 岁以上的群体中，这一比例可高达 50%。以下人群是痔疮的高发群体：

（1）年龄超过 50 岁的群体；

（2）孕妇；

（3）膳食纤维摄入过少的群体；

（4）患有慢性腹泻或便秘的群体；

（5）排便时太过用力的群体；

（6）长时间蹲坐在马桶上的群体；

（7）经常搬运重物的人群。

痔疮的并发症

痔疮的并发症包括：

（1）外痔血块；

（2）外痔皮赘（外痔血块消除后留下的多余皮肤）；

（3）外痔溃疡感染；

（4）痔疮嵌顿（内痔从肛门口脱落，肛门周边的肌肉切断对其血液供应）；

（5）贫血。

何时应该就医？

如果你出现以下症状，请立即就医：

（1）经过 1 周的家庭治疗后，症状还没有消除；

（2）直肠出血；

（3）肛门剧烈疼痛。

痔疮的病因

痔疮的病因包括：

（1）排便过度用力；

（2）长时间蹲坐在马桶上；

（3）慢性腹泻或便秘；

（4）膳食纤维摄入量过低；

（5）怀孕；

（6）经常搬运重物；

（7）随着年龄的增长，肛门和直肠附近的支撑组织开始弱化。

痔疮的医学诊断

请咨询医师。

痔疮的家庭治疗方案

以下方法可以帮助你缓解和治疗痔疮：

（1）选择膳食纤维含量较高的食物，如全谷物、豆类、水果、蔬菜和坚果；

（2）选择粪便软化剂或膳食纤维营养补剂，如美达施和甲基纤维素；

（3）在提高膳食纤维摄入量的同时，大幅度增加饮水量；

（4）排便时不要过度用力；

（5）不要长时间蹲坐在马桶上；

（6）使用缓解疼痛的非处方药，如对乙酰氨基酚、布洛芬、萘普生或阿司匹林；

（7）每天进行几次坐浴（坐在温水浴盆中），以缓解疼痛；

（8）使用非处方痔疮膏或痔栓剂，以缓解轻微的痔疮疼痛、肿胀和瘙痒。使用期通常为 1 周，如果 1 周后症状没有消除，或在 1 周内出现药物副作用，请立刻就医；

（9）大多数脱垂的内痔无须家庭治疗。如果脱垂严重或内痔出血，请立即就医；

（10）减少或避免以下食物的食用（膳食纤维含量过低）：奶酪、薯条、快餐食品、冰淇淋和加工食品等。

痔疮的医学治疗方案

请咨询医师。

如何预防痔疮?

以下方法可以帮助你预防痔疮：

(1) 摄入充足的膳食纤维；

(2) 饮用充足的水分；

(3) 排便时不要过度用力；

(4) 不要长时间蹲坐在马桶上；

(5) 避免经常性搬运重物。

第 5 节
肠胃胀气

什么是肠胃胀气？

消化道中的空气称为肠胃气体。它可以通过口腔（打嗝）或肛门（放屁）排出体外。我们每个人都有肠胃气体。在正常情况下，人体每天可以产生 1 ～ 4 品脱[1]气体，并从肛门排气（放屁）13 ～ 21 次。当肠胃气体过多时，就会引起肠胃胀气，其常见症状包括：

（1）频繁打嗝；

（2）频繁放屁；

（3）腹胀，常出现于进食间或进食后；

（4）腹部不适或疼痛。当肠胃气体无法顺利通过肠道时，就会引起腹部不适或疼痛。

哪些人容易胀气？

吞咽过多空气或食用某些食品可能会使你产生多余的肠胃气体，从而引起肠胃胀气。

1　品脱（pint）：1 品脱约等于 0.6 升。

何时应该就医？

如果你出现以下症状，请立即就医：

（1）肠胃胀气困扰着你的日常生活；

（2）肠胃胀气症状突然加重；

（3）除了肠胃胀气，还伴有其他症状，如便秘、腹泻或体重降低。

肠胃胀气的病因

气体会通过两种方式进入消化道：（1）吞咽空气；（2）某些未被消化的食物会被大肠内的细菌分解，从而产生气体。如果你吞咽了过多空气或食用了某些食品，就有可能引发胀气。

1. 吞咽空气

我们每个人在进食或饮水时，都会吞咽少量空气。这些空气部分会通过打嗝排出体外，部分会进入肠道，通过肛门排出体外。然而，在以下情况下，你可能会吞咽更多空气：

（1）嚼口香糖；

（2）饮用碳酸饮料或起泡饮料；

（3）进食或饮水速度过快；

（4）抽烟；

（5）吮吸硬糖；

（6）佩戴宽松的假牙。

2. 产气食物

胃和小肠无法将食物中的所有碳水化合物彻底分解。部分未被消化的碳水化合物（淀粉、糖和膳食纤维）会进入肠道菌群的居所——大肠。肠道菌群会分解这些碳水化合物，并产生气体。常见的产气食物包括：全谷物，蔬菜，水果，乳制品，含乳糖的包装食品，果汁，牛奶，碳酸饮料，富含果糖的饮料，含有山梨糖醇，甘露醇和木糖醇的产品（如糖果和口香糖），膳食补剂或添加剂（菊粉和低聚果糖等）。

3. 相关疾病

部分消化系统疾病会引起肠胃胀气或加重胀气症状，包括：

（1）小肠细菌过度增长。通常是其他消化系统疾病的并发症，会产生更多肠道气体，并引发腹泻或体重降低；

（2）肠易激综合征；

（3）胃食管反流病；

（4）乳糖不耐受症。身体缺乏乳糖酶，无法消化牛奶和乳制品中的乳糖。当选用这些食物后，身体就会出现肠胃胀气或腹泻症状；

（5）果糖不耐受症。身体缺乏相关消化酶，无法消化果糖；

（6）乳糜泻。对存在于小麦、黑麦和大麦等食物中的麸质不耐受；

（7）胃倾倒综合征、腹腔粘连、腹疝、结肠癌和卵巢癌等。这些疾病会影响肠胃气体顺利通过肠道。

肠胃胀气的医学诊断

请咨询医师。

肠胃胀气的家庭治疗方案

以下方法可以帮助你缓解和治疗肠道胀气：

（1）减少空气的吞咽，如缓慢进食，避免食用口香糖，避免使用吸管、矫正牙套等；

（2）戒烟；

（3）改变饮食习惯，如少食多餐，避免或减少产气食物的食用；

（4）使用某些非处方药，如 Beano（含有 α－半乳糖苷酶，可消化豆类、谷物和蔬菜中的糖）、Gas–X（帮助肠道气体顺利通过消化道）和乳糖酶（缓解乳糖不耐受症）。

肠胃胀气的医学治疗方案

请咨询医师。

如何预防肠胃胀气？

以下方法可以帮助你预防肠道胀气：

（1）避免或减少以下食物的食用：①容易使你胀气的食物；②碳酸饮料和起泡饮料；③油炸食品；④高脂肪食品；⑤糖；⑥高膳食纤维食品；

（2）如果你被诊断出患有乳糜泻，医生可能会建议你尝试无麸质饮食法（gluten–free diet），从而改善肠胃胀气症状；

（3）如果你被诊断出患有乳糖不耐受症，医生可能会建议你减少牛奶和乳制品的食用，从而改善肠胃胀气症状；

（4）如果你被诊断出患有肠易激综合征，医生可能会建议你尝试低

FODMAP[1] 饮食法，从而改善肠胃胀气症状；

（5）由于许多产气食物都有益于健康，所以专家不建议完全避免食用它们，如豆类、蔬菜、水果和乳制品等。逐步提高它们的食用量，可以增强身体的适应性，并减少肠道气体的产生。此外，膳食纤维虽然有益于健康，但大量食用可能会引起肠胃胀气。

1 FODMAP 指发酵、寡糖、二糖、单糖和多元醇，是一组在小肠中吸收不良的碳水化合物。

第6节 乳糖不耐受症

什么是乳糖不耐受症？

乳糖是天然存在于鲜奶和乳制品中的碳水化合物（二糖），如牛奶、羊奶、奶酪和酸奶等。根据美国国家糖尿病、消化和肾脏疾病研究所的定义，乳糖不耐受症是指当你食用含乳糖的食物或饮品后，会出现腹胀、腹泻、恶心、腹部疼痛、腹部咕咕叫或呕吐等症状。症状的轻重程度，取决于乳糖的摄入量。

乳糖不耐受症是由于乳糖吸收障碍所引起的。有乳糖吸收障碍的人，

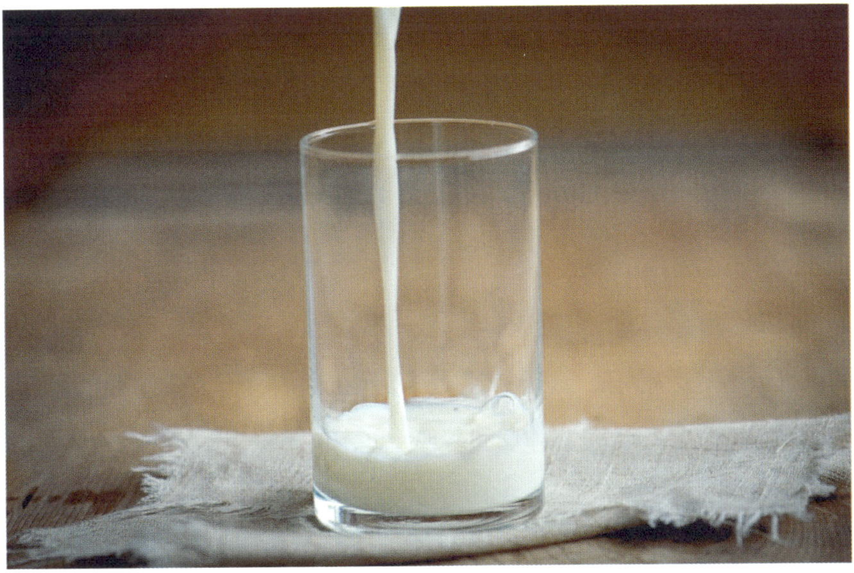

无法消化（分解）食物或饮品中的所有乳糖。**但是，并不是所有存在乳糖吸收障碍的人，在摄入乳糖后，都会出现症状。只有出现症状的患者，才被称为乳糖不耐受症人群。**

大多数患有乳糖不耐受症的群体，可以在不出现症状的情况下，摄入少量乳糖。具体摄入量因人而异。需要注意：乳糖不耐受症不等同于牛奶过敏，后者属于免疫功能紊乱疾病，严重时可威胁生命。

哪些人容易患乳糖不耐受症?

大多数婴儿都可以消化乳糖。但在婴儿期后，很多人的乳糖消化能力开始降低（乳糖吸收障碍）。据专家估计，全球有 68% 的人存在乳糖吸收障碍，并以亚洲人和非洲人居多。乳糖吸收障碍在北欧相对较少，因为北欧许多人群都携带促进乳糖消化的基因。以下群体是乳糖不耐受症的高发群体：

（1）亚洲人；

（2）非洲人；

（3）印第安人；

（4）拉丁美洲人。

乳糖不耐受症的并发症

乳糖不耐受症可能会影响某些营养元素的吸收，因为含有乳糖的鲜奶和乳制品，也是钙、维生素 D 和其他营养素的主要来源。钙的摄入量不足可能会引发骨质疏松症。

乳糖不耐受症的病因

乳糖不耐受症由乳糖吸收障碍所引起。存在乳糖吸收障碍的人，体内仅有少量的乳糖酶（一种可以分解乳糖的消化酶），所以无法消化（分解）食物或饮品中的所有乳糖。

未被消化的乳糖会进入大肠，被肠道菌群分解，并产生液体和气体。对某些人而言，这些多余的液体和气体就会引发乳糖不耐受症。以下 4 种情况会造成体内的乳糖酶缺乏，从而引发乳糖吸收障碍或乳糖不耐受症。

（1）原发性乳糖酶缺乏。受基因影响，体内的乳糖酶含量会随着年龄的增长而持续降低。

（2）先天性乳糖酶缺乏。受基因影响，从出生那天开始，体内的乳糖酶含量就非常低。

（3）小肠受损，也称为继发性乳糖不耐受症，是指感染、疾病、药物治疗、手术治疗或放射性治疗对小肠造成了损害，使其无法产生充足的乳糖酶。

（4）早产。早产婴儿在出生后的一段时间内，身体无法产生充足的乳糖酶。随着年龄的增长，体内的乳糖酶含量会增加。

乳糖不耐受症的医学诊断

请咨询医师。

乳糖不耐受症的家庭治疗方案

以下方法可以帮助你缓解和治疗乳糖不耐受症：

（1）调整饮食方案，限制或避免食用含有乳糖的食物或饮品，如牛奶、酸奶和奶酪；

（2）使用乳糖酶产品，促进食物和饮品中的乳糖分解。使用前，请咨询医师。儿童、孕妇和哺乳期女性可能不适合使用这类产品。

乳糖不耐受症的医学治疗方案

如果乳糖不耐受症是由于小肠受损而引起的，医生可能会先对小肠进行治疗。具体内容请咨询医师。

乳糖不耐受症患者的饮食策略

大多数患有乳糖不耐受症的群体，可以在不出现症状的情况下，摄入少量乳糖。以下是乳糖不耐受症患者的饮食策略：

（1）避免或减少含乳糖食物或饮品的食用，包括：①鲜奶；②乳制品；③添加鲜奶或乳制品的盒装、罐装、冷冻、包装和加工食品；

（2）每次饮用少量牛奶，并随餐饮用；

（3）每次在饮食中添加少量鲜奶或乳制品，并观察身体的反应；

（4）尝试乳糖含量更低的酸奶和硬质奶酪；

（5）购买无乳糖或低乳糖的鲜奶和乳制品；

（6）使用乳糖酶产品，促进食物和饮品中的乳糖消化（分解）；

（7）大多数乳糖不耐受症患者可以耐受少量乳糖（通常为 12 克），所以无须彻底避免含乳糖食物或饮品的食用。因为这些食品也是钙和维生素 D 的主要膳食来源；

（8）确保钙和维生素 D 的充足摄入。不含乳糖的钙质来源包括：①

含软骨鱼类，如罐装三文鱼和罐装沙丁鱼；②西蓝花和绿叶蔬菜；③橙子；④坚果；⑤豆腐；⑥额外添加钙质的产品，如加钙豆奶；⑦复合维生素和矿物质补剂。不含乳糖的维生素 D 来源包括：①鸡蛋；②三文鱼；③额外添加维生素 D 的产品；④复合维生素和矿物质补剂。此外，日光浴也有助于身体合成维生素 D；

(9) 某些处方药和非处方药含有少量乳糖。使用前请咨询医师。

第 7 节
消化性溃疡

什么是消化性溃疡?

根据美国国家糖尿病、消化和肾脏疾病研究所的定义，消化性溃疡是指位于胃壁或十二指肠壁上的腐蚀点（见图 4–4）。消化性溃疡的常见症状包括：

（1）肚脐和胸骨之间有灼痛感。灼痛感常见于胃部，通常持续几分钟至数小时；

（2）空腹时，疼痛感更为强烈；

（3）进食或使用抗酸药时，疼痛感会短暂消失；

（4）疼痛感经常往复；

（5）腹胀、打嗝、胃部不适、食欲降低、呕吐或体重降低。

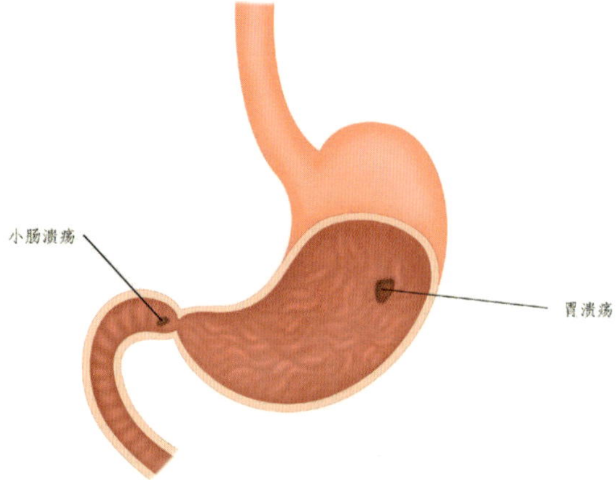

图 4–4　消化性溃疡

哪些人容易患消化性溃疡?

以下人群是消化性溃疡的高发群体：

（1）长期使用非甾体抗炎药的群体，尤其是：① 70 岁及以上老年人；②女性；③长期使用多种（超过两种）非甾体抗炎药的群体；④曾经患有消化性溃疡的群体；⑤患有两种及以上疾病的群体；⑥同时使用皮质类固醇等药物的群体；⑦饮酒或吸烟群体；

（2）被幽门螺杆菌感染的群体。幽门螺杆菌可通过以下途径进入体内：①不卫生的食物或水源；②不卫生的餐具；③接触到其他感染者的体液，如唾液；

（3）患有佐林格－埃利森综合征（ZES）的群体，该病症常见于 30 ～ 50 岁男性；

（4）胃部或小肠血管破裂的群体；

（5）胃部或小肠穿孔的群体；

（6）胃部和十二指肠之间堵塞的群体；

（7）患有腹膜炎的群体。

何时应该就医?

如果你出现以下症状，请立即就医：

（1）感觉虚弱或头晕；

（2）呼吸困难；

（3）呕吐物伴有血液或呈咖啡渣状；

（4）便血；

（5）胃部突然出现剧烈疼痛。

消化性溃疡的病因

消化性溃疡的病因包括：

（1）长期使用非甾体抗炎药，如阿司匹林和布洛芬；

（2）受到幽门螺杆菌感染；

（3）患有佐林格－埃利森综合征，被胃部、十二指肠或胰腺处的肿瘤所影响。

消化性溃疡的医学诊断

请咨询医师。

消化性溃疡的治疗方案

请咨询医师。

如何预防消化性溃疡？

以下方法可以帮助你预防消化性溃疡：

（1）如果你正在使用非甾体抗炎药，请咨询医师具体的使用方法；

（2）避免酒精饮品；

（3）戒烟；

（4）目前，研究人员还没有发现能够引发或预防消化性溃疡的特定食物或营养素。

第 8 节
胆结石

什么是胆结石？

胆结石是由胆固醇或胆红素组成的，形成于胆囊的卵石状坚硬颗粒，其大小可从沙粒至高尔夫球大小。胆囊可以形成 1 个或多个大小不一的胆结石。当胆结石阻塞胆管后，就会引起上腹部疼痛（见图 4–5）。需要注意：大多数胆结石不会堵塞胆管或引发疼痛，所以无须进行药物治疗。

胆结石可分为胆固醇结石和色素结石。胆固醇结石通常为黄绿色，由坚硬的胆固醇组成；色素结石通常为深色，由胆红素组成。胆结石患者的结石类型可以为其中一种，也可以为两种类型的混合物。

胆结石的常见症状包括：

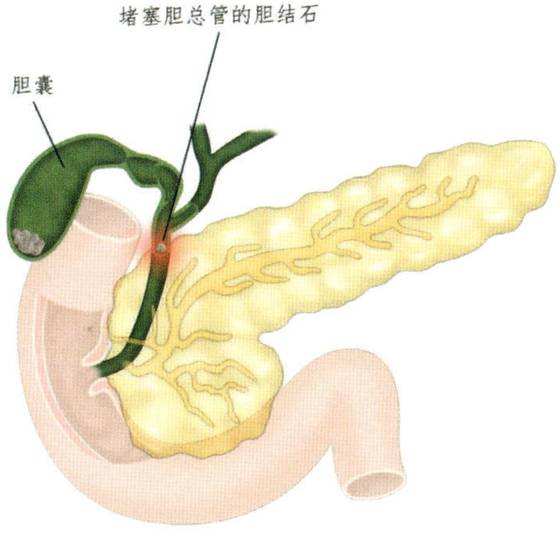

图 4–5　胆结石

（1）如果胆结石堵塞胆管，会造成腹部右上侧疼痛。疼痛经常在夜间或大量进食后发生，持续时间通常为数小时。当胆结石移动并不再堵塞胆管时，疼痛症状就会消失。然而，如果胆管堵塞时间超过数小时，就很有可能引起各类并发症；

（2）不堵塞胆管的胆结石不会引起症状。这类胆结石被称为隐形胆结石。隐形胆结石无须治疗。

哪些人容易患胆结石？

以下人群是胆结石的高发群体：

（1）女性；

（2）老年人；

（3）具有胆结石家族史的群体；

（4）肥胖群体；

（5）患有以下疾病的群体：①肝硬化；②胆管感染；③溶血性贫血；④克罗恩病；⑤代谢综合征；⑥糖尿病和胰岛素抵抗；

（6）体内甘油三酯含量较高或高密度脂蛋白胆固醇（HDL–Ch）含量较低的群体；

（7）进行过减肥手术的群体；

（8）采用高碳水或高热量饮食方式的群体；

（9）印第安人和墨西哥裔美国人。

胆结石的并发症

胆结石的并发症包括：

（1）胆囊炎；

（2）胆囊、胆管或肝脏感染；

（3）胆石性胰腺炎。

何时应该就医？

如果你出现以下症状，请立即就医，否则可能危及生命：

（1）腹部疼痛时间达数小时；

（2）恶心和呕吐；

（3）发烧；

（4）皮肤发黄或眼睛发白，即黄疸；

（5）尿液为茶色，粪便为浅色。

胆结石的病因

胆结石的病因包括：

（1）胆汁中含有过多的胆固醇或胆红素。肥胖、长时间不进食或减重速度过快（减肥手术或节食），都会增加胆汁中的胆固醇含量；

（2）胆汁中的胆盐含量不足；

（3）胆囊没有彻底排空或排空频率过低。肥胖和快速减重（减肥手术或节食）会影响胆囊的排空功能。

胆结石的医学诊断

请咨询医师。

胆结石的治疗方案

没有引起相关症状的胆结石无须治疗。如果你存在腹部疼痛等症状，请立即就医。

如何预防胆结石？

以下方法可以帮助你预防胆结石：

（1）减少精制碳水化合物和糖分的摄入；

（2）选择富含膳食纤维的食物，如全谷物、豆类、水果、蔬菜和坚果；

（3）选择富含有益脂肪的食物，如多脂鱼类、橄榄油和菜籽油；

（4）避免富含反式脂肪的食物，如油炸食品和甜点；

（5）科学减脂，切勿采用节食（极低热量摄入）或减肥手术等方法。尽管这些方法会使你快速减重，但会增加胆结石的患病风险；

（6）体重频繁降低和反弹会增加胆结石的患病风险。体重降低和反弹得越多，患胆结石的概率就越大。

第 9 节
肠易激综合征

什么是肠易激综合征？

根据美国国家糖尿病、消化和肾脏疾病研究所的定义，肠易激综合征是一组同时出现的消化系统病症，包括反复性的腹部疼痛和不正常的排便模式（腹泻、便秘或两者同时发生）。肠易激综合征的其他可能性症状还包括：腹胀、具有排便不尽感或粪便混有白色黏液。通常，女性肠易激综合征患者在经期时，症状更为严重。

肠易激综合征属于功能性胃肠道疾病，是指大脑和胃肠道的交互功能出现问题，导致胃肠道敏感度增加，同时使肠道肌肉的收缩方式发生改变。胃肠道敏感度增加会引起更频繁的腹痛和腹胀。肠道肌肉的收缩方式发生改变，会引发腹泻或便秘。**需要注意：肠易激综合征虽然会引起疼痛，但却不会引发其他健康问题或损害胃肠道。**

肠易激综合征可分为三种类型。

（1）便秘型肠易激综合征。一天至少出现一次不正常排便。其中，超过四分之一的粪便具有便秘症状（干硬、结块），少于四分之一的粪便具有腹泻症状（稀松、多水）。

（2）腹泻型肠易激综合征。一天至少出现一次不正常排便。其中，超过四分之一的粪便具有腹泻症状（稀松、多水），少于四分之一的粪便具有便秘症状（干硬、结块）。

（3）混合型肠易激综合征。一天至少出现一次不正常排便。其中，超过四分之一的粪便具有腹泻症状（稀松、多水），超过四分之一的粪便具有便秘症状（干硬、结块）。

需要注意：不同类型的肠易激综合征，治疗方案可能不同。某些药物可能针对便秘型肠易激综合征有效，但却会加剧腹泻型肠易激综合征的症状。

哪些人容易患肠易激综合征？

据统计，有 12% 的人受肠易激综合征影响。其中，女性患肠易激综合征的概率为男性的 2 倍。50 岁以下群体患肠易激综合征的概率，高于 50 岁以上群体。此外，以下因素会增加肠易激综合征的患病风险：

（1）具有肠易激综合征家族病史；

（2）曾有过非常痛苦的生活遭遇，如儿时受到虐待；

（3）消化道出现严重的感染。

肠易激综合征患者的其他健康问题

肠易激综合征患者还经常伴有其他健康问题，包括：

（1）纤维肌痛；

（2）慢性疲劳综合征；

（3）慢性盆腔疼痛；

（4）消化不良；

（5）胃食管反流病；

（6）焦虑；

（7）抑郁；

（8）躯体症状性障碍。

肠易激综合征的病因

肠易激综合征的病因至今尚未明确。医学专家认为：有多种因素影响着这一疾病的发生。同时，不同因素会使不同人群患有肠易激综合征，包括：

（1）早年的生活压力；

（2）心理疾病，如抑郁、焦虑和躯体症状性障碍等；

（3）胃肠道细菌感染；

（4）小肠细菌过度增长；

（5）对某种食物不耐受或敏感；

（6）基因影响。

肠易激综合征的医学诊断

请咨询医师。

肠易激综合征的家庭治疗方案

以下方法可以帮助你缓解和治疗肠易激综合征：

（1）摄入更多的膳食纤维，尤其是存在于豆类、水果和燕麦中的可溶性膳食纤维。膳食纤维摄入量过多可能会引发腹胀。为了避免这种情况的发生，每天仅增加 2 ~ 3 克的膳食纤维摄入量即可，以培养身体的适应性。根据 DRIs，14 ~ 50 岁的男性每天应摄入 38 克膳食纤维；19 ~ 50 岁的女性每天应摄入 25 克膳食纤维；

（2）避免或减少麸质的摄入。麸质是一种存在于小麦、大麦和黑麦中的蛋白质；

（3）采用低 FODMAP 饮食方案，避免或减少 FODMAPs 的摄入。FODMAPs 是一类特殊的碳水化合物，含有 FODMAPs 的常见食物包括：①水果，如苹果、杧果、梨和西瓜等；②蔬菜，如卷心菜、蘑菇和洋葱等；③乳制品，如牛奶、奶酪和酸奶等；④小麦和黑麦制品；⑤蜂蜜；⑥含有山梨糖醇、甘露醇、木糖醇和麦芽糖醇的食品，如口香糖；

（4）补充益生菌；

（5）进行规律的体育锻炼；

（6）学会缓解生活压力；

（7）保证充足的睡眠。

肠易激综合征的医学治疗方案

关于肠易激综合征的药物治疗、心理健康治疗和低 FODMAP 饮食治疗，请咨询医师。

如何预防肠易激综合征?

同“肠易激综合征的家庭治疗方案”。

第二部分

六大营养素

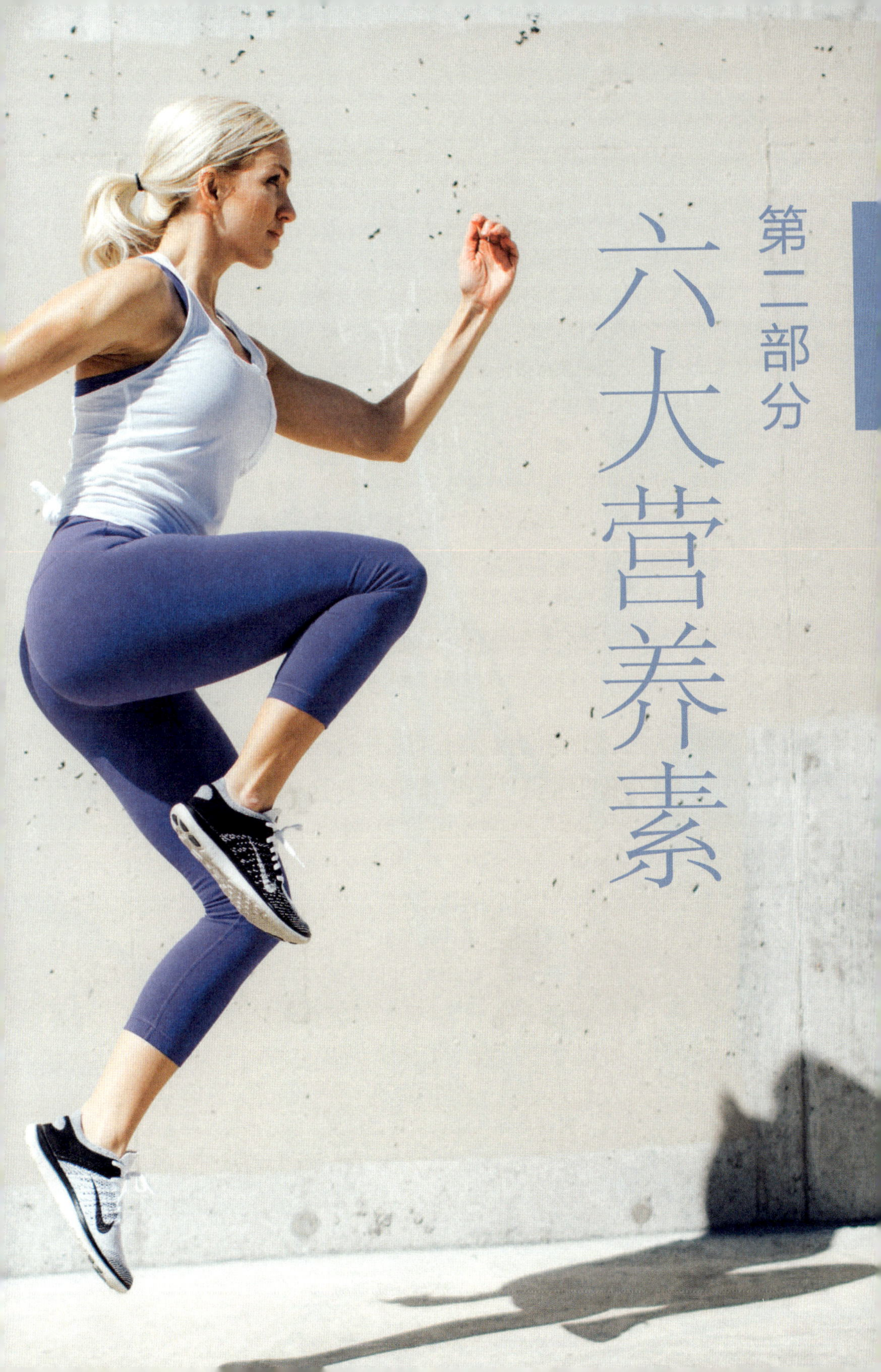

碳水化合物、蛋白质、脂质、维生素、矿物质和水，统称为六大营养素。这些营养素不仅可以维持人体的正常生理机能，还能够帮助我们抵御多种疾病。随着社会的发展，人们对健康的重视程度正在逐步提高。然而，近年来的研究表明，中国居民的日常饮食结构还存在着众多问题。

1. 碳水化合物。中国居民的膳食纤维摄入量普遍偏低，这会增加便秘、痔疮和结肠癌等疾病的发病风险。此外，中国居民的糖分摄入量正在逐年增加。过多摄入糖分会增加肥胖、2 型糖尿病和代谢综合征等疾病的发病风险。

2. 蛋白质。中国居民的蛋白质摄入量普遍偏低，同时缺乏高品质的蛋白质膳食来源，如鱼类、低脂（脱脂乳制品）、家禽肉、豆类和坚果等。

3. 脂质。中国居民的脂质摄入量普遍偏高。然而，许多减脂人群的脂质摄入量却又远低于健康标准。脂质摄入量过高或过低都会对健康造成不利的影响。

4. 维生素和矿物质。中国居民普遍缺乏维生素（A、B_1、B_2、C）和矿物质（钙、镁、铁、锌、硒）。长期缺乏维生素或矿物质会引发严重的健康问题。此外，中国居民的钠（盐分）摄入量普遍偏高，这会增加高血压和心血管疾病的发病风险。

5. 水。中国居民的饮水量普遍偏低，这不仅会危害健康，还会降低新陈代谢，影响运动水平。

6. 酒精。酒精虽然不是必需营养素，但却对健康有着重要的影响。中国的酒文化源远流长，饮酒人数也高居世界前列。据统计，2016 年，中国的饮酒死亡人数高居世界第一，男性的死亡人数更是第 2 名印度的 2.24 倍（65 万 vs 29 万）。

受基因遗传和饮食结构等因素的影响，中国居民是糖尿病的高发群体。2017 年，国际糖尿病联盟发布的最新糖尿病地图显示，中国的糖尿病患者已高达 1.14 亿人，位居世界首位。这一数字比第 2 名印度高出了 58.3%。

除了糖尿病，代谢综合征也在严重威胁着中国居民的健康。2016年发表在《BMC 公共卫生》杂志上的一项研究表明，中国居民是代谢综合征的高发群体。其中，高血压在男性患者中最为常见，中心性肥胖（腹部肥胖）在女性患者中最为常见。

以上种种问题，都能通过科学的饮食方法加以预防和改善。本书第二部分将带你全面了解六大营养素，并帮助你快速掌握这些科学、实用的营养学知识。此外，考虑到中国居民的日常饮食特点，本书第二部分还特别加入了酒精的相关营养学知识，以帮助大家科学认识酒精，预防与酒精相关的多种疾病。人类营养学之旅，现在继续启程！

第五章

碳水化合物

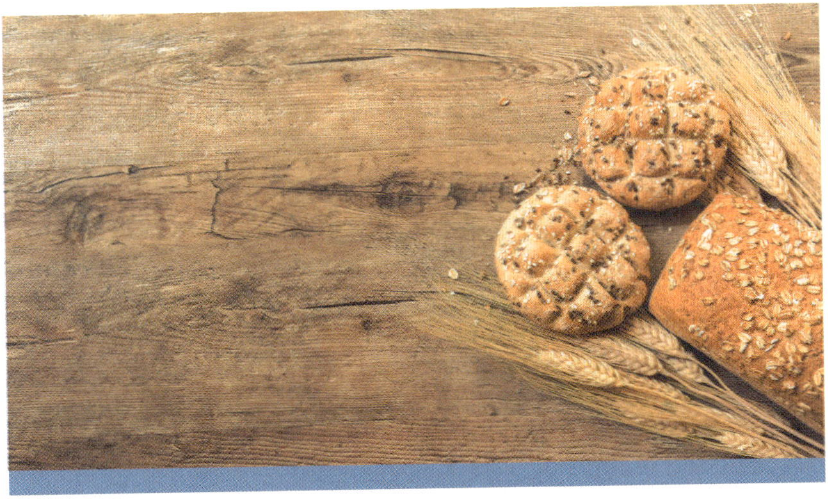

碳水化合物是存在于谷物、水果、豆类和乳制品等多种食物中的重要营养素，也是人体最主要的能量来源。我们每日的热量需求，有 45% ~ 65% 都来自碳水化合物。我们日常所说的主食，即是指碳水化合物含量较高的食物，如大米、面包和白面条。

碳水化合物属于产能营养素，每克碳水化合物可以提供 4 千卡热量（4 kcal/g）。虽然在很多健身者眼中，碳水化合物就是“肥胖”或“糖尿病”的代名词，但实际上，碳水化合物在日常生活和运动健身中都扮演着十分重要的角色。

研究表明，如果停止摄入碳水化合物，我们体内的相关储备（存在于肝脏和肌肉中的碳水化合物）在 18 个小时内就会枯竭，这可能会严重危害我们的健康。为了保持健康，改善体形，我们必须对碳水化合物有一个更加客观、理性和全面的认识。

通过本章的学习，你将系统掌握碳水化合物的相关知识，并获得以下问题的答案：

（1）什么是碳水化合物？

（2）碳水化合物可以分为哪几种类型？它们各自的膳食来源是哪些食物？

（3）什么是甜味剂？营养型甜味剂和非营养型甜味剂有何不同？

（4）代糖有益于健康吗？

（5）碳水化合物的作用是什么？

（6）我们每天应该摄入多少碳水化合物？

（7）什么是升糖指数（GI）、血糖负荷（GL）、胰岛素指数（II）和饱腹感指数（SI）？如何利用这些指标来优选碳水化合物的膳食来源？

（8）碳水化合物是如何被人体消化和吸收的？

（9）碳水化合物摄入量过高或过低会对健康造成哪些危害？

第 1 节
什么是碳水化合物？

碳水化合物由碳、氢、氧元素组成，可以分为糖、低聚糖和多糖（见表 5–1）。植物是碳水化合物的主要来源。在光合作用的影响下，植物会将二氧化碳、水和阳光中的能量，转变为葡萄糖和氧气。这些葡萄糖可以直接储存在叶子中，也可以被植物进一步代谢为淀粉和膳食纤维。此外，葡萄糖还可以与空气或土壤中的氮元素结合，转变为蛋白质。

碳水化合物的通用表达式为 $(CH_2O)_n$，其中，n 代表表达式的重复次数。

表 5–1　碳水化合物的类型

碳水化合物类型	糖单元	子分类	成员
糖	1～2 个	单糖	葡萄糖、果糖、半乳糖、核糖、脱氧核糖
		多元醇	山梨糖醇、甘露醇、木糖醇
		二糖	蔗糖、麦芽糖、乳糖
低聚糖	3～10 个	低聚麦芽糖	麦芽糊精
		其他低聚糖	棉子糖、水苏糖、低聚果糖
多糖	＞10 个	淀粉	直链淀粉、支链淀粉、抗性淀粉
		非淀粉多糖	糖原、纤维素、半纤维素、果胶、树胶

单糖

单糖的英文名称为 monosaccharide，其中，“mono” 是 1 的意思，

“saccharide”是糖的意思。单糖是糖的最简式，也是碳水化合物最基础的单元。在消化过程中，单糖无法被进一步分解为更简单的化合物。

常见的单糖包括：葡萄糖、果糖和半乳糖。它们的通用表达式都为 $(CH_2O)_6$，只是结构略有不同（见图 5–1）。由于这 3 种单糖都含有 6 个碳原子，所以也被称为六碳糖。

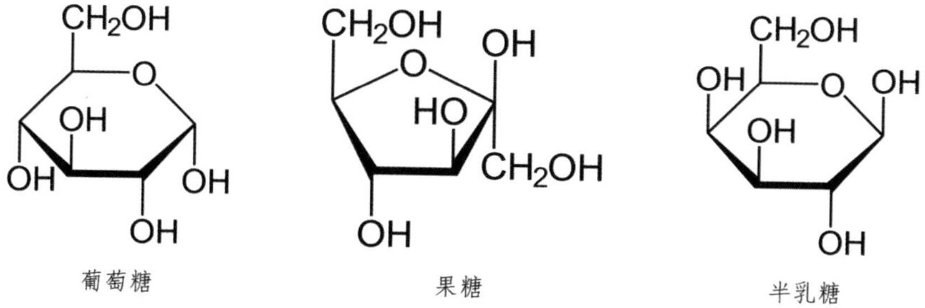

图 5–1　单糖（六碳糖）

葡萄糖，也称为右旋糖，主要由植物和藻类通过光合作用生成。葡萄糖不仅是自然界含量最多的单糖，也是所有生物体最主要的能量来源。在食物中，葡萄糖常常与其他糖类组成二糖或多糖。血液中的葡萄糖称为“血糖”。

果糖是存在于水果、蔬菜（大多数根茎类蔬菜）和蜂蜜等食物中的单糖。商业用途的果糖主要来源于甘蔗、甜菜和玉米。研究表明，过量摄入果糖可能会引发肥胖、2 型糖尿病、心血管疾病和代谢综合征等。

半乳糖是葡萄糖的 C–4 差向异构体。它的结构和葡萄糖极为相似，甜度也和葡萄糖相当。当与葡萄糖结合后，半乳糖可以转变为乳糖。

除了六碳糖，单糖家族还包括三碳糖、四碳糖、五碳糖和七碳糖。核糖和脱氧核糖是两种重要的五碳糖。前者是核糖核酸（RNA）的组成成分，后者是脱氧核糖核酸（DNA）的组成成分。

多元醇

多元醇是含有多个羟基（大于2）的有机化合物。在日常生活中，糖醇是最常见的多元醇。麦芽糖醇、山梨糖醇、甘露醇、木糖醇、赤藓糖醇和异麦芽糖醇都是常见的糖醇。相比于蔗糖，糖醇的热量和甜度更低，同时无法被口腔中的细菌代谢（不会引起蛀牙），所以常被用作无糖口香糖和保健食品的甜味剂。

二糖

二糖是由两个单糖通过缩合反应连接而成的糖类。连接两个单糖的化学键叫作糖苷键。糖苷键共有两种：α 糖苷键和 β 糖苷键。例如两个葡萄糖通过 α 糖苷键连接成为麦芽糖；1个半乳糖和1个葡萄糖通过 β 糖苷键连接成为乳糖（见图5–2）。

相比于 α 糖苷键，β 糖苷键被消化酶分解的难度更大。所以，如果某种食物含有的糖分子被 β 糖苷键所连接，那么它就难以甚至无法被人体所消化，例如膳食纤维和牛奶。同单糖一样，二糖也溶于水。常见的二糖包括蔗糖、麦芽糖和乳糖。它们的通用表达式都为 $C_{12}H_{22}O_{11}$，只是原子的排列方式不同。

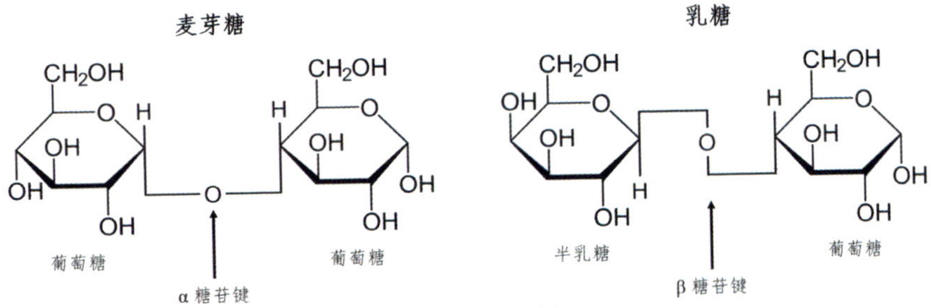

图 5–2　糖苷键

蔗糖是常见的食糖，由 1 个葡萄糖和 1 个果糖通过 α 糖苷键连接。蔗糖天然存在于甘蔗和甜菜等多种植物中。食品制造商会将这些植物中的蔗糖精制提纯，供我们食用，如红糖、白糖和粉糖。据统计，仅 2017 年一年，全球就生产了 1.85 亿吨糖。

麦芽糖是麦芽的成分之一，由 2 个葡萄糖通过 α 糖苷键所连接。种子发芽时，会将储存在体内的多糖分解为麦芽糖和葡萄糖，为植物的生长提供能量。

乳糖是牛奶和乳制品中主要的糖类，由 1 个半乳糖和 1 个葡萄糖通过 β 糖苷键所连接。乳糖不耐受症患者之所以无法消化乳糖，是因为体内缺少可以切断 β 糖苷键的乳糖酶。关于乳糖不耐受症的具体内容，请看第四章。

低聚糖

低聚糖是一种复杂碳水化合物，由 3 ～ 10 个单糖组成。在细胞识别和细胞结合方面，低聚糖发挥着重要的作用。常见的低聚糖包括棉子糖和水苏糖。

棉子糖是一种由半乳糖、葡萄糖和果糖组成的三糖，存在于全谷物、豆类、卷心菜和西蓝花等食物中。棉子糖可以被 α－半乳糖苷酶（α－GAL）所分解，但是人体内缺乏这种消化酶。所以，当我们食用含有棉子糖的食物后，这种低聚糖就会直接进入大肠，被肠道菌群所代谢，从而产生气体和其他副产物。

水苏糖是一种由半乳糖、葡萄糖和果糖组成的四糖，存在于豆类等食物中。同棉子糖一样，水苏糖也无法被人体分解，但是可以被大肠细菌所代谢。

部分人在食用豆类和有些蔬菜后，会出现肠胃胀气的症状。这是由于以上食物含有棉子糖或水苏糖。使用 Beano 等消化酶补剂可以帮助我们分解这些低聚糖，从而预防肠胃胀气。关于肠胃胀气的具体内容，请看第四章。

多糖

多糖是一种复杂碳水化合物，由 10 个以上的单糖组成。大多数多糖的糖单元数量在 40 ~ 3000 之间。多糖可以分为可消化多糖（如淀粉）和不可消化多糖（如膳食纤维）。多糖的消化性主要取决于连接糖单元的化学键是 α 糖苷键还是 β 糖苷键。

1. 可消化多糖：淀粉

淀粉是人类饮食中最常见的碳水化合物（可消化多糖），也是绝大多数绿色植物的能量储存单元。淀粉中的糖单元由 α 糖苷键所连接。根据结构的不同，淀粉可以分为直链淀粉和支链淀粉（见表 5–2）。

表 5–2　直链淀粉和支链淀粉

淀粉类型	占植物总淀粉比例	结构	化学键	消化速度
直链淀粉	20% ～ 25%	线性	1-4 α 糖苷键	慢
支链淀粉	75% ～ 80%	高度支链	1-4 α 糖苷键和 1-6 α 糖苷键	快

支链淀粉的支链结构使得它有更多的端点供消化酶连接（并发挥作用），所以它的消化速度比直链淀粉更快，也更容易引起血糖升高（见图 5–3）。

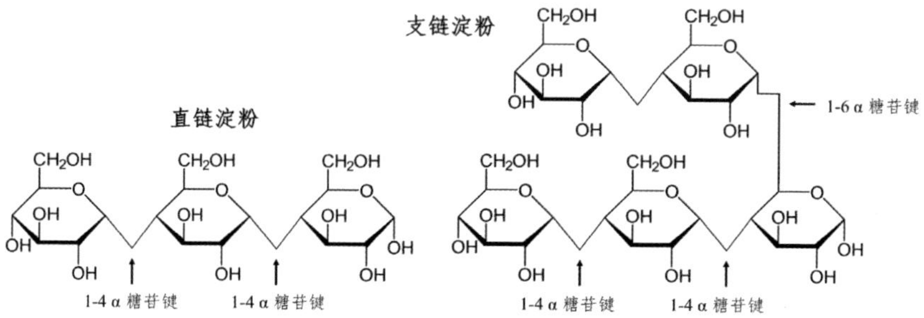

图 5-3 直链淀粉和支链淀粉

除了直链淀粉和支链淀粉，还有两种重要的淀粉类型。

（1）变性淀粉（modified starch）：也被称为淀粉衍生物，是一种经过物理或化学方法变性的淀粉。目前，变性淀粉已被广泛应用于多个领域，如食品增稠剂、药物崩解剂和铜版纸黏合剂。变性可以增强淀粉在高温、强酸等环境下的稳定性，也可以改变它们的黏度、糊化时间或黏度稳定性。

（2）抗性淀粉（resistant starch，RS）：一种无法被人体（小肠）消化的淀粉，与膳食纤维有着相似的生理效应。当抗性淀粉进入大肠后，会被肠道菌群代谢，并产生短链脂肪酸和气体。其中，短链脂肪酸可以为大肠细胞提供能量，并改善肠道健康。抗性淀粉可以分为 4 种类型：

① RS1：天然存在于全谷物、豆类和种子等食物中的抗性淀粉，由于被锁定在植物细胞壁上，所以无法被人体消化。例如：100 克燕麦（生）含有 21.7 克抗性淀粉；

② RS2：天然存在于青香蕉和高直链淀粉含量食物中的抗性淀粉，由于结构特殊，所以无法被人体消化。例如：100 克玉米淀粉（高直链淀粉含量）含有 47 克抗性淀粉；1 个中等大小的青香蕉（去皮）含有 4.7 克抗性淀粉；

③ RS3：含淀粉食物烹饪并冷藏后形成的抗性淀粉。例如：将煮熟的意大利面冷藏一夜，可以使它们的抗性淀粉含量增加；

④ RS4：经过化学方法人工变性的抗性淀粉。

需要注意：同一种食物中可能会存在多种抗性淀粉。不同的食物加工方式也会造成抗性淀粉含量的改变。例如：将全谷物小麦磨成面粉，会使它的抗性淀粉含量从 14% 降到 2%；将烤熟的土豆冷藏一夜，可以使它的抗性淀粉含量增加。**由于抗性淀粉有一定的健康益处，所以大家可以通过选择相关食物（如冷藏后的烤土豆）或膳食营养补剂来补充抗性淀粉。**

2. 可消化多糖：糖原

糖原是碳水化合物（葡萄糖）在动物体内的储存单元。每个糖原颗粒由大约 3000 个葡萄糖组成，这些葡萄糖被 α 糖苷键所连接。糖原的结构类似于支链淀粉，但分支比支链淀粉更多。这种特性使得糖原可以被人体更快速地分解，以满足日常的能量需求。

糖原主要储存在肝脏和肌肉细胞中。储存在肝脏中的糖原占肝脏总重量的 5% ～ 6%；储存在肌肉中的糖原占肌肉总重量的 1% ～ 2%。一名体重 70 千克的成年人，可以储存 100 ～ 120 克肝糖原（400 ～ 480 千卡热量）和 400 克左右的肌糖原（1600 千卡）。当他需要能量时，这些糖原就会被分解为葡萄糖，为身体提供能量。

糖原在人体内的储存量存在上限，具体含量与（力量）训练水平、基础代谢率和饮食习惯有关。（力量）训练水平和基础代谢率越高、饮食中的碳水化合物含量越多，人体内的糖原储备就越多。

我们的血液始终含有 4 克左右的葡萄糖（血糖）。在空腹状态下，身体会消耗糖原储备，以维持正常的血糖水平。肝糖原可以为全身提供能量，尤其是中枢神经系统。在空腹静坐状态下，大脑可以消耗约 60% 的血糖。肌糖原只能给肌肉提供能量。

糖原以水合形式储存在人体内。1 克糖原会绑定 3 ～ 4 克水和 18 毫克钾。当我们大幅度减少碳水化合物的摄入时，体内的糖原储备就会迅速降低，导致水分大量流失，减轻体重。**这就是代餐产品和节食减肥可以让体重快速下降的原因。**

3. 不可消化多糖：膳食纤维

膳食纤维是天然存在于植物性食物中的营养素，主要由非淀粉多糖（纤维素、半纤维素、果胶、树胶和黏质物）和木质素组成。膳食纤维中的糖单元由 β 糖苷键连接，所以无法被人体分解。这些不可消化的多糖会进入大肠，被肠道菌群代谢，并产生短链脂肪酸和气体。其中，短链脂肪酸可以为大肠细胞提供能量，并改善肠道健康。

膳食纤维可以分为以下两种类型：

（1）可溶性膳食纤维：溶于水，包括果胶、树胶、黏质物和部分半纤维素（如阿糖基木聚糖）。它们天然存在于植物细胞壁的内部或周围，可以增加溶剂的黏度，所以常被用作酸奶、果酱和果冻的增稠剂。可溶性膳食纤维能够被大肠细菌分解，并产生少量能量。

（2）非可溶性膳食纤维：不溶于水，包括纤维素、半纤维素和木质素。它们是植物细胞壁的结构组分。相比于可溶性膳食纤维，非可溶性膳食纤维被大肠细菌分解的难度更大。

可溶性膳食纤维存在于所有植物性食物中，如豆类、燕麦、黑麦、大麦、水果（皮）、蔬菜、亚麻籽和坚果等。非可溶性膳食纤维存在于全谷物、麸皮、豆类、坚果、种子、土豆皮、红薯皮、蔬菜和水果（皮）等食物中（见表 5–3）。谷物麸皮是膳食纤维含量最高的食物来源。例如每 100 克玉米麸皮含有 79 克膳食纤维，每 100 克小麦麸皮含有 43 克膳食纤维。

表 5-3　膳食纤维的食物来源

营养素	食物来源
可溶性膳食纤维	
果胶	水果（皮）、蔬菜
树胶	海藻、燕麦（麸皮）、大麦（麸皮）、豆类
黏质物	亚麻籽、车前籽壳
阿糖基木聚糖	车前草
非可溶性膳食纤维	
纤维素	全谷物、水果（皮）、蔬菜、豆类
半纤维素	全谷物、麸皮、蔬菜、豆类
木质素	果核、麸皮、蔬菜

研究表明，膳食纤维对健康有多种益处，包括：

（1）可溶性膳食纤维：①吸水形成黏性胶体，延缓胃排空时间和葡萄糖吸收时间，从而稳定血糖，预防糖尿病；②降低胆固醇含量，预防心血管疾病；

（2）非可溶性膳食纤维：①稳定血糖，预防糖尿病；②加快食物在消化道的移动速度，从而促进排便，预防结肠癌和憩室病；③增加粪便体积，缓解便秘；

（3）可溶和非可溶性膳食纤维：①增强饱腹感，减少食欲；②平衡肠道酸碱度，刺激肠道菌群生成短链脂肪酸，从而改善胃肠道健康；③增强矿物质的吸收率，尤其是钙的吸收率。

第 2 节
碳水化合物的膳食来源

碳水化合物存在于多种天然食物和加工食品中。富含碳水化合物的食物包括谷物、水果、根菜类蔬菜（土豆和红薯等）、面包、蔗糖、蛋糕、饼干、果汁、含糖饮料和蜂蜜等。豆类和乳制品也含有一定量的碳水化合物。碳水化合物含量最低的食物包括肉类、鱼类、食用油和部分蔬菜等。

多糖

淀粉是绝大多数植物的能量储存单元，所以它的主要膳食来源就是植物性食物，如谷物、根菜类蔬菜、豆类、面包和面条等。

膳食纤维存在于全谷物、豆类和水果等食物中。由于谷物麸皮是膳食纤维含量最高的食物来源，所以精制谷物（去除麸皮）的膳食纤维含量会大幅降低。如果日常饮食无法满足膳食纤维的摄入需求，可以考虑购买膳食纤维补剂。

甜味剂

甜味剂是一种可以增加食品甜度的物质，分为两种类型：

（1）营养性甜味剂：可以为身体提供能量的甜味剂，包括单糖、二糖和糖醇（见表 5–4）。其中，蔗糖的甜度是其他甜味剂的参考基准值

（相对甜度 =1）。

相比于其他营养性甜味剂，糖醇的热量（1.5 ～ 3 千卡 / 克）和甜度（相对甜度为 0.6 ～ 0.9）更低，同时无法被口腔中的细菌代谢（不会引起蛀牙），所以常被用作无糖口香糖和保健食品的甜味剂。糖醇被人体吸收的速率比其他糖类慢得多，所以不会引起血糖快速升高，但是大量食用可能引发腹泻。

表 5–4　营养性甜味剂

甜味剂类型			常见食物来源	相对甜度
糖	单糖	葡萄糖	蜂蜜、玉米糖浆	0.7
		果糖	水果、果汁、蜂蜜	1.2 ～ 1.8
	二糖	蔗糖	甜点、冰淇淋	1
		麦芽糖	发芽的种子、酒精饮料	0.4
		乳糖	乳制品	0.2
	多元醇（糖醇）	山梨糖醇	无糖食品、无糖口香糖	0.6
		甘露醇	无糖食品	0.7
		木糖醇	无糖口香糖	0.9

（2）非营养性甜味剂：也称为代糖，不含或仅含有少量热量（见表 5–5）。非营养性甜味剂的甜度远高于营养性甜味剂，所以只需少量添加，就可以显著提高食物的甜度。

虽然非营养性甜味剂提供的热量很低，但并没有充足的证据表明它可以预防肥胖。2017 年发表在《加拿大医学协会期刊》（*Canadian Medical Association Journal*）上的一篇系统综述认为：非营养性甜味剂并没有减脂的功效。2018 年在美国生理学年会上公布的一项研究表明：非营养性甜味剂会改变人体对脂肪的代谢方式，并损害血管细胞。长期食用非营养性甜味剂可能会引发肥胖或糖尿病。

联合国粮食及农业组织和世界卫生组织提出了针对非营养性甜味剂的每日可接受摄入量标准（Acceptable Daily Intake，ADI）。例如：糖精的 ADI 为 5 毫克 / 千克，那么一位 60 千克体重的成年人，每天最多可摄入 300 毫克糖精。

由于无糖饮料和蛋白粉等食品并没有标注具体的甜味剂含量，所以 ADI 的实践意义并不强。美国马凯特大学的研究人员建议：**如果你无法彻底远离非营养性甜味剂，适量食用或尽量少食用也许是最好的选择。**

表 5-5　非营养性甜味剂

甜味剂类型	常见食物来源	相对甜度	ADI（毫克 / 千克）
糖精	无糖饮料	300	5
甜蜜素	美国禁止使用，可能会致癌	30	—
阿斯巴甜	无糖饮料、无糖口香糖	180 ～ 200	50
纽甜素	无糖饮料、烘焙食品	7000 ～ 1 3000	18
三氯蔗糖	无糖饮料、蛋白粉	600	5
安赛蜜	无糖饮料、无糖口香糖	200	15
塔格糖	无糖饮料、蛋白棒	0.9	—
甜叶菊	无糖饮料	150 ～ 300	4

第 3 节
碳水化合物的作用

碳水化合物对人体健康非常重要，具有多种生理作用。其中，可消化碳水化合物和不可消化碳水化合物由于特性不同，其功能也有一定区别。

可消化碳水化合物

可消化碳水化合物可以被人体分解。它的主要功能包括：

（1）提供能量。**碳水化合物的主要作用是提供能量。**血红细胞和中枢神经细胞的能量几乎都来自葡萄糖。每克单糖（葡萄糖、果糖和半乳糖）含有 3.87 千卡热量，每克多糖含有 3.57 ～ 4.12 千卡热量。在日常使用中，为了方便计算，我们将碳水化合物的热量统一定为 4 千卡 / 克。当碳水化合物摄入量不足时，身体会分解肌肉中的氨基酸，产生额外的葡萄糖。

（2）预防酮症。当碳水化合物摄入量过低时（少于 50 ～ 100 克 / 天），人体内的胰岛素含量会降低。在这种情况下，脂肪组织会释放大量的脂肪酸进入血液，为人体供能。部分脂肪酸会在肝脏中转变为酮体，这就是所谓的生酮作用。当酮体的血清浓度≥ 0.5 毫摩尔 / 升时，身体就会进入酮症状态。

在酮症状态下，人体所需的能量主要来自脂肪，而不是碳水化合物（葡萄糖）。通常，大脑细胞和中枢神经细胞不会使用来自脂肪的能量，但是当碳水化合物摄入量过低时，它们也会适应性地利用酮体进行供能。这是人体在饥饿状态下非常重要的适应性机制。

在健身界，有很多低碳水高脂肪饮食法正是利用以上原理进行减脂，如著名的生酮饮食法。关于生酮饮食法的安全性，科学界仍充满争议。一些科学家认为：酮症是人体在减脂状态下的一种正常代谢过程。在酮症状态下，脂肪可以快速燃烧。此外，酮症还可以抑制食欲，从而降低每日的热量摄入。另一些科学家认为：利用酮症进行减脂并不健康，生酮饮食法可能会引发严重的副作用。

对大多数健康人而言，只要血酮浓度不超过 15 毫摩尔 / 升（酮酸中毒），就不会危及生命。而生酮饮食法很少会使血酮浓度高于 3 毫摩尔 / 升（饥饿性酮症）。即便如此，健身者在使用这种饮食法前，也应该充分咨询医师。长期的酮症状态可能会使血酮浓度大幅提升，从而引发严重的副作用，包括肌肉流失、脱水、电解质失衡、昏迷甚至死亡。

不可消化碳水化合物

虽然低聚糖和膳食纤维（一些营养学家将抗性淀粉归为膳食纤维）无法被人体（小肠）消化，但却具有许多重要的作用。

（1）改善肠道健康。不可消化碳水化合物进入大肠后，会被肠道菌群代谢，并产生短链脂肪酸和气体。其中，短链脂肪酸可以为大肠细胞提供能量，并改善肠道健康。

（2）增强饱腹感，减少食欲，预防肥胖。

（3）稳定血糖，预防糖尿病。

（4）降低胆固醇含量，预防心血管疾病和胆结石。

（5）预防便秘、痔疮、结肠癌和憩室病等多种消化系统疾病。

第 4 节
我们每天需要摄入多少碳水化合物?

我们每日的碳水化合物摄入量，取决于多种因素，包括体重、饮食方式、运动类型和健身目标等。正因如此，运动人群（健身者和运动员）和非运动人群的碳水化合物需求量存在着很大差异。

可消化碳水化合物

根据美国食物与营养委员会制定的推荐膳食摄入量（RDA），普通成年人每日至少应摄入 130 克可消化碳水化合物，以保证葡萄糖作为大脑细胞和中枢神经细胞的主要能量来源，防止以上细胞通过酮体进行供能。这里的普通成年人是指：（1）年龄≥ 19 岁；（2）身体健康；（3）非孕妇或哺乳期女性；（4）非健身者或运动员（不进行或极少进行体育锻炼）；（5）现阶段没有增肌或减脂目标。

根据美国医学研究所制定的可接受宏量营养素分布范围（AMDRs），每日总热量摄入的 45% ～ 65% 应来自碳水化合物。假设每日的总热量摄入为 2000 千卡，那么 900 ～ 1300 千卡的热量应来自碳水化合物，这相当于 225 ～ 325 克碳水化合物。

2018 年发表在《柳叶刀公共卫生》（*The Lancet Public Health*）杂志上的一项研究表明：（长期）碳水化合物摄入量过低（低于总热量摄入的 40%）或过高（高于总热量摄入的 70%）都会增加死亡率。最适宜的碳水化合物摄入量应占全天总热量摄入的 50% ～ 55%。

然而，并不是所有饮食法都遵循以上原则。一些饮食法提倡较低的碳水化合物摄入，如生酮饮食法；一些饮食法提倡较高的碳水化合物摄入，如普里特金饮食法（Pritikin Diet）。

世界卫生组织建议成年人和儿童将添加糖的摄入量控制在全天总热量摄入的 10% 以内。添加糖是指在食品加工过程中，添加到食物和饮料中的营养性甜味剂。关于每日的热量需求，请看第十三章。

碳水化合物是肌肉的主要能量来源。过高的碳水化合物摄入量可能会引发肥胖、糖尿病等多种疾病；过低的碳水化合物摄入量可能会造成肌肉流失、新陈代谢下降、月经不调和疲劳等症状，从而影响运动水平。**为了达到特定的健身或运动目标，健身者或运动员的碳水化合物摄入量需要进行一定的调整。**

（1）根据美国营养和饮食学会和美国运动医学会的建议：运动员每日的碳水化合物摄入量应控制在 6 ~ 10 克 / 千克体重。例如一名体重 70 千克的运动员，每天应摄入 420 ~ 700 克碳水化合物。如果这名运动员的运动量较小，那么他的碳水化合物摄入量可以降低到 3 ~ 5 克 / 千克体重（低强度训练）或 5 ~ 7 克 / 千克体重（中等强度训练，每天训练时间约为 1 小时）；如果这名运动员的运动量极大（运动时间≥ 4 小时），那么他的碳水化合物摄入量应提高到 8 ~ 12 克 / 千克体重。

（2）处于增肌期的健身者或运动员，每日碳水化合物摄入量通常为 4 ~ 6 克 / 千克体重。

（3）处于减脂期的健身者或运动员，每日碳水化合物摄入量通常为 0.5 ~ 4.5 克 / 千克体重。

不可消化碳水化合物

膳食纤维虽然无法被人体（小肠）消化，但却对健康有着重要的影响。研究表明：摄入充足的膳食纤维有助于降低心血管疾病、2 型糖尿病和憩室病等慢性疾病的发病率。如果膳食纤维摄入量不足，则会显著提高死亡率。

根据美国食物与营养委员会制定的适宜摄入量（AI），19 ～ 50 岁男性每日应摄入 38 克膳食纤维，女性则为 25 克。当年龄超过 50 岁后，男性和女性的膳食纤维摄入量将分别降低到 30 克 / 天和 21 克 / 天。此标准可以满足绝大多数居民的营养需求。

根据美国食品药品监督管理局制定的每日营养摄入量（DV），每摄入 1000 千卡热量，就需要补充 12.5 克膳食纤维。例如：如果每日的总热量摄入为 2000 千卡，那么就需要补充 25 克膳食纤维。

一些营养学家将抗性淀粉归为膳食纤维。2009 年发表在《食品科学与营养评论》（*Critical Reviews in Food Science and Nutrition*）杂志上的一篇评论认为：抗性淀粉的安全摄入量上限为 45 克 / 天。

第 5 节
如何选择优质的碳水化合物？

我们的身体对不同来源的碳水化合物有着不同的反应。即使是两种热量相同的碳水化合物，食物来源不同，对身体也可能产生不同的影响。例如，来自大米的碳水化合物会使血糖快速波动，而来自燕麦的碳水化合物则可以将血糖控制在较为稳定的状态下（见图 5–4）。为了反映不同来源的碳水化合物对血糖的影响，科学家发明了两项重要的指标：升糖指数（Glycemic Index, GI）和血糖负荷（Glycemic Load, GL）。

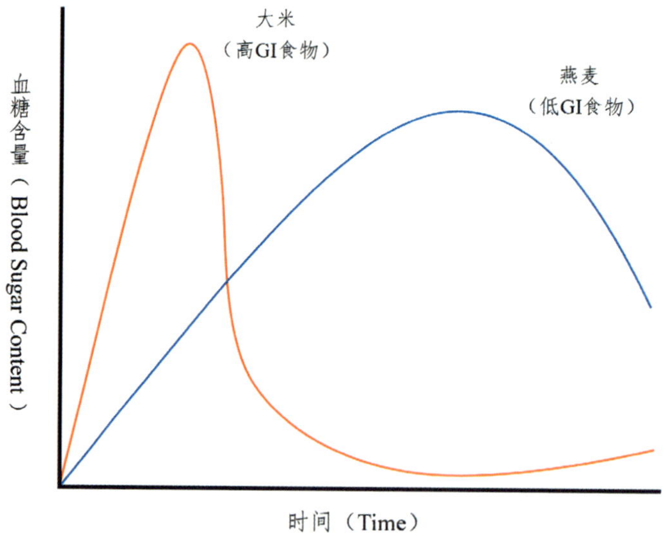

图 5–4　不同来源的碳水化合物对血糖的影响

升糖指数

升糖指数，也叫作血糖指数，是一种可以反映食物对血糖含量影响的指标。升糖指数的范围值为 0 ～ 100，参照食物为葡萄糖（升糖指数 =100）。食物的升糖指数越高，对血糖的影响就越大（使血糖含量快速升高）。食物的升糖指数受多种因素影响（见表 5–6），包括：

（1）食物的碳水化合物结构。食物的单糖含量越高，升糖指数值越高；直链淀粉和抗性淀粉含量越高，升糖指数值越低；

（2）食物中其他成分的影响。食物的膳食纤维、蛋白质和脂肪含量越高，升糖指数值越低；

（3）烹饪 / 加工方式。食物的烹饪 / 加工程度越高，升糖指数值越高；

（4）成熟度。成熟度越高的水果，含糖量越高，升糖指数值越高；

（5）个体差异。某种食物对血糖含量的影响因人而异。即使是同一个人，在不同时刻选择同一种食物，也可能出现不一样的血糖变化状况。

表 5–6　食物升糖指数值的影响因素

单糖结构	淀粉结构	其他成分	其他
葡萄糖	直链淀粉	膳食纤维	烹饪 / 加工方式
果糖	支链淀粉	蛋白质和脂肪	成熟度
半乳糖	抗性淀粉	有机酸	个体差异

升糖指数可以量化人体分解碳水化合物的相对速率。根据升糖指数的高低，所有含碳水化合物的食物可以被分为三类。

（1）低升糖指数食物：升糖指数≤ 55。来自低升糖指数食物的碳水化合物，被人体消化和吸收的速率更慢，也更容易稳定血糖。**相比中、高升糖**

指数食物，低升糖指数食物的饱腹感更强，更适合减脂人群和糖尿病患者食用。常见的低升糖指数食物包括：大多数全谷物、蔬菜、水果和豆类等。

（2）高升糖指数食物：升糖指数≥70。来自高升糖指数食物的碳水化合物，可以被人体快速吸收，并使血糖和胰岛素含量迅速提高。胰岛素大量分泌可能会导致脂肪堆积，食欲增强，并引发低血糖症（饭后出现眩晕和困倦等症状）。相比中、低升糖指数食物，高升糖指数食物更适合运动后的能量恢复。常见的高升糖指数食物包括：葡萄糖、白面包、白米和玉米片等。

（3）中升糖指数食物：55＜升糖指数＜70，特性介于低升糖指数食物和高升糖指数食物之间。常见的中升糖指数食物包括：红薯、南瓜、爆米花和蜂蜜等。

如何计算膳食升糖指数？

当某一餐含有多种类型的食物时，它们的平均升糖指数值可以用以下方法进行计算（见表5–7）。其中，膳食升糖指数＝碳水化合物比例 × 食物升糖指数。升糖指数测量的参照食物为葡萄糖（升糖指数=100）。

表5–7　多种食物的升糖指数值计算

食物	可消化碳水化合物含量（克）	碳水化合物比例	食物升糖指数	膳食升糖指数
红薯	23	0.43	63	27.1
全脂牛奶	6	0.11	39	4.3
苹果	10	0.18	36	6.5
橙汁	15	0.28	50	14
总量	54	—	—	51.9

升糖指数的缺陷

升糖指数虽然是一种非常便捷的指标，但也存在着两大重要缺陷。

（1）升糖指数无法反映食物的碳水化合物含量。相比升糖指数，食物的碳水化合物含量对血糖的影响更大。在测量食物的升糖指数时，参照食物和测试食物的碳水化合物含量必须相同（通常为 50 克）。例如在测量苹果和西瓜的升糖指数时，为了保证测量食物的碳水化合物含量相同，就需要选择 375 克苹果和 1000 克西瓜。虽然西瓜的升糖指数远高于苹果，但如果分别食用 100 克苹果和 100 克西瓜，就会发现它们对血糖的影响并没有明显差别（见表 5–8）。为了弥补这一缺陷，科学家引入了血糖负荷这一指标。

表 5–8　苹果与西瓜的升糖指数测量

食物	每份含量（克）	可消化碳水化合物含量（克 / 份）	升糖指数
苹果	120	16	39
西瓜	120	6	80

（2）升糖指数无法反映胰岛素的含量变化。当血糖含量升高后，人体就会分泌胰岛素降低血糖。但即使是相同升糖指数的两种食物，引起的胰岛素反应也可能不同。此外，升糖指数的测量基于食物中的碳水化合物含量，所以不含碳水化合物的食物就没有升糖指数。例如牛排可以提供大量蛋白质，但由于碳水化合物含量极低，所以没有升糖指数。当碳水化合物摄入量较低时，牛排中的部分蛋白质会转变为葡萄糖，这同样可以引起血糖升高，促进胰岛素分泌。为了弥补这一缺陷，科学家引入了胰岛素指数（Insulin Index, II）这一指标。

血糖负荷

由于血糖负荷可以反映食物中的碳水化合物含量，所以相比于升糖指数，它可以更好地反映某种食物对血糖含量的影响。

血糖负荷建立在升糖指数的基础上。血糖负荷 =1 份食物的碳水化合物含量（克）× 食物升糖指数 ÷100。1 个单位的血糖负荷相当于 1 克葡萄糖对血糖含量的影响。以苹果和西瓜为例：虽然西瓜是高升糖指数食物，但由于它的碳水化合物含量很低，所以血糖负荷反而低于苹果（见表 5–9）。

表 5–9　苹果与西瓜的升糖指数和血糖负荷对比

食物	每份含量（克）	可消化碳水化合物含量（克 / 份）	升糖指数	血糖负荷
苹果	120	16	39	6
西瓜	120	6	80	5

根据血糖负荷的高低，所有含碳水化合物的食物可以被分为三类：低血糖负荷食物（血糖负荷≤ 10）、中血糖负荷食物（10 ＜血糖负荷＜ 20）和高血糖负荷食物（血糖负荷≥ 20）。低血糖负荷食物通常都是低升糖指数食物，而中、高血糖负荷食物的升糖指数可能很低，也可能很高。和升糖指数一样，血糖负荷也无法反映胰岛素的含量变化。

胰岛素指数

胰岛素指数是一种可以反映食物对胰岛素含量影响的指标。测量食物升糖指数时，所有食物（可消化）的碳水化合物含量必须相同（通常为 50 克），而测量食物胰岛素指数时，所有食物的热量必须相同（通常为 240 千卡）。食物的胰岛素指数越高，对胰岛素的影响越大。

在选择优质食物的过程中，胰岛素指数是一种比升糖指数或血糖负荷更为可靠的指标，因为：（1）一些不含碳水化合物的食物（无升糖指数），如牛排，同样可以引起血糖升高，从而促使胰岛素分泌；（2）即使是相同升糖指数或血糖负荷的两种食物，引起的胰岛素反应也可能不同。

目前，食物的胰岛素指数数据库还未建立。1997 年发表在《美国临床营养学杂志》上的一项研究仅测试了 38 种食物的胰岛素指数，且大多数食物在中国并不常见（见表 5–10）。该研究发现：食物的营养结构与胰岛素指数有着一定的关联性。食物中的总碳水化合物和糖分含量越高，胰岛素指数越高；食物中的蛋白质和脂肪含量越高，胰岛素指数越低。

表 5–10　常见食物的胰岛素指数和饱腹感指数

食物	胰岛素指数 *	饱腹感指数 *
白面包	100	100
花生	20	84
鸡蛋	31	150
牛排	51	176
鱼	59	225
苹果	59	197
橙子	60	202
糙米	62	132
炸薯条	74	116
甜甜圈	74	68
白米	79	138
香蕉	81	118
葡萄	82	162
蛋糕	82	65
饼干	87	127
冰淇淋	89	96
酸奶	115	88
土豆	121	323

说明：* 参照食物为白面包（胰岛素指数 / 饱腹感指数 =100），所有测量食物的热量都为 240 千卡。

资料来源：（Holt SH, Miller JC, Petocz P）

饱腹感指数

饱腹感指数（Satiety Index, SI）是一种可以反映食物饱腹感的指标。测量食物的饱腹感指数时，所有食物的热量必须相同（通常为 240 千卡）。饱腹感指数的参照食物为白面包（饱腹感指数 =100）。食物的饱腹感指数越高，饱腹感越强。

同胰岛素指数一样，食物的饱腹感指数数据库也尚未建立。1995 年发表在《欧洲临床营养学杂志》（*European Journal of Clinical Nutrition*）上的一项研究仅测试了 38 种食物的饱腹感指数，且大多数食物在中国并不常见（见表 5–10）。该研究发现：食物的饱腹感指数与多种因素有关。食物的能量密度（每克食物含有的热量）越低，饱腹感指数越高；食物的可口性越强，饱腹感指数越低。食物的蛋白质、膳食纤维和水分含量越高，饱腹感指数越高；食物的脂肪含量越高，饱腹感指数越低。

为什么我们要关注食物对血糖的影响?

高血糖负荷食物可以使血糖含量迅速升高，从而促使胰腺分泌大量的胰岛素。胰岛素可以帮助我们降低血糖，但长期的胰岛素大量分泌则会对身体造成严重的危害，例如：

（1）增强饥饿感，导致过量进食；

（2）促进脂肪增长；

（3）增加 2 型糖尿病的发病率。

与高血糖负荷食物相反，低血糖负荷食物可以将血糖和胰岛素含量控制在较为稳定的状态下，从而产生多种健康益处。研究表明，将高升糖指数（血糖负荷）食物替换为低升糖指数（血糖负荷）食物，可以帮助我们：

（1）增强饱腹感，预防肥胖；

（2）促进脂肪燃烧；

（3）降低 2 型糖尿病、冠心病、老年性黄斑变性、动脉硬化和肾脏疾病的发病率；

（4）由于低血糖负荷食物通常含有较多的膳食纤维，所以选择低血糖负荷食物还能够帮助我们改善肠道健康，预防胆结石、痔疮和结肠癌等多种消化系统疾病。

虽然胰岛素指数可以跳过血糖，直接反映食物对胰岛素含量的影响，但由于数据库尚未建立，所以无法应用于实践环节。目前，我们主要还是依靠升糖指数和血糖负荷来选择优质的碳水化合物。

优质碳水化合物的选择方法

我们在选择优质碳水化合物时，通常采用以下三大原则。

（1）将高升糖指数（血糖负荷）食物全部或部分替换为升糖指数（血糖负荷）更低的食物［中、低升糖指数（血糖负荷）食物］。例如：①将白米换成糙米；②将白面包换成全麦面包；③将白米换成白米和糙米的混合物。

（2）除了考虑食物的升糖指数（血糖负荷），还需要考虑食物中的其他营养成分含量，如脂肪和钠。一些低升糖指数（血糖负荷）食物可能含有大量的脂肪或钠。脂肪摄入量过高可能会引发肥胖、心血管疾病和结肠癌等多种疾病；钠摄入量过高可能会引发高血压。

（3）食物中的膳食纤维、蛋白质和脂肪含量越高，升糖指数和胰岛素指数就越低。所以，就餐时搭配高膳食纤维食物（如蔬菜）和高蛋白食物（如瘦肉），有助于降低这一餐的膳食升糖指数，从而控制血糖和胰岛素含量。

表 5–11 是常见食物的升糖指数和血糖负荷，升糖指数测量的参照食物为葡萄糖（升糖指数 =100）。

表 5–11　常见食物的升糖指数和血糖负荷

食物	升糖指数	每份含量（克）	可消化碳水化合物含量（克 / 份）	血糖负荷
烘焙食品				
香蕉蛋糕（加糖）	47	60	29	14
甜甜圈	75	50	20	15
华夫饼干	76	35	13	10
煎饼（小麦粉）	80	80	20	16
饮料				
可口可乐	63	250 毫升	26	16
芬达	68	250 毫升	34	23
佳得乐	78	250 毫升	15	12
面包				
粗黑麦面包（80% 完整谷粒、20% 白面粉）	41	30	12	5
黑麦面包（50% 黑麦粉、50% 小麦粉）	50	30	14	7
皮塔饼（全麦）	56	30	14	8
传统法棍	57	30	18	10
全麦面包	59	30	11	7
白面包（烤）	60	30	13	8
粗燕麦面包（80% 完整谷粒、20% 白面粉）	65	30	19	12
皮塔饼（白）	68	30	15	10
百吉饼	69	70	35	24

（续表）

食物	升糖指数	每份含量（克）	可消化碳水化合物含量（克／份）	血糖负荷
白面包	71	30	14	10
全麦面粉	74	30	12	9
白面粉	75	30	15	11
早餐谷物				
燕麦粥（燕麦片）	55	250	24	13
燕麦粥（即食燕麦）	69	250	20	14
玉米片	81	30	25	20
谷粒				
大麦（煮）	28	150	42	12
小麦（完整谷粒）	30	150	38	11
黑麦（完整谷粒）	34	150	38	13
黑米（粥）	42	150	33	14
玉米	52	150	28	15
甜玉米	52	150	32	17
藜麦	53	150	23	12
荞麦	54	150	30	16
印度香米（煮）	57	150	38	22
糙米（煮）	60	150	35	21
长粒型白米（煮）	60	150	41	25
小米（粥）	62	150	36	22
古斯古斯米	65	150	14	9
大米粥／稀饭	69	150	33	23
白米／大米（煮）	72	150	40	29
糯米	88	150	28	25
饼干				
威化饼干	77	25	18	14
膨化米饼	82	25	21	17
年糕／米饼	82	25	21	17
乳制品和替代品				
酸奶（天然）	14	200	7	1
酸奶（脱脂、无添加糖）	18	200	13	2

（续表）

食物	升糖指数	每份含量（克）	可消化碳水化合物含量（克/份）	血糖负荷
低脂牛奶	30	250 毫升	13	4
全脂牛奶	31	250 毫升	12	4
脱脂牛奶	31	250 毫升	14	4
酸奶（低脂、添加糖）	33	200	32	11
冰淇淋（高脂肪）	38	50	9	3
酸奶（脱脂、添加糖）	40	200	33	13
豆奶（3% 脂肪）	44	250 毫升	17	8
布丁	48	180	38	18
冰淇淋（常规）	57	50	10	6
水果和水果制品				
樱桃	22	120	12	3
李子	24	120	14	3
葡萄柚	25	120	11	3
杏子	34	120	9	3
梨	34	120	14	5
橙子	37	120	11	4
苹果	39	120	16	6
草莓	40	120	3	1
桃子	40	120	12	5
枣子（干）	42	60	42	18
油桃	43	120	9	4
杧果	51	120	15	8
木瓜	56	120	8	5
猕猴桃	58	120	12	7
葡萄（黑）	59	120	18	11
香蕉	60	120	24	14
葡萄干	64	60	44	28
菠萝	66	120	10	7
哈密瓜	70	120	6	4
荔枝	79	120	20	16
西瓜	80	120	6	5

（续表）

食物	升糖指数	每份含量（克）	可消化碳水化合物含量（克/份）	血糖负荷
果汁				
苹果汁（不加糖）	41	250毫升	30	12
胡萝卜汁（不加糖）	43	250毫升	23	10
菠萝汁（不加糖）	46	250毫升	34	16
葡萄柚汁（不加糖）	48	250毫升	20	10
橙汁（不加糖）	50	250毫升	24	12
豆类				
黄豆/大豆（煮）	18	150	6	1
黑豆（煮）	20	150	25	5
菜豆（煮）	22	150	25	6
鹰嘴豆（煮）	28	150	28	8
小扁豆（煮）	29	150	18	5
绿豆（煮）	31	150	17	5
混合食物				
三文鱼寿司	48	100	36	17
坚果				
花生	7	50	4	0
腰果	25	50	11	3
面				
意大利细面（全麦、煮）	42	180	40	17
意大利细面（白、煮10～15分钟）	49	180	48	24
通心粉（煮）	50	180	48	24
意大利螺旋面（煮）	55	180	46	25
乌冬面	55	180	48	26
面				
意大利细面（白、煮20分钟）	58	180	44	26
荞麦面（煮）	59	180	42	25
小麦面（煮）	62	180	42	26
玉米面（无麸质、煮）	73	180	44	32
零食				
巧克力（黑、德芙）	23	50	26	6

（续表）

食物	升糖指数	每份含量（克）	可消化碳水化合物含量（克 / 份）	血糖负荷
巧克力（牛奶）	43	50	28	12
士力架	51	60	35	18
炸薯片	56	50	21	12
爆米花	65	20	11	7
糖				
果糖	15	10	10	2
乳糖	46	10	10	5
蜂蜜	61	25	19	12
蔗糖	65	10	10	7
葡萄糖	100	10	10	10
麦芽糖	105	10	10	11
蔬菜				
胡萝卜	39	80	6	2
豌豆（煮）	51	80	7	4
芋头	53	150	8	4
山药	54	150	37	20
红薯（煮）	57	150	25	14
土豆（蒸）	62	150	19	12
炸薯条	63	150	30	19
南瓜（煮）	64	80	9	6
土豆（烤、带皮）	69	150	27	19
土豆（微波炉）	75	150	23	17
土豆泥	76	150	20	15
土豆（煮）	82	150	25	21
土豆（烤、去皮）	98	150	27	26

（续表）

食物	升糖指数	每份含量（克）	可消化碳水化合物含量（克/份）	血糖负荷
糖醇和代糖				
塔格糖	3	10	10	0
木糖醇	8	10	10	1
麦芽糖醇	26	10	10	3
中国传统食物				
藕粉	33	15	9	3
绿豆面（煮）	39	180	45	18
米粉	58	180	39	23

资料来源：Atkinson FS, Foster-Powell K, Brand-Miller JC

第 6 节 碳水化合物的消化与吸收

碳水化合物的消化是指将淀粉和糖类分解为便于人体吸收的单糖（足够小）。碳水化合物的吸收是指将单糖从胃肠道运移至血液的过程。

碳水化合物的消化

碳水化合物的消化可以分为体外消化和体内消化。体外消化是指通过加工和烹饪，使食物更容易被人体咀嚼、吞咽和消化。例如淀粉颗粒在烹饪时，由于受热和吸水会产生膨胀，从而更容易被人体所消化。碳水化合物的体内消化如表 5–12 和图 5–5 所示。

表 5–12 碳水化合物的消化过程（体内）

顺序	器官	消化过程
1	口腔	1. 唾液淀粉酶将食物中的淀粉分解为更小的多糖（糊精）和二糖 2. 由于食物在口腔内的停留时间较短，所以仅有 5% 的淀粉会被分解
2	胃	1. 食物到达胃部，由于盐酸的影响，唾液淀粉酶会失去活性 2. 碳水化合物的分解过程暂时中止
3	小肠	1. 胰腺向小肠释放胰淀粉酶和糊精酶，将食物中的多糖分解为二糖 2. 小肠壁上的消化酶将二糖分解为单糖 3. 不可消化碳水化合物（膳食纤维等）无法被小肠内的消化酶分解
4	大肠	1. 可溶性膳食纤维被大肠内的细菌分解为酸和气体 2. 不可溶膳食纤维被排出体外

如果身体缺乏某些消化酶，就会影响部分碳水化合物的消化和吸收（如乳糖）。这些碳水化合物会进入大肠，被肠道菌群分解为酸和气体，并

有可能引发肠道不适（如胀气）。一些肠道疾病会影响某些消化酶的生成。

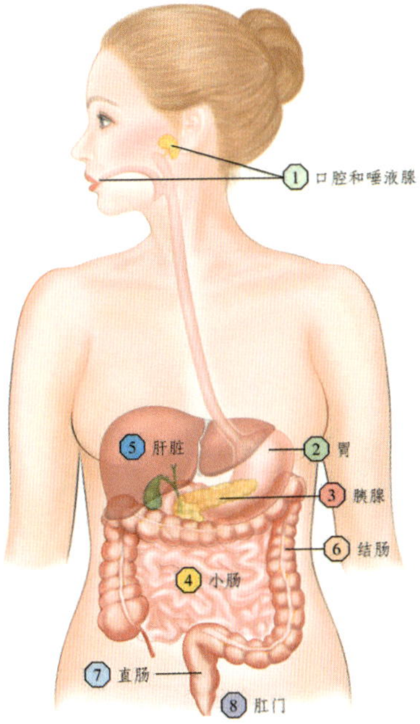

图 5-5　碳水化合物的消化和吸收

碳水化合物的吸收

碳水化合物被分解为单糖后，会被肠上皮细胞所吸收。其中，葡萄糖和半乳糖的吸收方式为主动吸收（需要载体蛋白和能量）。果糖的吸收方式为促进性扩散（仅需要载体蛋白，但速度慢于主动吸收）。

单糖被小肠吸收后，会通过门静脉进入肝脏。在肝脏中，果糖和半乳糖会转变为葡萄糖。葡萄糖会通过血液循环系统被细胞所利用。**如果血糖含量充足，肝脏和肌肉就会将额外的葡萄糖储存为糖原。当储存量达到上限后，肝脏会将多余的葡萄糖转变为脂肪。**

第 7 节
与碳水化合物相关的健康问题

作为一种重要的营养素，碳水化合物会直接或间接地影响我们的健康。2018 年发表在《柳叶刀》杂志上的一项研究表明：碳水化合物摄入量过高或过低都会增加死亡率。

碳水化合物摄入量过高

碳水化合物摄入量过高会引发多种健康问题，包括：

（1）糖分摄入量过高（超过全天总热量摄入的 5% ～ 10%）：①增加肥胖、2 型糖尿病、代谢综合征和蛀牙等疾病的患病风险；②增加不健康行为的发生率，如抽烟、酗酒和多动症。

（2）膳食纤维摄入量过高（超过 50 ～ 60 克 / 天）：①摄入过多的膳食纤维和过少的水分，可能会引起排便困难、痔疮、肠道堵塞和直肠流血等症状；②摄入过多的膳食纤维可能会造成饱腹感过强，影响其他营养元素的摄入；③胀气。

（3）乳糖不耐受症：存在乳糖吸收障碍的人，无法消化食物或饮品中的所有乳糖。当他们选用含乳糖的食品后，就有可能出现腹胀、腹泻和腹部疼痛等症状，具体内容请看第四章。

碳水化合物摄入量过低

碳水化合物摄入量过低同样会引发多种健康问题，包括：

（1）膳食纤维摄入量过低（低于 21 ～ 38 克 / 天）会增加便秘、痔疮和结肠癌等疾病的发病率。

（2）可消化碳水化合物摄入量过低（低于 50 ～ 100 克 / 天）可能会引发酮症。需要注意，一些营养学家并不认为酮症属于疾病或健康问题。

（3）可消化碳水化合物摄入量过低可能会引起肌肉流失、新陈代谢下降、月经不调、疲劳和低血糖等症状。**限制咖啡因和酒精的摄入有助于预防低血糖。**

第六章

蛋白质

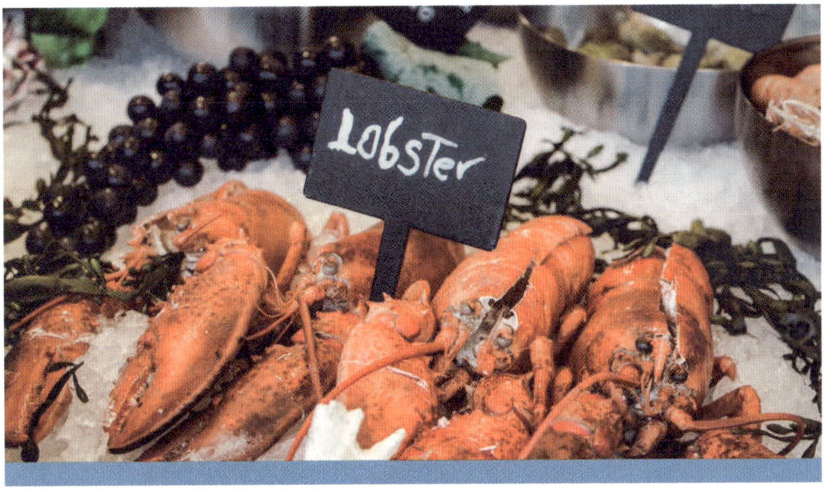

蛋白质是人体生长发育所必需的营养物质，也是除水分以外，人体内含量最多的分子类型（占体重的17%）。蛋白质是人体最重要的结构材料，存在于所有的人体细胞中。肌肉、骨骼、皮肤、毛发、血液、细胞膜和酶的主要成分都是蛋白质。

蛋白质属于产能营养素，每克蛋白质可以提供4千卡热量（4 kcal/g）。当碳水化合物和脂肪摄入不足时，人体就会利用部分蛋白质进行供能。我们日常所需的蛋白质主要来自肉类、鱼类、乳制品和蛋类等食物。当我们摄入蛋白质后，它们会在体内被分解为氨基酸，进而发挥多种生理作用，如合成激素、消化酶和神经递质。

对健身者而言，蛋白质最重要的作用就是防止肌肉分解，促进肌肉和力量增长。此外，蛋白质还具有提高新陈代谢水平和增强饱腹感的作用，这些都对减脂极有帮助。

通过本章学习，你将系统掌握蛋白质的相关知识，并获得以下问题的答案：

（1）什么是蛋白质？什么是氨基酸？氨基酸是如何合成蛋白质的？

（2）什么是必需氨基酸和非必需氨基酸？它们对健康有哪些影响？

（3）什么是完全蛋白质和不完全蛋白质？

（4）蛋白质的作用是什么？

（5）我们每天应该摄入多少蛋白质？

（6）什么是蛋白质品质？如何利用蛋白质品质来优选蛋白质的膳食来源？

（7）素食者应该如何进行饮食搭配？

（8）蛋白质是如何被人体消化和吸收的？

（9）蛋白质摄入量过高或过低会对人体造成哪些危害？

第 1 节 什么是蛋白质?

蛋白质主要由碳、氢、氧、氮元素组成，部分蛋白质还含有硫元素。氨基酸是蛋白质的基本组成单元。它们以不同的组合方式构成了多种类型的蛋白质。

氨基酸

氨基酸由中心碳（C）、氨基（NH_2）、羧基（COOH）、氢（H）和侧链（通常用 R 表示）组成。它的基本模型如图 6–1 所示。目前，自然界已知的氨基酸种类多达 500 种。其中，有 20 种存在于人类的基因序列中。每一种氨基酸的结构和特征都由侧链（R）所决定。例如甘氨酸的侧链为 H，硒代半胱氨酸的侧链为 SeH。

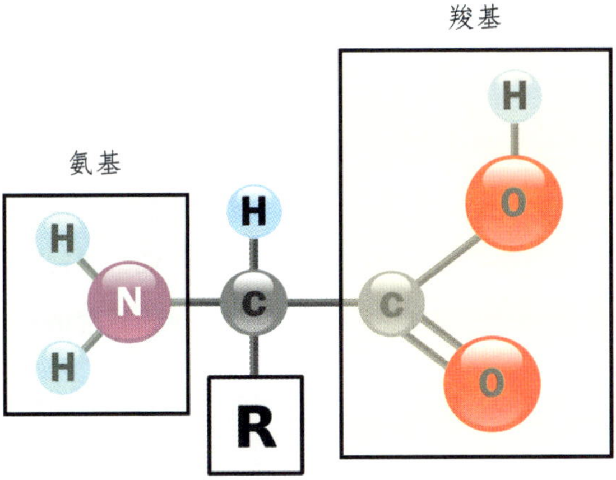

图 6–1　氨基酸的基本模型

人体需要20种不同的氨基酸，以维持正常的生理功能。其中，有11种氨基酸称为非必需氨基酸，这些氨基酸可以通过自体合成，所以无须（全部）通过食物获取。有9种氨基酸称为必需氨基酸，这些氨基酸无法在人体内合成，或合成量过少，所以必须通过食物获取（见表6–1）。

表6–1　氨基酸的种类

非必需氨基酸	必需氨基酸
丙氨酸	亮氨酸
天冬氨酸	异亮氨酸
天冬酰胺	缬氨酸
谷氨基酸	苯基丙氨酸
丝氨酸	苏氨酸
精氨酸*	赖氨酸
半胱氨酸*	蛋氨酸
甘氨酸*	组氨酸
谷氨酰胺*	色氨酸
脯氨酸*	—
酪氨酸*	—

说明：*为条件性必需氨基酸。

在11种非必需氨基酸里，又有6种被称为条件性必需氨基酸。在一些病理条件下（婴儿早产、疾病和创伤等），人体无法合成充足的条件性必需氨基酸，所以必须通过食物进行补充。**例如：感冒时，人体可能无法合成充足的精氨酸和谷氨酰胺，所以必须通过食物或运动营养补剂对它们进行补充。**

完全蛋白质和不完全蛋白质

根据氨基酸的组成特征，蛋白质可以分为以下两种类型：

（1）完全蛋白质：含有所有必需氨基酸（9 种），且每种必需氨基酸的含量充足，包括：①动物来源的蛋白质（明胶除外）；②藜麦蛋白质；③大豆蛋白质；

（2）不完全蛋白质：缺乏 1 种或以上的必需氨基酸，以植物来源的蛋白质为主（藜麦蛋白质和大豆蛋白质除外）。

素食者如果经常选择单一的植物蛋白质，就很有可能造成某种必需氨基酸的缺乏，从而影响健康。**为了维持正常的生理功能，素食者应该注意食物的多样化搭配。**例如：谷物蛋白质缺乏赖氨酸，而豆类蛋白质富含赖氨酸。如果将这两种食物搭配在一起，就有助于防止赖氨酸的缺乏。

蛋白质的合成

当我们摄入蛋白质后，消化系统会将蛋白质分解为氨基酸。人体可以利用这些氨基酸合成多种类型的蛋白质。不同的氨基酸通过肽键连接在一起（见图 6–2）。根据氨基酸的连接数量，肽可以分为：二肽（2 个氨基酸）、三肽（3 个氨基酸）、寡肽（4 ~ 9 个氨基酸）和多肽（10 个及以上氨基酸）。绝大多数蛋白质都属于多肽，由 50 ~ 2000 个氨基酸组成。

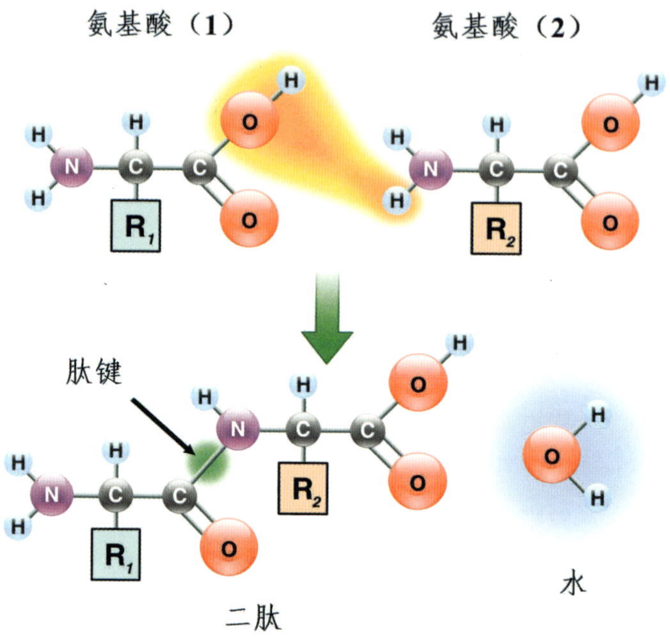

图 6-2　氨基酸的连接（二肽）

在肽键的连接下，不同类型的氨基酸以特定的顺序，组成了蛋白质的一级结构（多肽链上的线性序列）。经过氢键和硫键的稳定，多肽链转变为特定的形态，即蛋白质的二级结构。经过进一步的组合，蛋白质的三级结构最终形成。这一结构决定了蛋白质的生理功能。在某些情况下，2 个或以上的蛋白质会组合成一个更大的蛋白质（如血红蛋白），这就是蛋白质的四级结构（见图 6–3）。

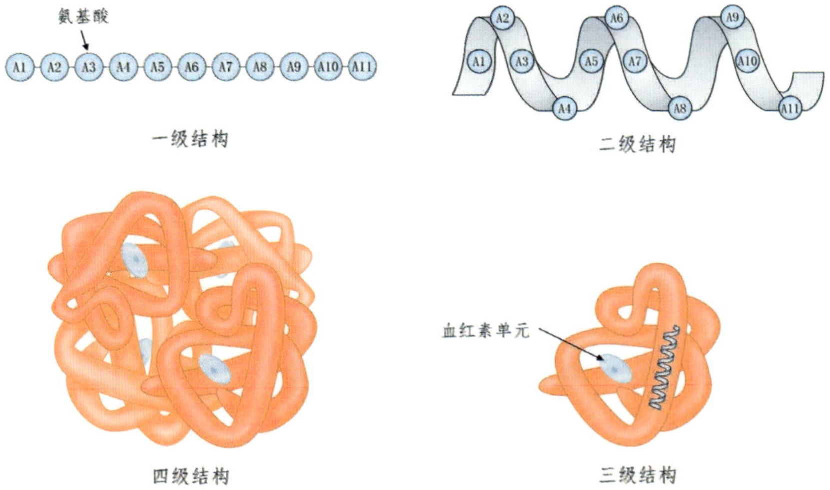

图 6-3　蛋白质的结构（血红蛋白）

蛋白质的变性

在某些条件下（强酸、强碱、受热和受辐射等），蛋白质的二级、三级或四级结构会发生改变，这就是蛋白质的变性。变性会使蛋白质丧失生理功能，但不会损害蛋白质的一级结构。

在一些情况下，变性对人体有益，例如：加热可以使生鸡蛋中的细菌蛋白质失活，从而保护健康。在另一些情况下，变性对人体有害，例如：发烧会使人体内的某些重要蛋白质失活，从而损害健康。

第 2 节
蛋白质的作用

蛋白质是除水以外，人体内含量最多的分子类型。作为一种重要的营养素，蛋白质具有多种生理功能，包括：

（1）蛋白质（结构蛋白质）是人体细胞和组织重要的结构材料；

（2）蛋白质（抗体蛋白质）对维持免疫系统的正常功能至关重要；

（3）蛋白质（氨基酸）是激素、消化酶和神经递质的关键成分；

（4）蛋白质（载体蛋白质）是氧气、脂肪和部分微量元素在人体内运移的重要载体；

（5）蛋白质（血液蛋白质）有助于维持体液平衡，预防水肿；

（6）蛋白质有助于维持人体的酸碱平衡；

（7）蛋白质是重要的产能营养素（4kcal/g）。在大多数情况下，人体主要利用碳水化合物和脂肪进行供能。但是，当碳水化合物和脂肪摄入量过低时，肝脏会将部分蛋白质（氨基酸）转变为葡萄糖，为人体提供能量。

对健身者而言，蛋白质的主要作用包括：

（1）修复肌肉细胞，防止肌肉分解；

（2）促进肌肉和力量增长，提高运动水平；

（3）抑制食欲，增强饱腹感；

（4）提高新陈代谢，促进脂肪燃烧。

第 3 节
我们每天需要摄入多少蛋白质？

作为一种重要的营养素，蛋白质对人体的健康非常重要。蛋白质摄入量过低会造成肌肉、血液、肝脏和心脏等部位的蛋白质流失，从而引发一系列健康问题。我们每日的蛋白质摄入量取决于多种因素，如体重、性别、运动水平和健身目标等。

人体在生长发育阶段、怀孕阶段、哺乳阶段和病后恢复阶段需要更多的蛋白质。健身者和运动员为了增强运动水平，促进肌肉增长，也需要摄入更多的蛋白质。需要注意，仅提高蛋白质摄入量对肌肉增长并没有帮助。健身者必须进行规律的力量训练，使身体进入正氮平衡状态（positive nitrogen balance），才能够获得理想的身材。

普通成年人的蛋白质需求量

根据美国食物与营养委员会制定的推荐膳食摄入量（RDA），普通成年人每日应摄入 0.8 克 / 千克体重蛋白质。例如一名 60 千克的女性，每日应摄入 48 克蛋白质。这相当于 250 克牛肉（生，每 100 克含有 19.4 克蛋白质）。这里的普通成年人是指：①年龄≥ 19 岁；②身体健康；③非孕妇或哺乳期女性；④非健身者或运动员（不进行或极少进行体育锻炼）；⑤现阶段没有增肌或减脂目标。

根据美国医学研究所制定的可接受宏量营养素分布范围（AMDRs），每日总热量摄入的 10% ～ 35% 应来自蛋白质。假设每日的总热量摄入为 2000 千卡，那么 200 ~ 700 千卡的热量应来自蛋白质，这相当于 50 ~ 175 克蛋白质。关于每日的热量需求，请看第十三章。

健身者和运动员的蛋白质需求量

为了促进肌肉和力量增长，提高新陈代谢，增强运动水平，健身者和运动员需要摄入更多的蛋白质。根据美国营养和饮食学会及美国运动医学会的建议，大多数运动员的每日蛋白质摄入量应控制在 1.2 ~ 1.7 克 / 千克体重。不同类型的运动员，蛋白质的推荐摄入量不同（见表 6–2）。

表 6–2　不同群体的蛋白质推荐摄入量

目标群体	蛋白质摄入量（克 / 千克体重）	体重 70 千克成年人（克 / 天）
普通成年人	0.8	56
力量训练运动员（肌肉维持阶段）	1.0 ～ 1.2	70 ～ 84
力量训练运动员（增肌阶段）	1.5 ～ 1.7	105 ～ 119
耐力运动员（中等强度）	1.2 ～ 1.4	84 ～ 98
耐力运动员（高强度）	1.7	119

资料来源：美国营养和饮食学会及美国运动医学会

当然，还有一些科学家存在不同观点：

（1）来自美国肯特州立大学的研究人员认为，为了促进肌肉增长，力量训练运动员的蛋白质摄入量应提高到每天 1.4 ~ 1.8 克 / 千克体重；

（2）2006 年发表在《国际运动营养与运动代谢杂志》（*International Journal of Sport Nutrition and Exercise Metabolism*）上的一篇系统综述认为，对健身者和运动员而言，蛋白质的安全摄入量上限为每天 2 ~ 2.5 克 / 千克体重；

（3）2007 年发表在《体育运动医学科学》（*Medicine & Science in Sports & Exercise*）杂志上的一项研究表明：不论是力量训练运动员还是耐力运动员，将每日的蛋白质摄入量提高到 3 克 / 千克体重，更有利于运动水平的提高；

（4）还有一些运动营养学家认为，在减脂期，将每日的蛋白质摄入量提高到 1.8 ～ 3.0 克 / 千克体重，不仅能够有效防止肌肉流失，还可能达到“增肌减脂”的效果。

总之，关于健身者和运动员的蛋白质摄入量问题，目前还充满争议。**健身界的通用原则是：在蛋白质的安全摄入量范围内，运动强度越大，蛋白质摄入量越高。**来自哈佛医学院的研究人员认为：关于蛋白质的摄入量问题，目前的科学水平还无法给出准确的答案。**对普通人而言（既不是精英运动员，也没有进行高强度的力量训练），每日的蛋白质摄入量最好不要超过 2 克 / 千克体重。**

慢性肾脏疾病患者的蛋白质需求

目前，还没有充分的证据表明：高蛋白饮食会引发慢性肾脏疾病。然而，科学界一致认为：**慢性肾脏疾病患者应减少蛋白质的摄入。**2009 年发表在《科克伦系统评价数据库》（*The Cochrane Database of Systematic Reviews*）杂志上的一篇系统综述认为：减少蛋白质的摄入量可以帮助慢性肾脏疾病患者降低 32% 的死亡率。

2014 年发表在《公共科学图书馆 · 综合》杂志上的一篇系统综述认为：每日摄入 0.6 ～ 0.8 克 / 千克体重的蛋白质，将更有助于慢性肾脏疾病患者保护肾脏（功能）。例如：一名 70 千克的慢性肾脏疾病患者，每日应摄入 42 ～ 56 克蛋白质。

第 4 节
如何选择优质的蛋白质？

蛋白质存在于多种天然食物中。根据食物来源的不同，蛋白质可以分为动物蛋白质和植物蛋白质。在北美，70% 的膳食蛋白质为动物蛋白质；而在全球，60% ～ 65% 的膳食蛋白质为植物蛋白质。

动物蛋白质和植物蛋白质

绝大多数动物蛋白质都是完全蛋白质，它们的食物来源包括肉类、鱼类、乳制品和蛋类等。绝大多数植物蛋白质都是不完全蛋白质，它们的食物来源包括谷物、豆类、坚果、种子和水果等。

相比动物源食物，植物源食物（素食）不仅可以提供充足的蛋白质，还含有丰富的微量元素和膳食纤维。植物源食物不含胆固醇，同时饱和脂肪含量也较低，所以将部分动物蛋白质替换为植物蛋白质，有助于降低心血管疾病、肥胖、糖尿病和部分癌症的发病率。

植物源食物的蛋白质含量总体低于动物源食物。蛋白质含量超过 8% 的常见植物源食物包括玉米、小麦、大豆（完全蛋白质）、高粱、荞麦、燕麦、小米、藜麦（完全蛋白质）、鹰嘴豆、扁桃仁和核桃等。

由于大多数植物蛋白质为不完全蛋白质，所以如果经常选择单一的植物蛋白质，就很有可能造成某种必需氨基酸的缺乏，从而影响健康。表 6–3 列出了各类食物的必需氨基酸含量。例如 1 克谷物蛋白质中含有 31 毫克赖氨酸。

为了防止某种必需氨基酸的缺乏，素食者应该进行针对性的食物搭配。将必需氨基酸含量低的食物与必需氨基酸含量高的食物搭配在一起食用。例如谷物与豆类搭配（赖氨酸）、水果与豆类搭配（苏氨酸）、水果与坚果或种子搭配（色氨酸）等。

表 6–3　各类食物的必需氨基酸含量（单位：毫克 / 克）

食物来源	赖氨酸	苏氨酸	色氨酸	含硫氨基酸
豆类	64	38	12	25
谷物	31	32	12	37
坚果和种子	45	36	17	46
水果	45	29	11	27
动物	85	44	12	38

蛋白质品质

蛋白质品质是一种衡量食物蛋白质优劣程度的指标。食物的蛋白质品质越高，对人体生长发育所起到的帮助就越大。蛋白质品质的高低主要受两大因素影响。

（1）食物蛋白质的消化吸收率，即：食物中的蛋白质，有多少能被人体消化吸收。通常，动物蛋白质的消化吸收率为 90% ～ 100%，而植物蛋白质的消化吸收率仅为 70%。

（2）食物蛋白质的氨基酸构成，即食物中的各类必需氨基酸含量，是否能够满足人体的营养需求。需要注意：**必需氨基酸的摄入并不是越多越好。**当蛋白质摄入量超过人体的营养需求量后，多余的氨基酸会作为能量被人体使用，这是一种极大的营养浪费。

目前，蛋白质品质的主要评估标准包括：生物价值（BV）、蛋白质效率比值（PER）、蛋白质消化率校正氨基酸评分（PDCAAS）和可消化必需氨基酸评分（DIAAS）。

生物价值

生物价值（Biological Value, BV）是评估食物蛋白质利用率的一种指标。通过测量食物蛋白质的生物价值，我们可以知道被人体所吸收的食物蛋白质，最终有多少可以被真正利用（合成人体蛋白质）。通常，食物蛋白质的氨基酸组成和人体蛋白质越接近，它的生物价值越高。食物的烹饪方式和微量元素含量，也会影响食物蛋白质的生物价值。

生物价值的表达方式有两种：

（1）实际百分比利用率（百分比生物价值）：单位为 %，数值范围为 0 ~ 100。例如鸡蛋蛋白质的百分比生物价值为 93.7%，意味着被人体所吸收的鸡蛋蛋白质，有 93.7% 可以被真正利用（其余 6.3% 流失）；（2）相对利用率（相对生物价值）：选取鸡蛋作为参照食物（生物价值 =100），测量其他食物蛋白质相对于鸡蛋蛋白质的生物价值。相对生物价值的数值可以超过 100。例如乳清蛋白的相对生物价值为 104，但它的百分比生物价值介于 93.7% ~ 100% 之间。由于实验条件的局限性，相对生物价值的使用率比百分比生物价值更高。

生物价值是健身界常用的蛋白质品质评估标准，但它没有考虑食物蛋白质的消化吸收率（食物中的蛋白质，有多少能被人体消化吸收）。表 6-4 为常见食物的生物价值。由于动物蛋白质的氨基酸组成与人体蛋白质更为接近，所以它们的生物价值普遍高于植物蛋白质。

蛋白质效率比值

蛋白质效率比值（Protein Efficiency Ratio, PER）是实验对象在实验期间的体重增长量与食物蛋白质摄入量的比值 [蛋白质效率比值 = 增长体重（克）÷ 蛋白质摄入量（克）]。通常，食物蛋白质的生物价值越高，蛋白质效率比值就越高。表 6-4 为常见食物的蛋白质效率比值。

蛋白质消化率校正氨基酸评分

蛋白质消化率校正氨基酸评分（Protein Digestibility Corrected Amino Acids Score, PDCAAS）是由美国食品药品监督管理局提出的一种蛋白质品质评估标准，用以取代蛋白质效率比值。PDCAAS 不仅考虑了食物蛋白质的必需氨基酸组成，还考虑了人体对不同食物蛋白质的消化吸收率。PDCAAS 的最高值为 1.0。表 6–4 为常见食物的 PDCAAS。

表 6–4　常见食物的蛋白质品质

食物	百分比生物价值	相对生物价值	PER	PDCAAS
乳清蛋白	96%	104	3.2	1.0
母乳	95%	—	—	—
鸡蛋	94%	100	3.9	1.0
牛奶	90%	91	2.5	1.0
奶酪	84%	—	—	—
藜麦	83%	—	—	—
鱼	76%	—	—	—
牛肉	74.3%	80	2.9	0.92
酪蛋白	—	77	2.5	1.0
大豆蛋白	—	74	2.2	1.0
小麦蛋白（麸质）	—	64	0.8	0.25

可消化的必需氨基酸评分

可消化的必需氨基酸评分（Digestible Indispensable Amino Acid Score, DIAAS）是由联合国粮食及农业组织于2013年提出的一种蛋白质品质评估标准，用以取代PDCAAS。相比前者，DIAAS对蛋白质消化吸收率的测量更为准确。由于测试方法的局限性，PDCAAS所测出的蛋白质消化吸收率，通常比实际值略高。

优质蛋白质的选择方法

我们在选择优质蛋白质时，通常需要考虑以下3个因素：

（1）食物的蛋白质含量：是否能够满足每日的蛋白质需求；

（2）食物的蛋白质品质：通常越高越好；

（3）食物中的其他营养成分含量：膳食纤维、胆固醇、饱和脂肪和微量元素等。相比动物源食物，植物源食物的膳食纤维和微量元素含量更高，胆固醇和饱和脂肪含量更少，将部分动物蛋白质替换为植物蛋白质（尤其是大豆和藜麦蛋白质），有助于改善综合健康。

优质的蛋白质来源食物包括：鱼类、低脂或脱脂乳制品、家禽肉、豆类和坚果等。适量食用红肉有助于补充锌等微量元素，但应避免过量食用（胆固醇和饱和脂肪含量较高）。此外，应避免食用糖分或饱和脂肪含量较高的肉类，如培根。

第 5 节 蛋白质的消化与吸收

蛋白质的消化是指将蛋白质（多肽）分解为便于人体吸收的氨基酸（足够小）。蛋白质的吸收是指将氨基酸从胃肠道运移至血液的过程。

蛋白质的消化

蛋白质的消化可以分为体外消化和体内消化。体外消化是指通过加工和烹饪，使食物更容易被人体咀嚼、吞咽和消化。例如烹饪可以软化肉类的结缔组织，使肉类更容易咀嚼和消化。蛋白质的体内消化如表 6–5 和图 6–4 所示。

表 6–5　蛋白质的消化过程（体内）

顺序	器官	消化过程
1	胃	1. 食物到达胃部，受胃酸影响，蛋白质发生变性 2. 胃蛋白酶将多肽链分解为更短的肽链 3. 胃蛋白酶只能切断少数肽键，所以蛋白质只能在胃中被部分分解
2	小肠	1. 胰腺向小肠释放胰蛋白酶等消化酶 2. 在多种消化酶的作用下，多肽最终在小肠内被分解为氨基酸 3. 蛋白质的消化过程结束
3	大肠	少量蛋白质会进入大肠，并被排出体外

蛋白质的吸收

蛋白质被分解为氨基酸后，会被肠上皮细胞所吸收（主动吸收方式）。氨基酸被吸收后，会通过门静脉进入肝脏。部分氨基酸在肝脏中完成代谢，另一部分会进入全身血液循环系统，并被运往各个细胞。

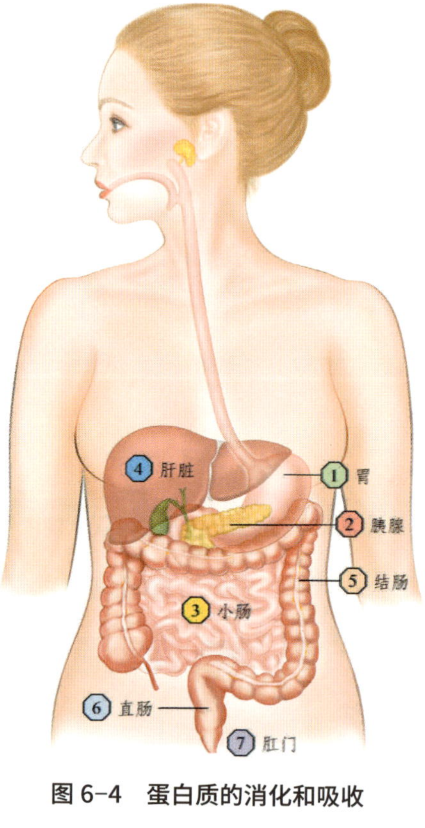

图 6-4　蛋白质的消化和吸收

第 6 节
与蛋白质相关的健康问题

蛋白质是一种对健康极为重要的营养素。短期蛋白质摄入量不足可能会导致力量下降、肌肉流失和贫血等症状。长期蛋白质摄入量不足（蛋白质—能量营养不良）则可能引发智力迟钝和夸希奥科病。夸希奥科病的常见症状包括情感淡漠、腹泻、发育迟缓、脂肪肝、皮肤脱落、腹部水肿和腿部水肿。蛋白质—能量营养不良在儿童和成年人中都很常见。每年，全球死于该病的患者高达 600 万人。

高蛋白质饮食会损害健康吗?

毫无疑问，蛋白质摄入量过高同样会损害健康。但是，蛋白质的安全摄入量上限是多少？目前的科学研究还无法给出准确的答案。美国医学研究所建议居民的蛋白质摄入量不要超过全天总热量摄入的 35%。哈佛医学院建议普通人每日的蛋白质摄入量不要超过 2 克 / 千克体重。

当蛋白质摄入量过高时，肾脏会将多余的氮（来自蛋白质）以尿素的形式排出体外。所以，很多人担心高蛋白饮食会加重肾脏负担，引发相关疾病。目前，还没有充足的证据表明高蛋白饮食会引发慢性肾脏疾病。然而，科学界一致认为慢性肾脏疾病患者应减少蛋白质的摄入（具体内容请看第 3 节）。

蛋白质摄入量过高**可能**会增加钙质的流失（尿液），从而引发肾结石等疾病。然而，2017 年发表在《美国临床营养学杂志》上的一篇系统综述认为，目前，还没有充分的证据表明高蛋白质饮食会影响骨密度。

高蛋白饮食常伴随着大量的动物蛋白质摄入。然而，由于动物源食物（如红肉）通常含有较多的胆固醇和饱和脂肪，所以过量食用可能会增加心血管疾病的发病率。

一些健身者认为，高蛋白饮食有助于促进脂肪燃烧。然而，2012 年发表在《欧洲临床营养学杂志》上的一项研究表明，相比大幅度提高蛋白质的摄入量（蛋白质摄入量占全天总热量摄入的 45%），适量提高蛋白质摄入量更有利于减脂。此外，经常使用运动营养补剂的健身者还需要警惕氨基酸中毒。摄入过量的氨基酸，尤其是蛋氨酸、半胱氨酸和组氨酸，可能会导致氨基酸中毒。

如果你目前正在进行或准备进行高蛋白饮食，请参考以下建议（来自哈佛医学院）：

（1）定期体检，及时了解自己的身体情况。在某些情况下（如患有肾脏疾病）进行高蛋白饮食，可能会危害健康；

（2）保证饮食均衡，提高植物蛋白质的摄入比例，并食用充足的果蔬；

（3）将全天的蛋白质较为均匀地分配在每一餐中，避免某一餐摄入过多或过少的蛋白质。

第七章

脂质

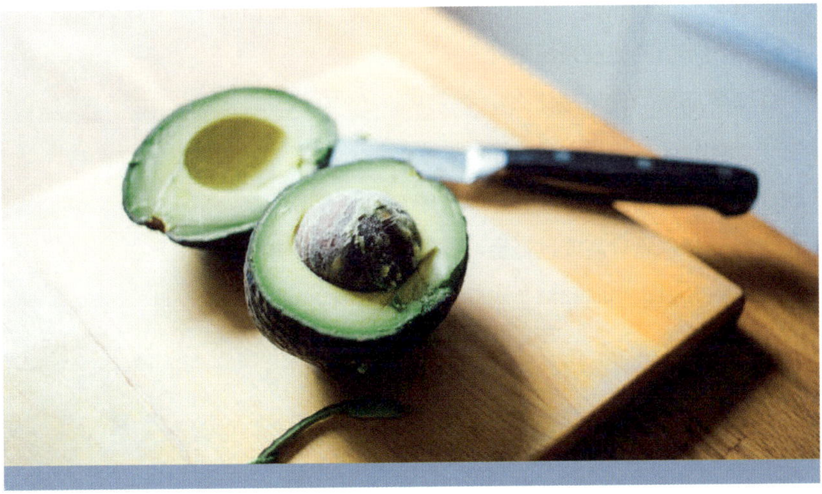

脂质是存在于食用油、坚果、牛油果、快餐食品和甜点等食物中的重要营养素。作为一种产能营养素，每克脂质可以提供 9 千卡热量（9 kcal/g），这大约是碳水化合物或蛋白质热量的 2.3 倍。当我们处于休息状态或进行低强度运动时，脂质可以提供 30% ~ 70% 的能量。除了提供能量，脂质还具有许多重要的作用，如提供脂溶性维生素（维生素 A、D、E 和 K）、合成激素、保护身体器官和改善食物口感等。

对许多健身者而言，“脂质”就是肥胖的代名词。然而，适量摄入脂质不仅有益于健康，还能够促进体内多余脂肪的消耗。此外，不同类型的脂质对人体产生的影响也有所不同。因此，我们不仅需要对脂质有一个更加客观、理性和全面的认识，还应该积极帮助周围的朋友矫正他们的错误观念。

通过本章的学习，你将系统掌握脂质的相关知识，并获得以下问题的答案：

（1）什么是脂质？脂质可以分为哪几种类型？

（2）什么是饱和脂肪、不饱和脂肪和反式脂肪？它们对健康有什么影响？

（3）各类脂质的膳食来源是什么？

（4）各类脂质的作用是什么？

（5）我们每天应该摄入多少脂质？

（6）脂质是如何被人体消化和吸收的？

（7）脂质摄入量过高或过低会对健康造成哪些影响？

（8）什么是白色脂肪和棕色脂肪？如何利用棕色脂肪抗击肥胖？

第 1 节
什么是脂质?

脂质（lipid）主要由碳、氢、氧元素组成，可以分为甘油三酯、磷脂和固醇。**虽然“脂质”在日常使用中常等同于“脂肪”一词，但实际上脂肪（fats）是指在室温条件下为固体的脂质，而油（oils）则是指在室温条件下为液体的脂质（见表 7–1）。**脂质不溶于水，但溶于乙醚和苯等有机溶剂。

表 7–1　脂质的概念

名称	概念
脂质	分为甘油三酯、磷脂和固醇
脂肪	室温条件下为固体的脂质
油	室温条件下为液体的脂质

说明：在食品科学领域，脂肪通常作为脂质的同义词使用。

甘油三酯

甘油三酯是人体和食物中最主要的脂质类型，约占总脂质的 95%。每个甘油三酯由 3 个脂肪酸和 1 个甘油分子组成（见图 7–1）。连接在甘油上的脂肪酸，可以是相同类型的脂肪酸，也可以是不同类型的脂肪酸。甘油和脂肪酸之间有 3 种常见的化学反应：

（1）酯化作用：将脂肪酸与甘油相连；

（2）水解作用：将脂肪酸与甘油分开；

（3）再酯化作用：甘油与脂肪酸分开后，再重新与新的脂肪酸相连。

脂肪酸一旦与甘油分开，就成了游离脂肪酸。甘油三酯失去一个脂肪酸后变为甘油二酸酯，失去两个脂肪酸后变为甘油一酸酯。

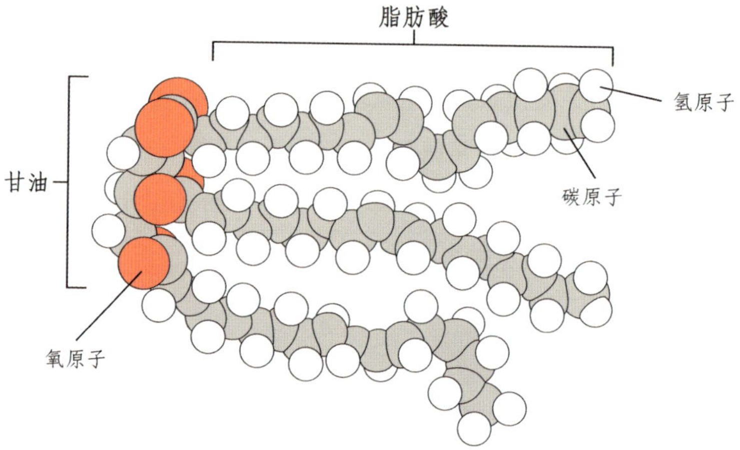

图 7-1　甘油三酯

脂肪酸

每个游离脂肪酸都具有相同的基础构造：多个碳原子（4 ~ 24 个）连接成为长链，并被氢原子环绕。游离脂肪酸的两端分别是羧基（—COOH）和甲基（$—CH_3$）（见图 7-2）。根据碳原子的数量，脂肪酸可以被分为以下 3 种类型：

（1）长链脂肪酸（LCFA）：含有 13 个或以上碳原子，被人体消化的时间最慢，并通过淋巴循环系统运移。来源食物包括牛肉、猪肉、羊肉和大多数植物油。

（2）中链脂肪酸（MCFA）：含有 6 ~ 12 个碳原子，消化速度与葡萄糖接近，并通过门静脉系统（血液循环系统）运移。来源食物包括：棕榈仁油和椰子油等。

(3) 短链脂肪酸（SCFA）：含有 5 个或 5 个以下碳原子，被人体消化的时间最短，并通过门静脉系统运移。黄油脂肪中含有3%的短链脂肪酸。

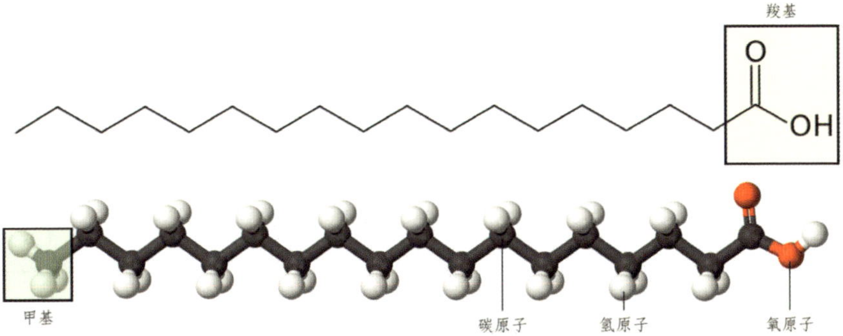

图 7-2　饱和脂肪酸（硬脂酸 / 十八酸）

根据碳链中双键的数量，脂肪酸还可以被分为以下 3 种类型：

(1) 饱和脂肪酸（SFA）：不含双键的脂肪酸（见图 7-2）；

(2) 单不饱和脂肪酸（MUFA）：仅含有 1 个双键（缺少 2 个氢原子）的脂肪酸（见图 7-3）；

(3) 多不饱和脂肪酸（PUFA）：含有 2 个或 2 个以上双键的脂肪酸（见图 7-5）。

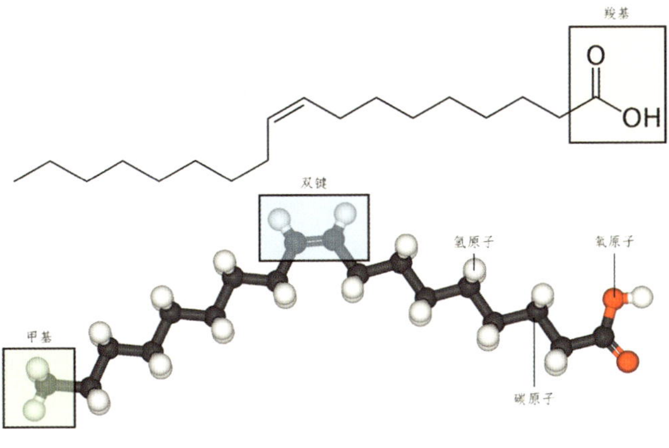

图 7-3　单不饱和脂肪酸（油酸 / 十八烯酸）

根据氢原子在双键上的所处位置，不饱和脂肪酸可以被分为以下两种类型：

（1）顺式脂肪酸：氢原子位于双键的同一侧（见图 7–3）；

（2）反式脂肪酸：氢原子位于双键的不同侧（见图 7–4）。

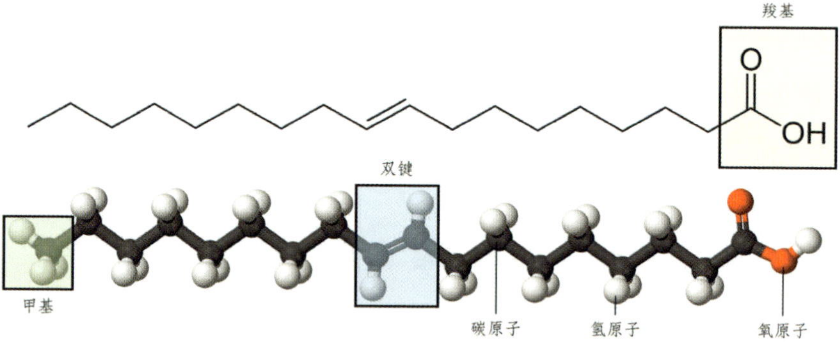

图 7–4　反式脂肪酸（反油酸）

反式脂肪酸是一种不饱和脂肪酸，在自然界只有少量存在。通过氢化作用，食品生产商可以将植物油中的不饱和脂肪酸转变为反式脂肪酸（人工反式脂肪酸）。

氢化作用是一种向不饱和脂肪中添加氢的过程。在氢化作用的影响下，不饱和脂肪中的双键数量会逐渐减少，氢原子数量会逐渐增加。这种变化可以使不饱和脂肪逐渐趋于饱和，并改变它的物理性质，例如熔点增高（在室温条件下从液态转变为固态）、抗变质能力增强（保质期更长）。

由于反式脂肪具有以上物理性质，所以备受食品生产商青睐。然而，大量研究表明反式脂肪对健康百害而无一利。我们在日常饮食中，应尽量避免反式脂肪的食用。

必需脂肪酸

大多数脂肪酸可以通过自体合成，所以无须（全部）通过食物获取。但是，有两种多不饱和脂肪酸无法在人体内合成，所以必须通过食物进行补充。

（1）α- 亚麻酸（ALA）：食物中主要的欧米茄 -3 脂肪酸。欧米茄 -3 脂肪酸的定义是：从甲基（欧米茄）开始数，第一个双键位于第 3 位（见图 7-5）。鱼油中的二十碳五烯酸（EPA）和二十二碳六烯酸（DHA）都属于欧米茄 -3 脂肪酸。

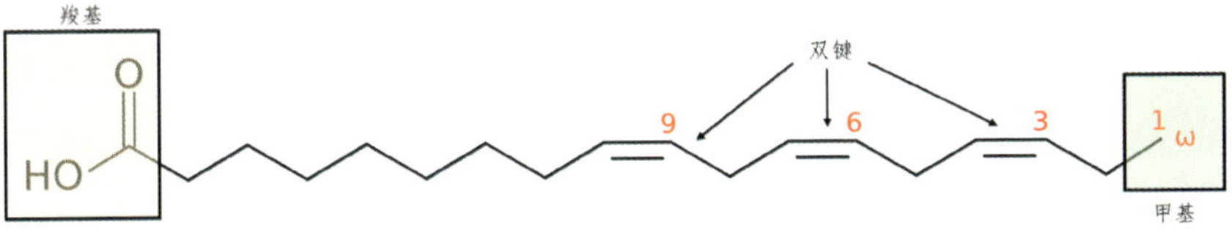

图 7–5　欧米茄 –3 脂肪酸（α– 亚麻酸）

（2）亚油酸：食物中主要的欧米茄 -6 脂肪酸。欧米茄 -6 脂肪酸的定义是：从甲基（欧米茄）开始数，第一个双键位于第 6 位（见图 7–6）。

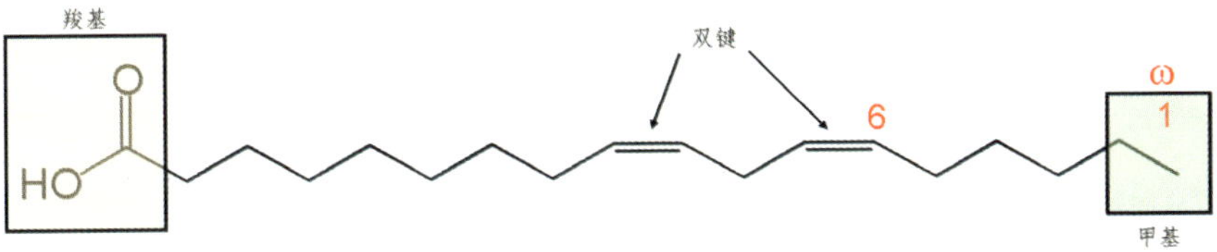

图 7–6　欧米茄 –6 脂肪酸（亚油酸）

磷脂

磷脂是细胞膜的主要成分，存在于人体和各类食物中。每个磷脂由 2 个脂肪酸（疏水）、1 个磷酸基（亲水）和 1 个甘油分子组成。磷酸基有时会被胆碱等有机分子改造（见图 7–7）。磷脂的头部为亲水端，可以与

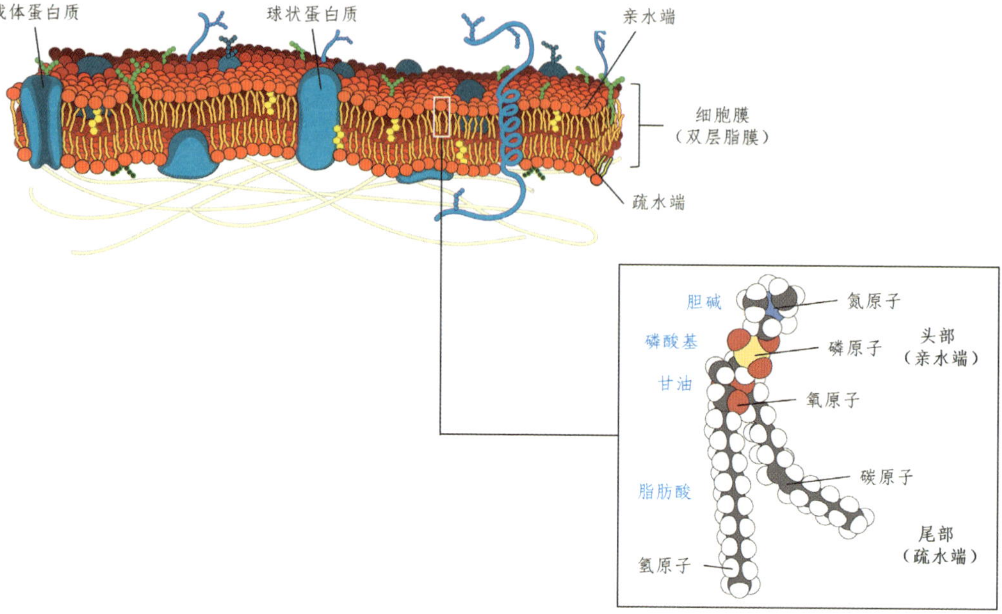

图 7-7 磷脂（卵磷脂）

水混合；尾部为疏水端，可以与脂质相吸。在水中，磷脂可以聚集在一起，形成双层脂膜。双层脂膜的外层与水接触，内层与水相离。

固醇

固醇是一种类固醇，存在于植物、动物、真菌和部分细菌体内。固醇的化学结构与甘油三酯和磷脂有极大的不同，主要为多环状结构（见图 7-8）。胆固醇是最常见的动物固醇，它是所有动物细胞膜的必需结构组分。其他常见的固醇包括睾酮和皮质醇等。

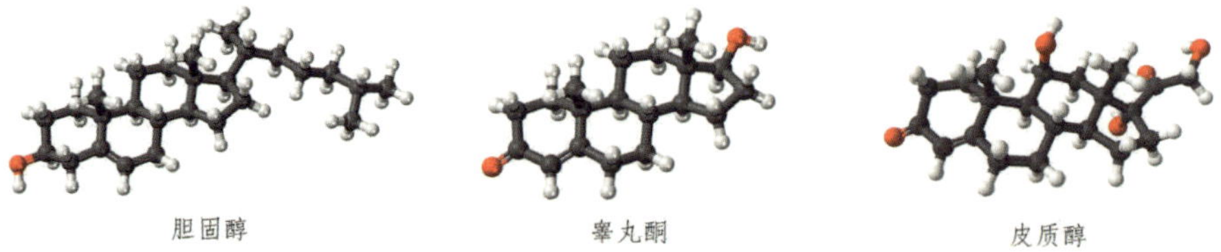

图 7-8 固醇

第 2 节
脂质的膳食来源

脂质存在于多种食物中。不同类型的脂质，主要膳食来源也略有不同。

甘油三酯

动物脂肪和植物油是甘油三酯的主要膳食来源。一些甜点和零食也含有大量的脂肪，尤其以反式脂肪为主。甘油三酯含量最低的食物包括蔬菜、水果、瘦肉、脱脂食品和部分谷物等。表 7-2 是各类脂肪酸的主要膳食来源。在室温条件下，饱和脂肪主要为固态，不饱和脂肪主要为液态。

表 7-2　脂肪酸的主要膳食来源

脂肪酸类型		双键数量	主要膳食来源
饱和脂肪酸	长链	0	动物脂肪、乳制品、棕榈油
	中链	0	椰子油、棕榈仁油、母乳
	短链	0	黄油
单不饱和脂肪酸		1	橄榄油、菜籽油、花生油、腰果、牛油果
多不饱和脂肪酸		≥ 2	葵花油、玉米油、红花油、鱼油、核桃
必需脂肪酸	亚麻酸	3	α-亚麻酸：大豆油、核桃、亚麻籽、奇亚籽 EPA 和 DHA：冷水鱼
	亚油酸	2	红花油、葵花油、玉米油
反式脂肪酸		<多不饱和脂肪酸	油炸食品、焙烤食品、起酥油、人造黄油

需要注意：绝大多数食物中的脂肪酸，都是各类脂肪酸的混合物。不同食物所含的主要脂肪酸不同。表 7-3 列出了常见食物的各类脂肪酸比例。数据来自美国农业部和美国西北大学等机构。

表 7-3（a） 常见食物的脂肪酸比例

食物	饱和脂肪酸（%）	单不饱和脂肪酸（%）	多不饱和脂肪酸（%）
坚果和豆类			
扁桃仁	9	65	21
腰果	20	59	17
夏威夷果	15	79	2
花生	14	50	31
美洲山核桃	8	62	25
亚麻籽	8	23	65
芝麻籽	14	38	44
大豆	14	22	57
葵花籽	11	19	66
核桃	9	23	63

表 7-3（b） 常见食物的脂肪酸比例

食物	饱和脂肪酸（%）	单不饱和脂肪酸（%）	多不饱和脂肪酸（%）
食用油			
椰子油	87	13	0
棕榈仁油	86	12	2
棕榈油	51	39	10
菜籽油	8	64	28
橄榄油	14	73	11
花生油	17	46	32

（续表）

食物	饱和脂肪酸（%）	单不饱和脂肪酸（%）	多不饱和脂肪酸（%）
米糠油	25	38	37
芥子油	11	59	21
玉米油	13	24	59
棉花籽油	27	19	54
大豆油	15	24	58
葵花油	11	20	69
红花油	6	14	75
乳制品			
乳脂	66	30	4
奶酪	64	29	3
冰淇淋	62	29	4
全脂牛奶	62	28	4
低脂牛奶	62	30	0
肉类			
猪排	35	44	8
火腿	35	49	16
鸡肉	34	23	30
牛肉	33	38	5
鸡胸	29	34	21
三文鱼	28	33	28
甜点和焙烤食品			
巧克力棒	59	33	3
蛋糕	60	25	10
油酥点心	50	31	14
曲奇	35	42	18

表 7-3（c） 常见食物的脂肪酸比例

食物	饱和脂肪酸（%）	单不饱和脂肪酸（%）	多不饱和脂肪酸（%）
烹饪脂肪、餐桌脂肪和其他食物			
黄油	63	29	3
人造黄油	18	39	39
猪油	39	45	11
起酥油	25	45	26
沙拉酱	16	54	25
蛋黄	36	44	16
牛油果	16	71	13

磷脂

磷脂可以自体合成，也可以通过食物进行补充。卵磷脂是一种重要的磷脂，它的主要膳食来源是蛋黄、麦芽和花生等食物。**在大多数情况下，健身者无须额外购买卵磷脂补剂，因为我们的肝脏可以合成充足的磷脂。**

胆固醇（固醇）

所有动物源食物都可以提供胆固醇。胆固醇的主要膳食来源包括红肉、蛋黄、肝、肾、内脏和黄油等食物。母乳也含有一定量的胆固醇。我们每日所需的胆固醇，1/3 来自食物的补给，2/3 通过自体合成。

第 3 节
脂质的作用

脂质是维持身体健康必需的营养素，具有多种无可替代的重要作用。

甘油三酯

甘油三酯的主要作用包括：

（1）提供能量。甘油三酯是人体重要的能量来源。每克甘油三酯含有 9 千卡热量。当我们处于休息状态或进行低强度运动时，甘油三酯可以提供 30% ~ 70% 的能量。

（2）储存能量。甘油三酯是人体主要的能量储存单元。来自碳水化合物、蛋白质、脂肪和酒精的多余热量，都会转变为脂肪酸（甘油三酯）储存在人体内。

（3）辅助维生素的消化、吸收和运移。脂溶性维生素（维生素 A、D、E、K）只有和脂肪结合，才能够被人体消化和吸收。此外，它们在血液中的运移，也需要脂肪的参与。**当脂肪摄入量过低时，脂溶性维生素的吸收就会受到影响，从而损害健康。**

（4）维持体温（皮下脂肪）。皮下脂肪位于皮肤下方，主要由甘油三酯组成。皮下脂肪可以帮助我们维持体温。当皮下脂肪含量较低时，人体的抗寒能力也会下降。

（5）保护内脏（内脏脂肪）。内脏脂肪位于腹部，具有缓冲腹部器官的作用。在内脏脂肪的保护下，各类器官可以避免相互碰撞，从而引起损伤。

各类脂肪酸的主要作用如表 7–4 所示。

表 7–4 各类脂肪酸的主要作用

脂肪酸类型		主要作用
饱和脂肪酸		降低饱和脂肪的摄入量，有助于预防心血管疾病、2 型糖尿病和卵巢癌等多种疾病
单不饱和脂肪酸		1. 增强饱腹感，促进腹部脂肪燃烧 2. 降低血胆固醇含量，预防心血管疾病和中风
多不饱和脂肪酸		1. 降低血胆固醇含量，预防心血管疾病和中风 2. 缓解炎症，改善凝血功能
必需脂肪酸	亚麻酸（欧米茄 -3）	α - 亚麻酸：缓解炎症，预防心血管疾病（轻微作用）； EPA：缓解炎症，治疗抑郁症 DHA：改善认知能力，维持大脑和视觉的正常功能，缓解炎症，预防乳腺癌
	亚油酸（欧米茄 -6）	1. 调节血压，改善凝血功能 2. 预防心血管疾病
反式脂肪酸		增加心血管疾病、中风和 2 型糖尿病的发病率

磷脂

磷脂不仅是细胞膜的主要成分，还是一种重要的乳化剂。乳化剂可以在脂肪滴（fat droplet）的四周形成一层外壳，使脂肪滴悬浮在水中，并阻止它们聚集在一起（见图 7–9）。脂肪的消化和运移必须有乳化剂的参与才能够顺利进行。此外，部分研究表明，卵磷脂**可能**有助于预防阿尔茨海默病，并降低血液中的胆固醇含量。

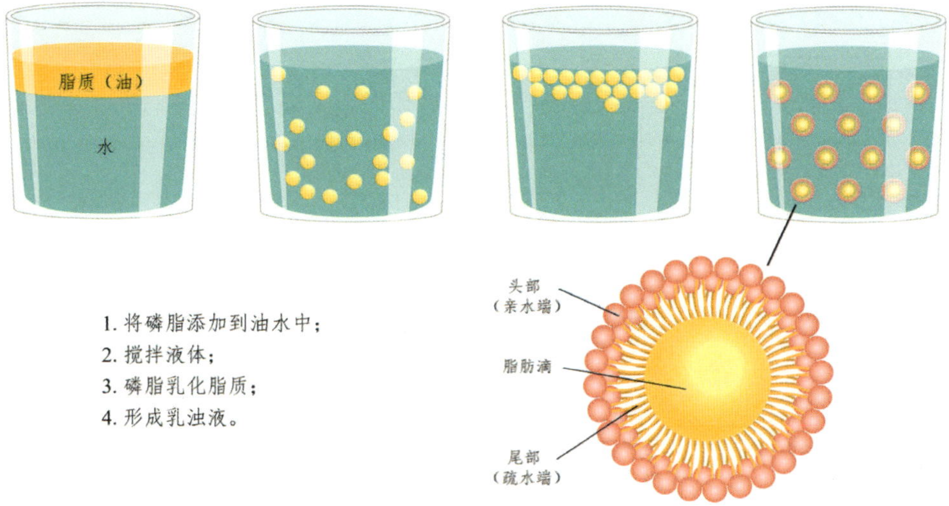
脂质（油）
水
1. 将磷脂添加到油水中；
2. 搅拌液体；
3. 磷脂乳化脂质；
4. 形成乳浊液。
头部
（亲水端）
脂肪滴
尾部
（疏水端）

图 7-9　乳化作用

胆固醇（固醇）

胆固醇是最主要的动物固醇，它的主要作用包括：

（1）合成类固醇激素（性类固醇和皮质类固醇）和维生素 D；

（2）合成胆汁。胆汁和磷脂都是人体重要的乳化剂；

（3）形成细胞膜和乳糜微粒。

第 4 节
我们每天需要摄入多少脂肪?

作为一种重要的营养素，脂肪对人体的健康非常重要。根据美国医学研究所制定的可接受宏量营养素分布范围，每日总热量摄入的 20% ～ 35% 应来自脂肪。假设每日的总热量摄入为 2000 千卡，那么 400 ～ 700 千卡的热量应来自脂肪，这相当于 44 ～ 78 克脂肪。关于每日的热量需求，请看第十三章。

脂肪摄入量长期高于 35% 可能会增加肥胖、心血管疾病和 2 型糖尿病等多种疾病的发病率；脂肪摄入量长期低于 20% 可能会影响脂溶性维生素（维生素 A、D、E、K）和必需脂肪酸的吸收，进而损害健康。

2017 年，美国心脏病协会在《循环》杂志上发布了一项关于脂肪摄入量的膳食指南。该指南建议我们减少饱和脂肪的摄入量，并将饱和脂肪替换为不饱和脂肪。这种饮食调整可以降低 30% 的心血管疾病发病率。

大量研究表明反式脂肪会增加心血管疾病的发病率，所以我们应该严格限制反式脂肪的摄入。此外，由于人体可以合成充足的胆固醇，所以我们无须通过食物摄取过多的胆固醇。表 7–5 是美国医学研究所和美国心脏病协会推荐的脂肪摄入量标准。

表 7–5　脂肪的推荐摄入量

脂肪成分	美国医学研究所	美国心脏病协会
总脂肪	占全天总热量摄入的 20% ～ 35%	
饱和脂肪	越低越好	占全天总热量摄入的 5% ～ 6%
反式脂肪	越低越好	低于全天总热量摄入的 1%
单不饱和脂肪	饮食中的绝大多数脂肪应来自不饱和脂肪	
多不饱和脂肪		
欧米茄 -3 脂肪酸	占全天总热量摄入的 0.6% ～ 1.2%	每周至少食用 2 次富脂肪鱼类
欧米茄 -6 脂肪酸	占全天总热量摄入的 5% ～ 10%	
胆固醇 *	低于 300 毫克 / 天	

说明：* 富含胆固醇的食物包括内脏、蛋黄、红肉和黄油等。

健身者和运动员的脂肪需求量

根据美国营养和饮食学会和美国运动医学会的建议，健身者和运动员的脂肪摄入量应占全天总热量摄入的 20% ～ 35%。脂肪摄入量低于 20% 可能会影响运动水平。此外，高脂肪饮食并不适用于健身者和运动员。

除了以上方案，还有一种更为简便的脂肪摄入量计算方法：不论在减脂期还是增肌期，每日摄入 0.5 ～ 1 克 / 千克体重脂肪。其中，大多数脂肪应为不饱和脂肪。例如，一名 70 千克的健身者，每日应摄入 35 ～ 70 克脂肪。

必需脂肪酸的需求量

α – 亚麻酸和亚油酸是两种必需脂肪酸。它们无法在人体内合成，所以必须通过食物进行补充。根据美国食物与营养委员会制定的适宜摄入量：14 岁及以上男性每日应摄入 1.6 克 α－亚麻酸和 14 ～ 16 克亚油酸；14 岁及以上女性每日应摄入 1.1 克 α－亚麻酸和 11 ～ 12 克亚油酸；孕妇和哺乳期女性的 α－亚麻酸和亚油酸摄入量略高于普通女性（见表 7–6）。

根据美国医学研究所制定的可接受宏量营养素分布范围，每日总热量摄入的 0.6% ～ 1.2% 应来自欧米茄 -3 脂肪酸（α－亚麻酸），5% ～ 10% 应来自欧米茄 –6 脂肪酸（亚油酸）。美国心脏病协会建议居民每周至少食用两次富脂肪鱼类，例如三文鱼、鲭鱼、鲱鱼、沙丁鱼和长鳍金枪鱼等。这些鱼类可以为我们提供充足的欧米茄 -3 脂肪酸（见表 7–5）。世界卫生组织建议居民每周食用 1 ～ 2 次鱼类。

表 7–6　必需脂肪酸的适宜摄入量

年龄（岁）	α– 亚麻酸（克 / 天）	亚油酸（克 / 天）
男性	—	—
14 ～ 18	1.6	16
19 ～ 50		17
＞ 50		14
女性	—	—
14 ～ 18	1.1	11
19 ～ 50		12
＞ 50		11
孕妇	—	—
14 ～ 50	1.4	13
哺乳期	—	—
14 ～ 50	1.3	13

部分研究认为，为了保持最佳的健康状态，欧米茄 -6 脂肪酸和欧米茄 -3 脂肪酸的摄入量比例应控制在 1：1 和 4：1 之间。然而，在当代的

西方饮食结构中，欧米茄 -6 脂肪酸和欧米茄 -3 脂肪酸的平均比例已达到 16：1。摄入过多的欧米茄 -6 脂肪酸可能会干扰欧米茄 -3 脂肪酸的生理作用，并对健康产生负面影响。

第 5 节
脂质的消化与吸收

相比碳水化合物和蛋白质，脂质的消化与吸收过程要略显复杂。为了更好地理解脂质的消化与吸收，建议将本节与第三章的第 5、6 节进行对照学习。

脂质的消化

脂质的消化始于口腔，具体过程如表 7–7 所示。

表 7–7　脂质的消化过程

顺序	器官	消化过程
1	口腔	1. 唾液腺分泌舌脂肪酶，促进脂肪分解 2. 只有极少量脂肪会在口腔内被分解
2	胃	胃分泌胃脂肪酶，将甘油三酯分解为甘油二酸酯、甘油一酸酯和游离脂肪酸，只有少量脂肪会在胃中被分解
3	小肠	1. 脂肪到达小肠，刺激小肠释放胆囊收缩素 2. 胆囊收缩素刺激胆囊释放胆汁、胰腺分泌消化酶（脂肪酶、辅脂肪酶、磷脂酶和胆固醇脂酶），这些物质会通过胆总管进入小肠 3. 胆汁乳化脂肪，乳化会将脂肪分解为众多的脂滴微粒，并使这些微粒悬浮在小肠液中（见图 7–9），乳化极大地增加了脂肪的表面积，使消化酶可以更有效地分解脂肪。正因如此，小肠成了脂肪消化的主要场所； 4. 脂肪酶和辅脂肪酶将甘油三酯分解为甘油一酸酯和游离脂肪酸 5. 磷脂酶将磷脂分解为甘油、脂肪酸、磷酸和其他成分 6. 胆固醇脂酶将胆固醇脂分解为胆固醇和脂肪酸 7. 98% 的胆汁会在回肠内被重新吸收，并返回肝脏
4	大肠	少量脂质（$<$ 5%）会进入大肠，并排出体外

脂质的吸收

甘油三酯被分解为甘油一酸酯和游离脂肪酸后，会在小肠内被吸收。其中，短链脂肪酸（碳原子≤5）和中链脂肪酸（5＜碳原子＜13）会通过门静脉到达肝脏，并进入血液循环系统，最终被各个细胞所利用（见表7–8和图7–10）。

表7–8　脂质的吸收过程

顺序	短链脂肪酸和中链脂肪酸	长链脂肪酸和甘油一酸酯
1	小肠（肠上皮细胞）	小肠（在肠上皮细胞内合成甘油三酯）
2	门静脉	小肠（在肠上皮细胞内形成乳糜微粒）
3	肝脏	小肠（毛细淋巴管）
4	血液循环系统	淋巴循环系统
5	—	血液循环系统

长链脂肪酸（食物中含量最多的脂肪酸，碳原子≥13）会在肠上皮细胞内，与甘油一酸酯重新合成甘油三酯（再酯化作用）。接着，甘油三酯会与胆固醇、蛋白质和磷脂形成乳糜微粒。乳糜微粒的外壳由磷脂、蛋白质和胆固醇组成。这种构造可以使乳糜微粒在血液中自由浮动。乳糜微粒从小肠绒毛的毛细淋巴管进入淋巴系统后，会从腹部流动至颈部，并从这里进入血液循环系统，最终被各个细胞所利用（见表7–8和图7–10）。

乳糜微粒是一种脂蛋白，它的主要作用是将膳食脂肪从小肠运移至各个细胞。除此以外，还有3种脂蛋白对脂质的运移及身体的健康至关重要。

（1）极低密度脂蛋白（VLDL）：将肝脏中合成的脂质运往各个细胞。

（2）低密度脂蛋白（LDL）：将肝脏中合成的胆固醇运往各个细胞。

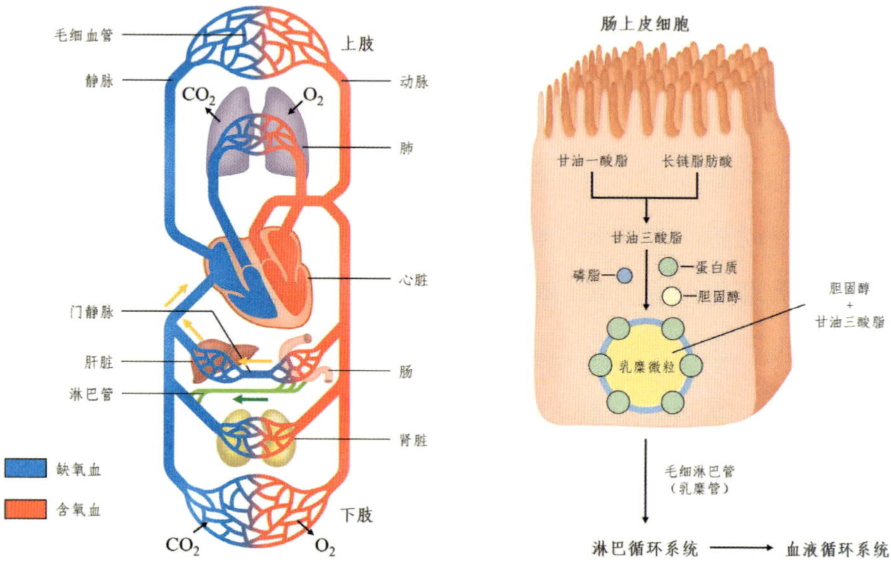

图 7-10　脂质的吸收过程

（橙色箭头为短、中链脂肪酸的吸收路径；绿色箭头为长链脂肪酸的吸收路径）

需要注意：血液中的低密度脂蛋白含量过高会损害健康。**减少饱和脂肪和反式脂肪的摄入量，并将部分饱和脂肪替换为不饱和脂肪，有助于降低血液中的低密度脂蛋白含量。**

（3）高密度脂蛋白（HDL）：清除细胞中的胆固醇，防止低密度脂蛋白的氧化。

表 7-9　脂蛋白的成分对比

脂蛋白类型	密度（克 / 毫升）	甘油三酯含量（%）	胆固醇含量（%）	磷脂含量（%）	蛋白质含量（%）
乳糜微粒	＜ 0.95	83 ～ 84	8	7	1 ～ 2
极低密度脂蛋白	0.95 ～ 1.006	50	22	18	10
低密度脂蛋白	1.006 ～ 1.063	8 ～ 10	46 ～ 50	21 ～ 22	25
高密度脂蛋白	＞ 1.063	4 ～ 8	30	29	33

第 6 节
与脂质相关的健康问题

脂质是一种对人体极为重要的营养素。但是，摄入过多的脂质却会对健康造成严重的危害。美国心脏病协会认为，（长期）摄入大量的饱和脂肪会引发心脏病和中风。所以，居民应限制饱和脂肪的摄入，并将部分饱和脂肪替换为不饱和脂肪。

大量研究表明，反式脂肪是一种对健康百害而无一利的脂肪。食用反式脂肪会增加心血管疾病、中风和 2 型糖尿病的发病率。我们在购物时，经常会看到许多标有“0 反式脂肪”的食品。但这些食品并不等同于健康食品，因为它们也可能含有大量的饱和脂肪。

为了帮助人们改善健康、预防疾病，美国心脏病协会提出了 3 条口号：

（1）热爱它：不饱和脂肪；

（2）限制它：饱和脂肪；

（3）丢掉它：反式脂肪和热带植物油（椰子油、棕榈油和棕榈仁油）。

最后，需要强调，无论你的热量来自碳水化合物、脂肪、蛋白质还是酒精，只要热量摄入超标，都会引发肥胖。

科学前沿　白色脂肪和棕色脂肪

脂肪组织是一种由脂肪细胞组成的结缔组织。它的主要功能包括存储能量、维持体温和保护内脏等。人体内共存在两类脂肪组织，白色脂肪组织（WAT）和棕色脂肪组织（BAT），它们各自由不同类型的脂肪细胞组成。

白色脂肪组织

白色脂肪组织，也称为白色脂肪，是人体内含量最多的脂肪类型。白色脂肪细胞由 1 个大脂滴和 1 个扁平的细胞核组成，平均直径约为 0.1 毫米（见图 7–11）。在健康人体内，白色脂肪的含量约占体重的 20% ～ 25%。

白色脂肪的主要功能是存储能量。当我们的热量摄入超标时，白色脂肪就会将多余的能量以脂肪的形式存储起来。除此以外，白色脂肪还可以分泌两种重要的激素，瘦素和白脂素。瘦素有助于抑制饥饿感，白脂素可以促使肝脏向血液中释放葡萄糖。

白色脂肪主要位于皮肤下方（皮下白色脂肪）和内脏周围（内脏白色脂肪）。其中，内脏脂肪对人体健康的危害最大。

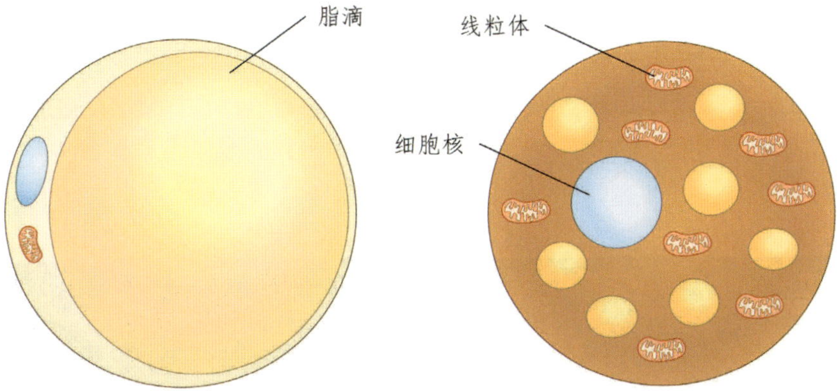

图 7-11　白色脂肪细胞（左）和棕色脂肪细胞（右）

棕色脂肪组织

棕色脂肪组织，也称为棕色脂肪，是人体内的另一种脂肪组织。棕色脂肪细胞由多个小脂滴和大量的线粒体组成。由于线粒体含有铁元素，所以棕色脂肪的颜色比白色脂肪更深。棕色脂肪的细胞核呈圆形，同时更靠近细胞中心（见图 7-11）。

棕色脂肪的主要功能是生热。生热作用是人体产热的一种过程。在严寒、饥饿和创伤等环境下，人体会消耗部分能量用于产热，以维持正常的体温。其中，肌肉会通过战栗方式产热，而棕色脂肪则会通过非战栗方式产热。

相比白色脂肪组织，棕色脂肪组织含有更多的毛细血管。这些毛细血管可以为棕色脂肪组织运送充足的氧气和营养物质，并将棕色脂肪所产生的热能运往全身。

棕色脂肪在新生儿体内的含量最高，约占体重的 5%。由于棕色脂肪具有生热作用，所以它可以有效地帮助婴儿抵御低温，增强婴儿对寒冷的抵抗力。随着年龄的增长，棕色脂肪在人体内的含量会逐渐降低。利用 PET/CT 扫描技术，我们可以观察到棕色脂肪在人体内的分布特征（见图 7–12）。冷暴露有助于增强棕色脂肪的活性，所以在寒冷环境下，研究人员可以更清楚地观察到棕色脂肪的存在。

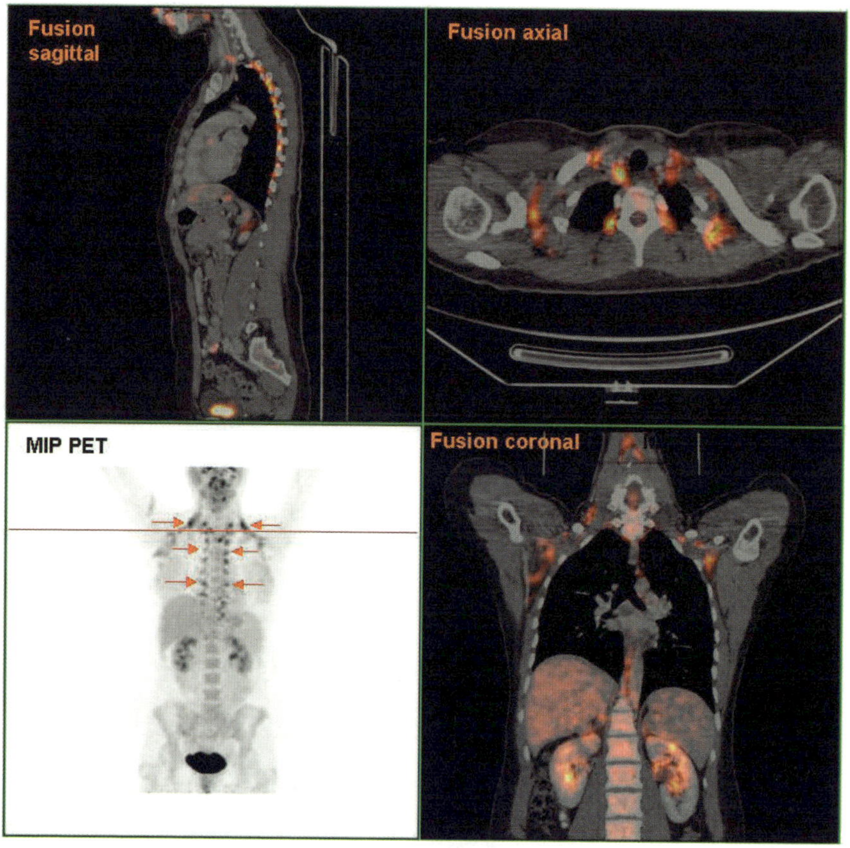

图 7–12　棕色脂肪在女性体内的分布

注：PET/CT 扫描，实验对象处于寒冷环境中。

资料来源：Wikimedia Commons

根据解剖学定位和细胞形态特征，人体内的棕色脂肪还可以细分为两种类型：

（1）传统棕色脂肪：胚胎学起源与肌肉细胞一致，含有大量的小脂滴（见图 7–11）；

（2）米色脂肪：源于白色脂肪，散布于白色脂肪之间。相比传统棕色脂肪，米色脂肪细胞内的脂滴含量更多，尺寸变化范围更大，所以颜色更浅（介于白色脂肪和传统棕色脂肪之间）。

棕色脂肪：抗击肥胖的最新手段

棕色脂肪在成年人体内的发现，给全球的肥胖治疗带来了新的希望。棕色脂肪细胞内含有大量线粒体，这些线粒体扮演着发动机的角色，能够利用常规脂肪（白色脂肪）的能量进行生热，从而促进常规脂肪的燃烧。

研究表明，激活体内的棕色脂肪不仅有助于治疗肥胖，完全激活人体内的所有棕色脂肪（50 ～ 100 克），能够增加 1700 ～ 3400 千卡 / 天的热量消耗，还能够产生多种健康益处，例如降低血液中的甘油三酯和胆固醇含量、预防动脉硬化、改善骨骼健康和延长寿命等。

如何激活棕色脂肪？

1. 冷暴露

冷暴露（降低周围的环境温度，或置身于寒冷的环境下）是目前科学界公认的、能够有效激活棕色脂肪的方法。

2014 年，在国际内分泌学会与芝加哥内分泌学会联合会议上，来自美国国立卫生研究院的研究团队公布了一项新的研究发现，长期温和的冷暴露有助于增强棕色脂肪的活性，并刺激棕色脂肪的增长。在 4 个月的研究过程中，研究人员发现，将整夜的环境温度（睡眠温度）控制在19℃，有助于增强棕色脂肪的活性；将睡眠温度控制在27℃，则会降低棕色脂肪的活性。

2015年发表在《美国实验生物学学会联合会杂志》（*FASEB Journal*）上的一项研究表明，温和的寒冷环境能够促使白色脂肪向棕色脂肪转变。

2. 运动疗法

2012年，由哈佛医学院教授布鲁斯·施皮格尔曼（Bruce Spiegelman）带领的研究团队发现运动可以促进鸢尾素（irisin）的分泌。这种激素不仅有助于增加棕色脂肪的数量，还能够改善胰岛素敏感度和骨骼健康。

3. 饮食疗法

2018年，来自德国慕尼黑工业大学的研究人员发现，除了冷暴露，食用富含碳水化合物的一餐也可以增强棕色脂肪的活性。**此外，饱腹感和棕色脂肪的活性息息相关，所以，我们在减脂时，应该避免节食。**

4. 药物疗法

研究发现，一些药物也能够激活棕色脂肪，并促使白色脂肪向棕色脂肪转化，如米拉贝隆（mirabegron）、BMP8b和beta-LGND2等。然而，这些药物疗法是否会产生副作用，还需要更多的研究加以证实。

第八章

维生素

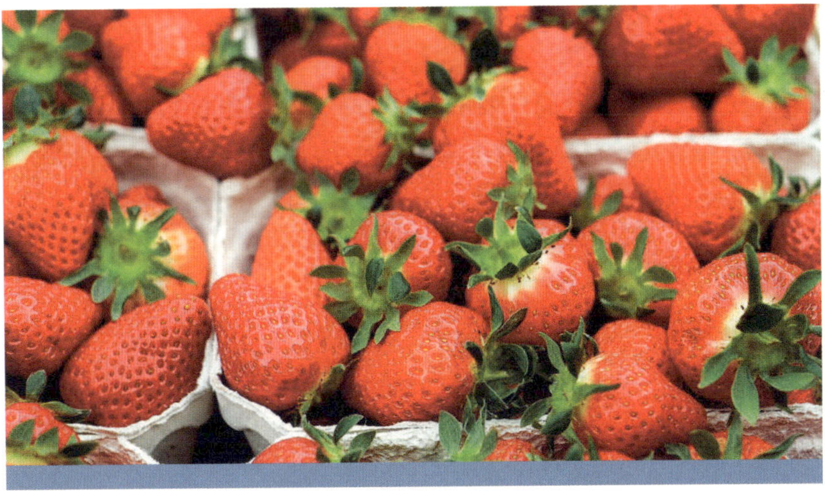

维生素是一组重要的微量营养素，它们不仅有助于维持人体的正常生理机能，还能够帮助我们抵御多种疾病。根据溶解性特征，维生素可以分为脂溶性维生素和水溶性维生素。人体内共有 13 种必需维生素，其中 4 种为脂溶性维生素，9 种为水溶性维生素。每一种维生素都有其独特的生理作用。

虽然人体对维生素的总体需求量很小，但长期缺乏任何一种维生素都会对健康造成严重的危害。例如缺乏维生素 A 可能会引发夜盲症和角膜软化，缺乏维生素 D 可能会引发佝偻病和软骨病，缺乏维生素 C 可能会引发维生素 C 缺乏病。此外，碳水化合物、蛋白质和脂肪的正常代谢也需要多种维生素的参与。

人体无法合成或仅能合成少量的维生素（维生素 D 除外）。所以，我们必须从食物中摄取充足的维生素。了解与维生素相关的营养学知识，可以有效帮助我们预防维生素缺乏症和维生素过多症，从而改善身体健康。

通过本章学习，你将系统掌握维生素的相关知识，并获得以下问题的答案：

（1）什么是维生素？维生素可以分为哪两种类型？

（2）各类维生素的主要功能和膳食来源是什么？

（3）各类维生素的摄入量过低或过高会对身体造成哪些危害？

（4）健身者和运动员应该如何补充维生素？

（5）生食真的比熟食更健康吗？

（6）如何减少食物中的维生素流失？

第 1 节
什么是维生素？

维生素是一种由碳、氢、氧、氮、磷等多种元素组成的有机化合物。它们是人体生长发育所必需的微量营养素，具有许多重要的生理功能。维生素不是产能营养素（不提供能量），但却对碳水化合物、蛋白质和脂肪的正常代谢至关重要。人体内共有 13 种必需维生素。其中，维生素 A、D、E 和 K 溶于脂肪等有机溶剂，所以又称为脂溶性维生素；维生素 C 和 B 族维生素（8 种）溶于水，所以又称为水溶性维生素。

人体无法合成或仅能合成少量的维生素（维生素 D 除外），所以我们必须通过食物来获取充足的维生素。当维生素摄入量不足时，就会引发维生素缺乏症，进而损害健康。同理，如果某些维生素摄入量过多（尤其是脂溶性维生素），也会对健康造成负面影响。

植物源和动物源食物都可以为我们提供充足的维生素。除此以外，维生素营养补剂也能够帮助我们补充维生素。

维生素的吸收和储存

脂溶性维生素（A、D、E、K）需要在脂质的帮助下才能够被人体吸收。所以，摄入充足的脂质对脂溶性维生素的吸收至关重要。在理想状态下（摄入量充足），约有 40% ~ 90% 的脂溶性维生素会和脂质一起，在小肠内被人体吸收。

水溶性维生素（B、C）由于能够溶于水，所以在小肠内被人体吸收后，可以直接进入血液。在理想状态下（摄入量充足），约有 90% ~ 100% 的水溶性维生素会被人体吸收。

某些疾病会影响人体对维生素的吸收，例如囊胞性纤维症会严重影响脂溶性维生素的吸收。在这种情况下，我们需要摄入更多的维生素（通常会借助维生素补剂）来避免维生素的缺乏。

脂溶性维生素主要储存在肝脏和脂肪组织中。除了维生素 K，其他脂溶性维生素都很难被人体排出。水溶性维生素由于溶于水（尿液、汗液等），所以能够更容易地被人体排出。人体内的维生素每天都在流失，所以我们也需要规律性地补充维生素。

维生素的缺乏症和过多症

长期缺乏某种维生素就会引发维生素缺乏症。由维生素摄入量不足引起的维生素缺乏症叫作原发性缺乏症；由维生素吸收障碍、遗传缺陷和酗酒等情况引起的维生素缺乏症叫作继发性缺乏症。

过量摄入维生素可能会导致急性或慢性中毒，从而引发维生素过多症。**需要注意：维生素过多症主要是由于过量使用维生素补剂引起，仅靠日常饮食很难导致维生素摄入量超标。**维生素 A 和维生素 D 过多症是两种最常见的维生素过多症。由于这两种脂溶性维生素很难被人体排出，所以过量摄入可能会引起头疼、恶心和便秘等症状，甚至引发高血钙症和肾结石。

抗维生素

抗维生素（anti-vitamins）是一类抑制维生素吸收或影响维生素生理功能的化合物。例如，生蛋清中的抗生物素蛋白会抑制生物素（一种 B 族维生素）的吸收。

第2节
脂溶性维生素

脂溶性维生素的主要功能和膳食来源如表8–1所示。需要注意①人体可以利用食物中的β–胡萝卜素合成维生素A；②阳光照射可以将皮肤中的化学物质转变为维生素D（钙化醇）。防晒霜会降低维生素D的合成率；③表中的营养强化食品（*标记）是指额外添加维生素D或其他营养素的食物。

表8–1　脂溶性维生素的主要功能和膳食来源

脂溶性维生素	主要功能	主要膳食来源
维生素A	1. 保护视力，维持正常的免疫功能 2. 抗氧化，促进身体发育	1. 肝脏、鸡蛋、牛肉、虾、鱼、乳制品 2. 红薯、胡萝卜、菠菜、南瓜、橙子、杧果
维生素D	1. 促进钙质吸收，改善骨骼健康 2. 维持免疫系统的正常功能	1. 富脂肪鱼类（三文鱼、沙丁鱼等）、鸡蛋 2. 营养强化牛奶和谷物*、香菇
维生素E	1. 维持正常的视觉和生殖功能 2. 抗氧化，改善血液和大脑健康	1. 鱼类、海产品 2. 植物油、绿叶蔬菜、全谷物、坚果
维生素K	1. 改善身体的凝血功能 2. 维持骨骼的正常代谢	1. 肉类、乳制品、鸡蛋 2. 绿叶蔬菜、植物油

脂溶性维生素摄入量过低或过高可能引起的症状如表8–2所示。可耐受最高摄入量（UL）是指脂溶性维生素的每日摄入量上限，摄入量超过该标准可能会引发维生素过多症。可耐受最高摄入量的针对人群为19

岁及以上成年人（健康），不包括孕妇和哺乳期女性。各类人群的脂溶性维生素每日推荐摄入量，请查阅附录。

表 8–2　脂溶性维生素的缺乏症和过多症症状

脂溶性维生素	维生素缺乏症症状	维生素过多症症状	可耐受最高摄入量
维生素 A	夜盲症、角膜软化、角化过度、免疫力下降	恶心、呕吐、眩晕、视力模糊、肝脏损伤、头疼、腹泻、皮肤刺激、关节和骨骼疼痛	3000 微克
维生素 D	佝偻病、软骨病	恶心、呕吐、食欲降低、便秘、体重降低、心律失常、肾脏损伤、定向障碍（迷失方向感）	100 微克
维生素 E	极少见	恶心、腹泻、头疼、视力模糊、充血性心力衰竭	1000 毫克
维生素 K	出血概率增加	极少见	—

第 3 节
水溶性维生素

水溶性维生素的主要功能和膳食来源如表 8–3 所示。

表 8–3　水溶性维生素的主要功能和膳食来源

水溶性维生素	主要功能	主要膳食来源
维生素 B_1（硫胺素）	1. 调节能量代谢 2. 维持细胞的正常功能	1. 猪肉、鸡蛋、鱼类 2. 豆类（豆制品）、全谷物、土豆
维生素 B_2（核黄素）	1. 分解碳水化合物、蛋白质和脂肪 2. 维持正常的细胞呼吸作用	1. 鸡蛋、乳制品、肉类 2. 绿色蔬菜、全谷物、香蕉、蘑菇
维生素 B_3（烟酸）	1. 调节能量代谢 2. 维持神经系统和消化系统的健康	1. 肉类、鱼类、鸡蛋、乳制品 2. 酵母、全谷物、蘑菇、土豆
维生素 B_5（泛酸）	分解碳水化合物、蛋白质和脂肪	肉类、西蓝花、牛油果、全谷物、蘑菇
维生素 B_6	1. 维持氨基酸的正常代谢 2. 维持神经系统和免疫系统的健康	1. 肉类、家禽类、鱼类 2. 土豆、鹰嘴豆、香蕉
维生素 B_7（生物素）	1. 合成葡萄糖和脂肪酸 2. 调节碳水化合物和蛋白质的代谢	1. 鸡蛋、肝脏、鱼类 2. 全谷物、大豆、绿叶蔬菜
维生素 B_9（叶酸）	1. 对 DNA 的合成至关重要 2. 降低胎儿先天缺陷的概率	1. 肝脏 2. 深色绿叶蔬菜、豆类、坚果、橙子
维生素 B_{12}	1. 对红细胞的合成至关重要 2. 维持神经系统的正常功能	1. 肉类、家禽类、鱼类、乳制品 2. 在植物源食物中不存在
维生素 C	抗氧化，维持免疫系统的正常功能	柑橘类水果、西蓝花、灯笼椒、西红柿

水溶性维生素摄入量过低或过高可能引起的症状如表 8–4 所示。其中，可耐受最高摄入量的针对人群为 19 岁及以上成年人（健康），不包括孕妇和哺乳期女性。各类人群的水溶性维生素每日推荐摄入量，请查阅附录。

表 8–4　水溶性维生素的缺乏症和过多症症状

水溶性维生素	维生素缺乏症症状	维生素过多症症状	可耐受最高摄入量
维生素 B_1	脚气、韦尼克脑病、健忘综合征	极少见	—
维生素 B_2	核黄素缺乏症、舌炎、眼睛发痒	极少见	—
维生素 B_3	糙皮病	恶心、呕吐、腹泻、肝脏损伤	35 毫克
维生素 B_5	极少见	恶心、腹泻、胃灼热	—
维生素 B_6	贫血、惊厥、免疫力下降	神经受损、运动失调、胃灼热	100 毫克
维生素 B_7	皮炎、肠炎	极少见	—
维生素 B_9	巨成红细胞性贫血、胎儿先天缺陷	掩盖维生素 B_{12} 的缺乏症状	1000 微克
维生素 B_{12}	恶性贫血、神经损伤	头晕、头疼、恶心、呕吐	—
维生素 C	贫血、维生素 C 缺乏病	头疼、腹泻、胃灼热、肾结石	2000 毫克

第 4 节
健身者和运动员的维生素需求量

高强度的训练会使健身者和运动员流失更多的维生素，尤其是能够通过汗液和尿液排出体外的水溶性维生素（维生素 C 和 B 族维生素）。正因如此，健身者和运动员通常需要摄入比普通居民更多的维生素，以满足日常的营养需求。

为了完成每日的训练任务，健身者和运动员通常需要摄入更多的能量。更多的能量代表着更多的食物供应。这些食物不仅可以为健身者和运动员提供大量的能量，还能够为他们提供充足的维生素。所以，美国营养和饮食学会和美国运动医学会认为，如果日常饮食能够为健身者和运动员提供充足的能量，并维持他们的体重。那么，这些健身者和运动员就无须额外购买维生素营养补剂。

在以下 3 种情况下，维生素营养补剂或营养强化食品（额外添加某种维生素或营养素的食品）可能会对健身者和运动员有所帮助：

（1）健身者和运动员处于减脂期。在减脂期，由于每日的总热量摄入下降（食物供应量减少），所以仅靠日常饮食可能无法满足人体对某种维生素的需求，如 B 族维生素。

（2）健身者和运动员处于伤病状态，或刚从伤病中康复。在这种情况下，我们通常需要补充更多的维生素，来促进机体的恢复。

（3）健身者和运动员是素食者。素食者的日常饮食结构可能会导致某种 B 族维生素的缺乏。购买 B 族维生素营养补剂，能够帮助素食者预防 B 族维生素缺乏症。

第 5 节
生食和熟食哪个更健康？

生食和熟食的营养性对比研究，可以追溯到 20 世纪初。经过多年的研究，科学家最终发现，生食和熟食对健康的影响各有利弊。在大多数情况下，我们不能简单地判断谁好谁坏，而是需要在权衡利弊后，做出正确的选择。

生食的优点

烹饪会使食物中的部分维生素流失，几乎所有生食的营养成分含量都高于熟食。

熟食的优点

食物只有被人体消化和吸收后，才能发挥它们的营养价值。**研究表明：烹饪可以提高许多食物的消化吸收率，使更多的营养素能够被人体真正利用。**例如，淀粉颗粒在烹饪时，由于受热和吸水产生膨胀，从而更容易被人体消化；肉类的结缔组织在烹饪时会被软化，从而更容易被我们咀嚼（消化）。此外，烹饪还可以改善食物的口感，并杀灭食物中的有害物质。例如，加热可以使生鸡蛋中的细菌蛋白质失活，从而保护健康。

20 世纪 80 ~ 90 年代，一些营养学家认为，高温（温度超过 40 ℃）会破坏食物消化酶（存在于食物中的消化酶），从而影响食物的消化和吸收。然而，后期的研究表明以上论断并不可靠，这些存在于食物中的消化酶，对人体健康的影响极其微弱。

烹饪对维生素含量的影响

烹饪方式、烹饪时间和烹饪温度的改变，都会对食物中的维生素含量造成不同的影响。研究表明，食物中的维生素流失主要受以下 6 点因素影响（见表 8–5）：

（1）水溶性维生素（B、C）的溶解。食物中的水溶性维生素在烹饪（煮）过程中会溶于水中。如果将水倒掉，这部分维生素也会随之流失；

（2）食物暴露于空气中（氧化），导致部分维生素流失，如切菜；

（3）食物暴露于阳光下（紫外线），导致部分维生素流失，如切菜；

（4）食物受热，导致部分维生素流失；

（5）食物受到酸碱溶液的影响，导致部分维生素流失；

（6）食物在储存过程中的维生素流失。

表 8–5　影响维生素流失的主要因素

维生素类型	以下因素是否会引起食物中的维生素流失？						
	溶解	空气	阳光	受热	酸	碱	其他
维生素 A	否	部分流失	部分流失	相对稳定	?	?	无
维生素 D	否	否	否	否	?	?	无
维生素 E	否	是	是	否	?	?	与铁或铜接触
维生素 K	否	否	是	否	强酸	是	无
维生素 B_1（硫胺素）	高度流失	否	?	100℃以上	否	是	无
维生素 B_2（核黄素）	轻微流失	否	在溶液条件下	否	否	是	在大量水中长时间烹饪

（续表）

维生素类型	以下因素是否会引起食物中的维生素流失？						
	溶解	空气	阳光	受热	酸	碱	其他
维生素 B_3（烟酸）	是	否	否	否	否	否	无
维生素 B_5（泛酸）	相对稳定	?	?	是	是	是	无
维生素 B_6	是	?	是	?	否	是	无
维生素 B_7（生物素）	部分流失	?	?	否	强酸	是	与氧化剂接触
维生素 B_9（叶酸）	是	?	在干燥条件下	在高温条件下	不耐高温	?	储存流失
维生素 B_{12}	是	?	是	否	强酸	是	与铁或铜接触
维生素 C	极不稳定	是	是	是	?	是	无

需要注意，不同类型的维生素，在烹饪过程中的流失量不同（见表 8–6）。此外，由于某些维生素（如维生素 B_5）广泛存在于多种食物中，所以即使在烹饪过程中有一定程度的流失，也不会对健康造成过多的影响。

表 8–6　维生素在烹饪过程中的流失量（%）

维生素类型	A	E	B_1	B_3	B_5	B_6	B_9	C
流失量	11	11	26	18	17	3	20	16

生食还是熟食？

通过以上分析，我们可以看出：生食和熟食各有利弊。虽然生食的营养成分含量更高，但熟食（烹饪）也有众多益处，包括：

（1）烹饪可以提高食物的消化吸收率，使更多的营养素能够被人体真正利用；

（2）烹饪可以杀灭食物中的有害物质；

（3）烹饪可以软化蔬菜等食物，并改善它们的口感，这间接地增加了我们的进食量。在食物总量增加的情况下，即使有少量营养素流失，也不会对健康造成过多影响。

此外，在权衡生食和熟食利弊时，我们还需要考虑以下两点因素：

（1）研究表明，生食和熟食的维生素含量差距并不大，仅为 3% ～ 26%（见表 8–6）；

（2）在日常生活中，我们可以通过改变烹饪方式来减少维生素的流失。

不同类型食物的饮食策略

含淀粉类食物：烹饪有助于提高含淀粉类食物的消化吸收率，如谷物、块茎（土豆和红薯等）和豆类等。所以，含淀粉类食物更建议熟食。

蔬菜：橙色和深绿色蔬菜中含有种类丰富的类胡萝卜素，如 β – 胡萝卜素。β – 胡萝卜素在生食中生物利用率较低，这种情况可以通过温和加热方式（例如，蒸）改善。虽然烹饪会造成蔬菜中大多数维生素流失（流失量仅为 3% ～ 26%），但同样可以带来众多益处。所以，蔬菜到底应该生食还是熟食，并没有绝对的答案。

肉类：虽然生肉的营养成分含量更高，但也可能含有大量的细菌和寄生虫。烹饪有助于杀灭这些有害物质，并增加肉类的消化吸收率。所以，肉类更建议熟食。

水果：水果中含有一种消化酶抑制剂——丹宁酸。虽然烹饪有助于降低水果中丹宁酸的含量，但也会使部分维生素流失。成熟水果中的丹宁酸含量普遍较低，对健康的影响很小。所以，水果更建议生食。

如何减少食物中的维生素流失？

以下方法可以减少食物中的维生素流失：

（1）食物中的水溶性维生素在烹饪（煮）过程中会溶于水中，将这些水分连同食物一起食用，可以避免水溶性维生素的流失；

（2）避免烹饪时间过长或烹饪温度过高；

（3）建议用“蒸”的烹饪方式代替“煮”的烹饪方式；

（4）食用新鲜蔬菜，食物长时间储存可能会造成某些维生素的流失。

第九章

矿物质

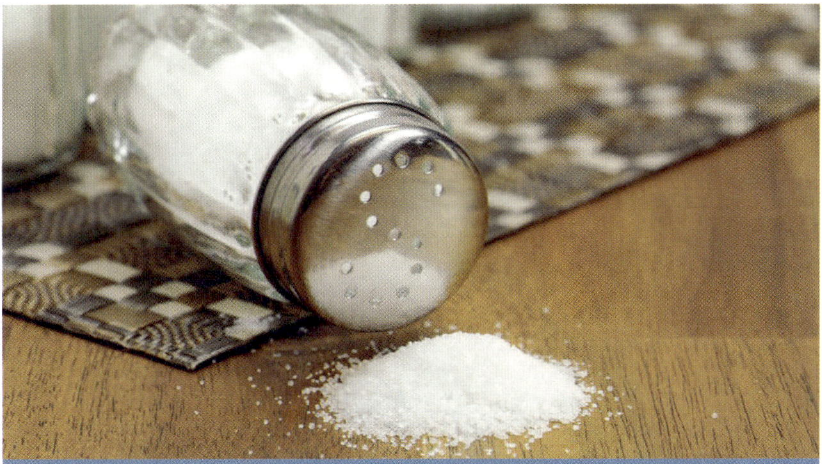

矿物质是一组重要的微量营养素，约占体重的4%。根据人体的每日需求量，矿物质可以分为常量矿物质和微量矿物质。人体对常量矿物质的需求量较大，如钙和钠；对微量矿物质的需求量较小，如铁和锌。

矿物质属于化学元素，所以无法被人体合成。为了维持正常的生理功能，我们必须从食物中摄取充足的矿物质。同维生素一样，矿物质摄入量过高或过低都会对健康产生不利的影响。例如，钠的摄入量过高可能会引发高血压，摄入量过低则可能引起肌肉痉挛。

受中国传统饮食结构的影响，我国不少居民都存在“钠摄入量偏高，钙、镁、铁、锌、硒摄入量偏低”的问题。了解与矿物质相关的营养学知识，不仅有助于我们预防和解决以上问题，还能够改善自己和家人的综合健康。

通过本章的学习，你将系统地掌握矿物质的相关知识，并获得以下问题的答案：

（1）什么是矿物质？矿物质可以分为哪两种类型？

（2）各类矿物质的主要功能和膳食来源是什么？

（3）各类矿物质的摄入量过低或过高会对身体造成哪些危害？

（4）健身者和运动员应该如何补充矿物质？

（5）如何预防矿物质过多症（中毒）？

（6）如何避免食物中的矿物质流失？

第 1 节
什么是矿物质？

矿物质是人体生长发育所必需的无机元素。由于人体无法合成矿物质，所以我们必须通过食物来获取充足的矿物质。矿物质可以分为常量矿物质和微量矿物质。常量矿物质是指人体每日需求量≥ 100 毫克的矿物质，微量矿物质是指人体每日需求量＜ 100 毫克的矿物质。此外，常量矿物质在人体内的含量也远高于微量矿物质。

植物源食物、动物源食物和水都可以为我们提供丰富的矿物质。此外，矿物质营养补剂也能够帮助我们补充矿物质。

矿物质的吸收和储存

矿物质的吸收率受如下多种因素影响。

（1）人体对矿物质的需求量。人体在不同的生长发育阶段，对不同矿物质的需求量不同。人体对某种矿物质的需求量越高，对它的吸收率也越高。

（2）同等价态矿物质之间的相互干扰。拥有相同价态的矿物质，在吸收过程中会相互竞争。例如摄入过多的铁（Fe^{2+}）可能会影响钙的（Ca^{2+}）吸收。

（3）食物中其他物质的影响。草酸（绿叶蔬菜）、肌醇六磷酸（全谷物和豆类）和多酚（茶叶、咖啡和红酒）都会影响矿物质的吸收率。例如**人体可以吸收乳制品中 32% 的钙，但却只能吸收菠菜中 5% 的钙，这正是由于草酸的影响。**

（4）维生素的影响。例如维生素 C 可以提高铁的吸收率。

（5）胃酸。胃酸可以提高矿物质的吸收率。当胃酸的分泌量减少时（例如使用抗酸剂药物），矿物质的吸收率也会随之下降。

总之，食物中的矿物质含量并不等同于人体能够真正吸收利用的矿物质含量。

不同矿物质在人体内的储存部位不同。例如钙主要储存在骨骼和牙齿中，而铁主要储存在肝脏和骨髓中。此外，不同矿物质的流失方式也不同。常量矿物质主要通过尿液流失，部分微量矿物质主要通过粪便流失。

矿物质的缺乏症和过多症

长期缺乏某种矿物质会引发矿物质缺乏症。由矿物质摄入量不足引起的矿物质缺乏症叫作原发性缺乏症；由矿物质吸收障碍等疾病引起的矿物质缺乏症叫作继发性缺乏症。矿物质缺乏会引发多种健康问题，如贫血和甲状腺肿大。常见的矿物质缺乏症包括钙、钾、锰、铁、锌、硒和碘缺乏症。

过量摄入矿物质可能会导致急性或慢性中毒，从而引发矿物质过多症。**需要注意，矿物质过多症主要是由于过量使用矿物质补剂所引起，仅靠日常饮食很难导致矿物质摄入量超标（除钠以外）。**此外，某种矿物质的摄入量过高，还可能影响其他矿物质的吸收率。

如何避免食物中的矿物质流失？

矿物质属于化学元素，所以不会被高温所破坏。但是在烹饪过程中，矿物质会从食物渗入到水中，如果将水倒掉，这部分矿物质也会随之流失。研究表明，水煮可以减少土豆中 50% ~ 75% 的钾、镁、锰、硫和锌含量。**正因如此，“蒸”的烹饪方式要优于“煮”的烹饪方式。**

第 2 节
常量矿物质

常量矿物质是指人体每日需求量≥ 100 毫克的矿物质，包括钠、钾、钙、磷、镁、氯和硫。常量矿物质的主要功能和膳食来源如表 9-1 所示。表中的营养强化食品（*）是指额外添加钙或其他营养素的食物。

表 9-1　常量矿物质的主要功能和膳食来源

常量矿物质	主要功能	主要膳食来源
钠	1. 维持人体水分平衡 2. 辅助神经冲动传递和肌肉收缩 3. 辅助葡萄糖和氨基酸的吸收	盐、海洋蔬菜、牛奶、菠菜
钾	1. 维持人体水分平衡 2. 辅助神经冲动传递和肌肉收缩	乳制品、水果、蔬菜、肉类、全谷物、豆类
钙	1. 改善骨骼健康，促进身体发育 2. 辅助神经冲动传递和肌肉收缩 3. 促进血细胞的合成 4. 维持人体水分平衡	乳制品、鱼类罐头（含骨头）、绿叶蔬菜、坚果、种子、豆腐、营养强化食品 *
磷	1. 辅助酶的正常工作 2. 改善骨骼健康，促进身体发育 3. 调节人体酸碱平衡	乳制品、肉类、鱼类、家禽类、焙烤食品、全谷物、软饮料
镁	1. 辅助酶的正常工作 2. 维持心脏和神经系统的正常功能 3. 改善骨骼健康	全谷物、绿叶蔬菜、坚果、种子、豆类
氯	1. 促进胃酸分泌 2. 维持免疫和神经系统的正常功能 3. 维持人体水分平衡 4. 辅助神经冲动传递	盐
硫	1. 稳定蛋白质的结构 2. 调节人体酸碱平衡 3. 辅助药物解毒作用	含蛋白质类食物

需要注意：(1) 中国居民普遍存在“钠摄入量偏高，钙、镁摄入量偏低”的问题。在烹饪过程中，1 茶勺盐约含 2300 毫克钠，这是钠的每日摄入量上限；(2) 除了钙和镁以外，钾缺乏症也是常见的矿物质缺乏症。常量矿物质摄入量过低或过高可能引起的症状如表 9-2 所示。可耐受最高摄入量（UL）是指常量矿物质的每日摄入量上限，摄入量超过该标准可能会引发矿物质过多症。可耐受最高摄入量的针对人群为 19 岁及以上成年人（健康），不包括孕妇和哺乳期女性。各类人群的常量矿物质每日推荐摄入量，请查阅附录。

表 9-2　常量矿物质的缺乏症和过多症

常量矿物质	矿物质缺乏症	矿物质过多症	可耐受最高摄入量
钠	肌肉痉挛、头疼、恶心、呕吐、疲劳	1. 增加高血压和心血管疾病的发病率 2. 促进钙质的流失	2300 毫克
钾	1. 心律不齐、食欲降低、肌肉痉挛 2. 增加高血压和中风的发病率	当肾脏功能受损时，摄入过量的钾可能会导致心率降低	—
钙	增加骨质疏松症的发病率	增加肾结石的发病率	2 ～ 2.5 克
磷	影响骨骼健康	影响骨骼健康	3 ～ 4 克
镁	心律不齐、虚弱、恶心、呕吐、肌肉疼痛、癫痫	腹泻、虚弱、恶心、心神不安	350 毫克
氯	惊厥（婴儿）	增加高血压的发病率（与盐有关）	3600 毫克
硫	—	—	—

第 3 节
微量矿物质

微量矿物质是指人体每日需求量小于 100 毫克的矿物质，约占体重的 0.15%。常见的微量矿物质包括铁、锌、锰、铜、碘、铬、钼和硒。微量矿物质的主要功能和膳食来源如表 9–3 所示。

表 9–3　微量矿物质的主要功能和膳食来源

微量矿物质	主要功能	主要膳食来源
铁	1. 血红蛋白的主要成分 2. 维持免疫系统的正常功能 3. 维持正常的新陈代谢 4. 改善认知能力	肝脏、红肉、海产品、鸡蛋、家禽类、绿叶蔬菜、营养强化食品 *
锌	1. 维持免疫系统的正常功能 2. 促进身体发育 3. 稳定细胞膜的结构	海产品、肉类、坚果、豆类、全谷物、乳制品
锰	1. 辅助酶的正常工作 2. 维持正常的碳水化合物代谢 3. 抗氧化	全谷物、坚果、豆类、茶、咖啡
铜	1. 辅助酶的正常工作 2. 维持正常的铁代谢 3. 维持正常的结缔组织代谢	甲壳类动物、肝脏、豆类、全谷物、坚果、种子、黑巧克力、西梅
碘	1. 甲状腺激素的主要成分 2. 调节新陈代谢，促进身体发育	碘盐、咸水鱼、海藻
铬	1. 维持胰岛素的正常功能 2. 维持正常的葡萄糖代谢 3. 维持正常的脂质代谢	肉类、家禽类、鱼、鸡蛋、肝脏、全谷物、坚果、蘑菇、西蓝花
钼	辅助酶的正常工作	全谷物、坚果、豆类
硒	1. 辅助酶的正常工作 2. 抗氧化 3. 激活甲状腺激素	肉类、鸡蛋、鱼类、海产品、坚果、全谷物

表中的营养强化食品（*）是指额外添加铁的食物。需要注意：(1)中国居民普遍存在“铁、锌、硒摄入量偏低”的问题；(2) 在世界范围内，锰缺乏症也是常见的矿物质缺乏症；(3) 相比植物源食物，动物源食物中的铁具有更高的生物利用率。

微量矿物质摄入量过低或过高可能引起的症状如表 9-4 所示。可耐受最高摄入量是指微量矿物质的每日摄入量上限，摄入量超过该标准可能会引发矿物质过多症。可耐受最高摄入量的针对人群为 19 岁及以上成年人（健康），不包括孕妇和哺乳期女性。各类人群的微量矿物质每日推荐摄入量，请查阅附录。

表 9-4　微量矿物质的缺乏症和过多症

微量矿物质	矿物质缺乏症	矿物质过多症	可耐受最高摄入量
铁	疲劳、免疫力下降、贫血、发育迟缓	胃肠道不适	45 毫克
锌	皮肤炎、腹泻、食欲降低、发育不良、免疫力下降	腹泻、恶心、痉挛、免疫力下降、铜的吸收率降低	40 毫克
锰	发育不良、骨骼畸形	神经系统紊乱	11 毫克
铜	贫血、发育不良、白细胞含量降低	恶心、呕吐、腹泻、神经系统紊乱	10 毫克
碘	甲状腺肿大、痴呆症	甲状腺功能受损	1.1 毫克
铬	葡萄糖不耐受	—	—
钼	—	发育不良	2 毫克
硒	克山病、甲状腺激素含量降低	恶心、呕吐、脱发、腹泻	0.4 毫克

第 4 节
健身者和运动员的矿物质需求量

高强度的训练会使健身者和运动员流失更多的矿物质，如镁、铜、锌、硒和铬。正因如此，健身者和运动员通常需要摄入比普通居民更多的矿物质，以满足日常的营养需求。为了完成每日的训练任务，健身者和运动员通常需要摄入更多的能量（食物）。所以，同维生素一样，如果日常饮食能够为健身者和运动员提供充足的能量，并维持他们的体重。那么，这些健身者和运动员就无须额外购买矿物质营养补剂。

在以下三种情况下，矿物质营养补剂或营养强化食品（额外添加某种矿物质的食品）可能会对健身者和运动员有所帮助。

（1）健身者或运动员处于减脂期。在减脂期，由于每日的总热量摄入下降（食物供应量减少），所以仅靠日常饮食可能无法满足人体对某种矿物质的需求。

（2）健身者或运动员处于伤病状态，或刚从伤病中康复。在这种情况下，我们通常需要补充更多的矿物质，来促进机体的恢复。

（3）健身者或运动员是素食者。素食者是某些矿物质缺乏症的易发群体，如铁。

需要注意：钙和铁是两种对运动表现有重要影响的矿物质。钙缺乏症的易发群体包括：（1）减脂期（低热量饮食）健身者或运动员；（2）经期不规律的女性。铁缺乏症的易发群体包括：（1）减脂期（低热量饮食）健身者或运动员；（2）例假期女性；（3）素食健身者或运动员；（4）耐力型运动员。以上群体一定要时刻注意钙和铁的充足摄入。虽然矿物质营养补剂或营养强化食品有助于补充矿物质，但为了防止矿物质过多症（中毒），建议选择矿物质含量在 100% 每日营养摄入量（DV）以下的矿物质营养补剂。关于每日营养摄入量的详细内容，请看第二章。

第十章 水

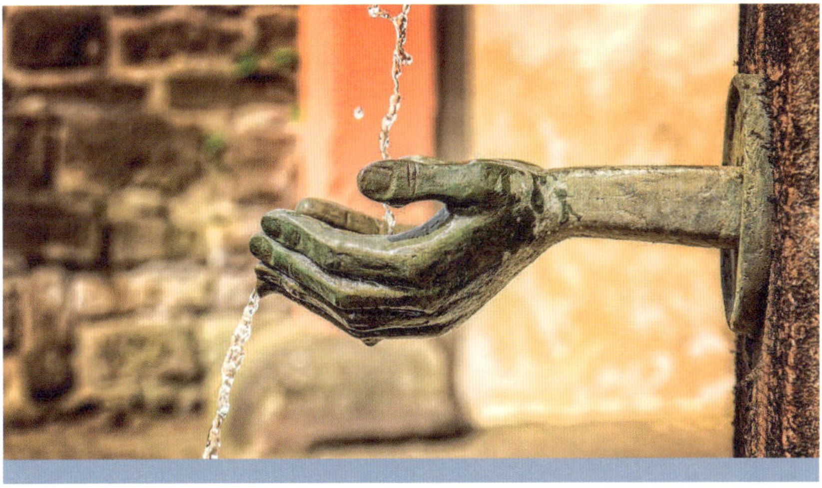

水是人体内含量最多的分子类型，约占体重的 55% ～ 78%。为了维持正常的生理功能，我们每天需要补充 1 ～ 7 升水。摄入充足的水分能够为人体带来众多的健康益处：提高新陈代谢、预防便秘、稳定血压和保护关节等。

水是生命之源，也是最容易被健身者忽略的营养素。2018 年发表在《欧洲营养学杂志》（*European Journal of Nutrition*）上的研究表明：中国居民的饮水量普遍偏低，仅有 28% 的成年人，每日饮水量能够达到中国营养协会的推荐标准。

几乎所有人都听过“每天至少喝 8 杯水”的说法。然而，近年来的研究表明这种说法根本没有科学依据。在日常生活中，我们需要综合考虑运动强度、年龄和生活环境等因素，科学地制定每日饮水量。只有这样，才能够有效改善健康，塑造理想身材。

通过本章的学习，你将系统掌握水的相关知识，并获得以下问题的答案：

（1）人体内的水分可以分为哪两种类型？

（2）水分都具有哪些重要的生理作用？

（3）我们每天需要补充多少水分？

（4）运动前、中、后应该如何补水？

（5）如何根据尿液的颜色来判断自己是否缺水？

（6）饮水量过高或过低会对健康造成哪些危害？

（7）热水、温水、凉水和冰水，到底哪种更健康？

第 1 节 水的作用

水是人体内含量最多的分子类型，约占体重的 55% ～ 78%。体脂含量越高，年龄越大，人体内的水分含量就越低。根据水的聚集部位，人体内的水分可以分为两种类型：

（1）细胞内液：存在于细胞内的流体，约占人体水分的 63%；

（2）细胞外液：存在于细胞外的流体，约占人体水分的 37%。可进一步分为间隙液体（存在于细胞间的流体）和血管内液（存在于血液和淋巴液中的流体）。

细胞内液中的主要阳离子为钾（K^+）和镁（Mg^{2+}），主要阴离子为磷酸根离子（PO_4^{3-}）和硫酸根离子（SO_4^{2-}）。细胞外液中的主要阳离子为钠（Na^+）和钙（Ca^{2+}），主要阴离子为氯（Cl^-）和碳酸氢根离子（HCO_3^-）。这些电解质有助于维持细胞内外的水分平衡。

水分具有多种重要的生理作用，包括：

（1）维持血液含量；

（2）向人体细胞输送营养物质和氧气；

（3）促进食物的消化；

（4）预防便秘；

（5）稳定血压和心率；

（6）润滑关节，保护各类组织和器官；

（7）调节人体体温；

（8）维持电解质平衡；

（9）排除体内毒素（以尿液和汗液的形式）。

第 2 节
我们每天需要补充多少水分？

我们每日的水分需求量受多种因素影响，包括体形、运动强度、年龄、健康状况和生活环境（温度和湿度）等。绝大多数健康专家认为：为了维持正常的生理功能，我们每天至少需要补充 2 升水分。根据尿液的颜色，我们可以快速判断身体是否缺水。通常，尿液颜色越深，身体缺水越严重（见图 10–1）。

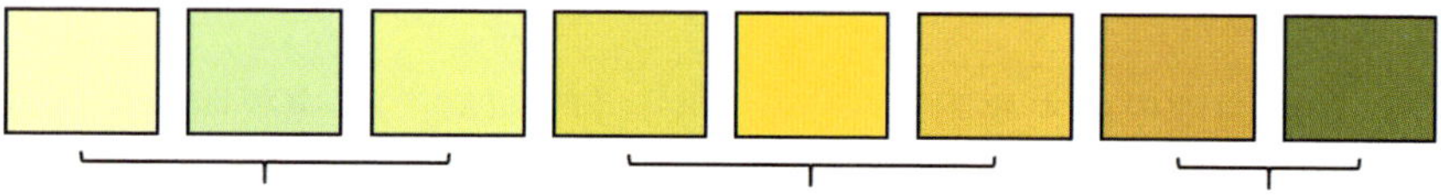

图 10–1　尿液颜色表

根据美国食物与营养委员会制定的适宜摄入量（AI）：普通成年男性（≥ 19 岁）每日需要补充 3.7 升水分，普通成年女性（≥ 19 岁）每日需要补充 2.7 升水分。这些水分约 19% 来自食物，81% 来自饮用水。所以，成年男性和女性每天各需要饮用 2.9 升和 2.2 升水分。

根据适宜摄入量，孕妇和哺乳期女性（14 ～ 50 岁）需要补充更多的水分，分别是 3 升 / 天和 3.8 升 / 天。这些水分约 20% 来自食物，80% 来自饮用水。所以，孕妇和哺乳期女性每天各需要饮用 2.4 升和 3 升水分。

需要注意：（1）适宜摄入量只是基于观察实验得出的统计数据。如果采用此标准规划饮水量，可以保证超过 97% ～ 98% 的普通居民获得充足的水分供应；(2) 体育锻炼和热暴露（处于炎热环境下）会增加水分的流失，所以需要相应地补充更多水分。研究表明，在炎热环境下运动，可能需要补充 6 升甚至更多的水分。

健身者和运动员的饮水量

运动会使体温快速升高，从而加速水分的流失。在长时间的运动过程中，人体的水分流失量可以达到 750 ～ 2000 毫升 / 小时。环境温度越高、运动强度越大、运动时间越长，人体的水分流失量就越多。

研究表明：即使是轻微的脱水（水分流失量超过体重的 2% ～ 3%），都会显著降低健身者和运动员的训练水平（力量、耐力和爆发力等），并损害身体健康。所以，健身者和运动员一定要在运动前、中、后补充充足的水分。

水分具有调节体温的作用。运动中脱水会使体温快速升高，并引发热失调症。按照严重程度，热失调症可以分为以下 3 种类型：

(1) 热疲劳：最轻微的热失调症。常见症状包括头疼、眩晕、恶心、肌肉疲劳和视觉障碍等。健身者和运动员出现热疲劳后，应尽快转移到凉爽通风的地方，脱去身上多余的衣物，及时补充水分，并用凉水擦拭身体。

(2) 热痉挛：如果健身者和运动员在炎热环境下进行长时间运动，致使身体流失大量的水分和电解质，就有可能引发热痉挛。热痉挛常出现于腹部、手臂和小腿。在长时间或高强度的运动中，饮用含电解质的运动饮料，有助于预防热痉挛。

(3) 中暑：当健身者和运动员的体温达到 40℃或以上时，就有可能引发中暑。中暑的常见症状包括恶心、呕吐、协调性下降、皮肤干热、心率加快、腹泻、癫痫和昏迷等。如果不尽快接受治疗，中暑可能会致死

（致死率为 10%）。为了预防中暑，健身者和运动员应时刻注意水分和电解质的补充，并避免在炎热潮湿的环境下进行运动。

摄入充足的水分不仅有助于改善健身者和运动员的训练水平，预防热失调症，还能够提高新陈代谢，促进脂肪燃烧。研究表明饭前 30 分钟饮用 250 ～ 500 毫升水，能够有效增强饱腹感，提高新陈代谢，促进脂肪燃烧。

健身者和运动员每天应该饮用多少水？目前还没有明确的答案。一些运动营养专家认为，进行力量训练的男性健身者和运动员，每日应该饮用 3.8 升水分。还有一种常用的计算方法是：每日最低饮水量（毫升）= 体重（千克）×40（毫升）。例如，一名 70 千克体重的健身者，每日至少需要饮用 2.8 升水分。

在运动过程中，我们需要把水分流失量控制在体重的 2% 以内。例如一名 70 千克体重的健身者，在运动中的水分流失量不应超过 1.4 升。很多健身者将“口渴感”作为一种身体需要补水的信号。实际上，当口渴感出现时，身体已经脱水较长一段时间了。表 10-1 是美国营养和饮食学会及美国运动医学会的推荐饮水指南。

表 10-1　运动前、中、后的饮水建议

时间段	饮水量
运动前	运动前 2 ～ 3 小时饮用 500 ～ 750 毫升水分
	运动前 10 ～ 15 分钟饮用 250 ～ 375 毫升水分
运动中	每隔 10 ～ 15 分钟饮用 250 ～ 375 毫升水分
	如果运动时间超过 1 小时，建议选择运动饮料 *
运动后	对比运动前后体重，每损失 0.5 千克体重，补充 450 ～ 675 毫升水分

说明：* 运动饮料的碳水化合物含量应为 4% ～ 8%，钠含量应为 0.5 ～ 0.7 克 / 升。例如：100 毫升的运动饮料，应含有 4 ～ 8 克碳水化合物和 50 ～ 70 毫克钠。

第 3 节
与水相关的健康问题

水分平衡是人体健康的关键。为了防止脱水或水中毒的情况发生，肾脏、大脑、肺和肝脏协同工作，共同维持着人体的水分平衡。当饮水量过低时，身体的储水能力会增强，排尿量会减少。当饮水量过高时，身体的储水能力会下降，排尿量会增加。在某些情况下，人体的调节机制无法维持正常的水分平衡，就会引发脱水或水中毒。

脱水

当水分流失量大于补水量时，脱水就有可能发生。脱水的原因有多种，例如：

（1）在炎热环境下运动；

（2）腹泻、呕吐或发烧；

（3）身体出现口渴感后，不及时补充水分。

健身者在炎热环境下运动，尤其是进行长时间的运动时，如果不及时补充水分（见表 10-1），就有可能引发脱水。脱水的常见症状包括头疼、皮肤和口腔干燥、肌肉疲劳、排尿量减少和尿液颜色加深等。如果脱水进一步发展，还有可能引起肾衰竭、昏迷和癫痫等症状，甚至导致死亡。以下方法可以帮助大家预防脱水：

（1）每天饮用充足的水，并将饮水量均匀地分配在全天各个时段。需要注意，睡前 30 ~ 60 分钟内不宜饮用过多的水。

（2）日常补水应以饮用水（淡水）为主。含咖啡因或酒精饮料不仅会增加排尿量，促进水分流失，还有可能影响睡眠。含糖饮料可能会引发肥胖，并增加糖尿病的发病率。

（3）选择富含水分的食物，如蔬菜和水果。

水中毒

在短时间内饮用大量的水分，人体排水速度低于饮水速度，就有可能导致水中毒。在水中毒情况下，血液中的钠会被稀释。当钠的浓度低于 135 毫摩尔 / 升时，就会引发低血钠症。低血钠症的常见症状包括头疼、恶心、平衡力下降和视觉障碍等。严重时还可能引起癫痫和昏迷等症状，甚至导致死亡。

水中毒在普通人群中的发病率很低。一些耐力型运动员为了防止运动中脱水，可能会饮用过量的水分，从而引发低血钠症。在长时间的运动过程中（运动时间超过 1 小时），选择含有钠的运动饮料，并避免过量饮水，有助于预防低血钠症。

第 4 节
热水和凉水哪个更健康?

根据水温的不同，我们可以将饮用水依次分为热水、温水、凉水和冰水。在日常生活中，我们到底应该选择温度更高的水还是温度更低的水?这一直是一个充满争议的问题。实际上，同生食和熟食一样，热水、温水、凉水和冰水对健康的影响也各有利弊。

凉水和冰水的优点

饮用凉水或冰水可以使我们燃烧更多的卡路里。因为人体会消耗额外的热量，将凉水或冰水的温度升高到与人体体温一致的状态。来自美国阿肯色医科大学和南加州大学药学院的研究表明：喝 1 杯凉水的确比喝 1 杯温水消耗的热量更多。但是，这些热量微乎其微，仅有 8 千卡。如果你想通过这种方法减少 0.45 千克体重，需要将 435 杯温水替换为凉水（1 杯 = 240 毫升）。

来自美国哥伦比亚大学的研究表明，相比温水，凉水可以更快速地被人体吸收，这对运动时的补水非常有益。此外，凉水还有助于降低体温，提高运动时的表现能力。来自美国运动医学会的研究表明，相比温水，人们更喜欢凉水的口感。所以，对于那些不爱喝水的人来说，凉水也许更适合他们。

目前，还没有充足的证据表明喝凉水会损害健康。对胃肠道疾病患者来说，温水可能比凉水更适合他们。此外，美国得克萨斯心脏研究所建议健身者在运动时选择凉水，而不是冰水。

热水和温水的优点

相比凉水和冰水，热水和温水也具有不少优点，例如：

（1）热水和温水有助于减缓压力，改善中枢神经系统的健康；

（2）热水和温水能够刺激大汗腺，促进身体毒素的排出；

（3）热水和温水有助于刺激胃肠道收缩，从而改善便秘；

（4）相比凉水和冰水，温水更适合牙齿敏感人群；

（5）相比凉水和冰水，在夏季选择温水更为方便（无须冰箱）。

我们应该如何选择？

无论是热水、温水、凉水还是冰水，都有助于我们补充水分，改善健康。你可以根据它们的特点，在不同情况下选择不同温度的水，也可以根据自己的喜好来进行选择。总之，在日常生活中，一定要注意充分补水！

第十一章 酒精

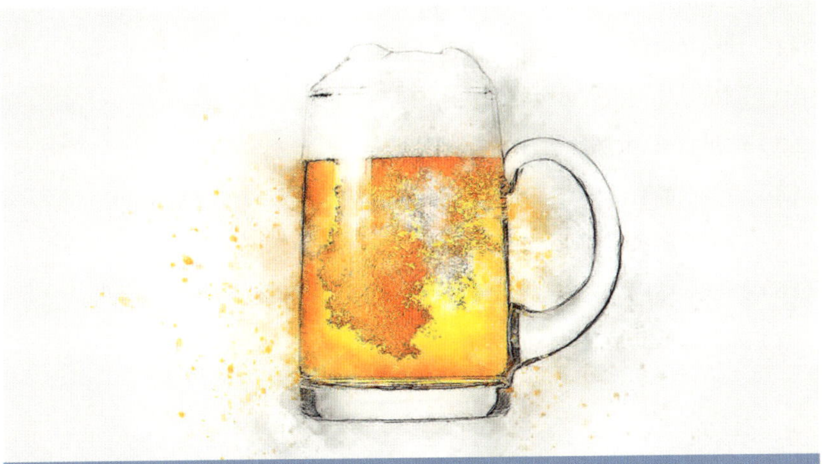

酒精的化学名称为乙醇，是一种存在于含酒精饮料（啤酒、白酒、红酒等）中的精神活性物质。酒精不是必需营养素，但却含有很高的热量。每克酒精可以提供 7 千卡热量（7 kcal/g），这相当于碳水化合物或蛋白质热量的 1.75 倍。

2018 年发表在《柳叶刀》杂志上的一项研究表明：2016 年，全球饮酒人数高达 24 亿人。其中，男、女性饮酒者各占全球男、女性人口总数的 39% 和 25%。对不少人而言，饮酒是一项有助于缓解压力，放松身心的消遣方式。然而，酒精的危害性远远大于它的潜在性益处。据世界卫生组织统计：2012 年，全球死亡人口总数的 5.9%（330 万人）与酒精摄入有关。

中国的酒文化源远流长，饮酒人数也高居世界前列。据统计，中国的饮酒人数比例高达 57.8%（农村为 58.3%，城市为 57.3%），平均饮酒量也远高于适量饮酒标准。为了改善健康，预防与酒精相关的多种疾病，我们必须要对酒精有一个科学全面的认识。

通过本章的学习，你将系统掌握酒精的相关知识，并获得以下问题的答案：

（1）什么是酒精？

（2）酒精是如何被人体吸收和代谢的？

（3）适量饮酒、过量饮酒和酗酒的标准分别是什么？

（4）适量饮酒有哪些潜在或可能性益处？

（5）过量饮酒会对健康造成哪些危害？

（6）哪些群体应该完全避免酒精？

（7）如何降低酒精对人体的危害性？

第 1 节
什么是酒精?

酒精是一种存在于含酒精饮料（啤酒、白酒、红酒等）中的精神活性物质，化学名称为乙醇（CH_3CH_2OH）（见图 11–1）。酒精来源于谷物、水果和蜂蜜等食物的发酵。发酵是酵母（一种微生物）将碳水化合物转变为酒精和二氧化碳的过程。通过发酵，1 个葡萄糖分子可以转变为 2 个乙醇分子和 2 个二氧化碳分子。

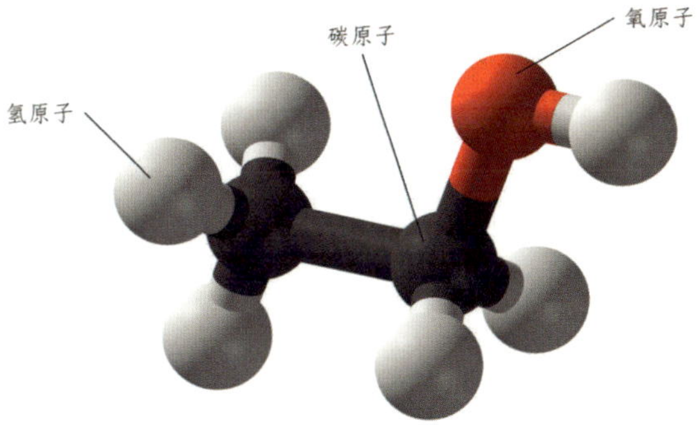

图 11–1　酒精（乙醇）

在许多国家的文化当中，酒具有重要的社交属性。据统计，在 2014 年，全球含酒精饮料产业规模就已经超过 1 万亿美元。在日常生活中，我们会见到各种类型的含酒精饮料。不同类型的含酒精饮料，口感、发酵食物和酒精含量也有所不同（见表 11–1）。

表 11-1　常见含酒精饮料的发酵食物和酒精含量

含酒精饮料	发酵食物	酒精含量（%ABV）	
		典型含量	范围
啤酒	大麦、小麦	4% ～ 6%	2% ～ 15%
葡萄酒	葡萄	12.5% ～ 14.5%	5% ～ 17%
苹果酒	苹果汁	4% ～ 8%	2% ～ 12%
蜂蜜酒	蜂蜜	8% ～ 20%	
烈酒	谷物、水果或蔬菜	30% ～ 40%	15% ～ 98%

在衡量含酒精饮料的酒精含量时，酒精体积分数（ABV）是最常用的指标。%ABV 的含义是：在 20℃的温度下，100 毫升含酒精饮料中的酒精含量（毫升）比例。酒精的密度是 0.79 克 / 立方厘米（20℃），所以 100 毫升酒精 =79 克酒精。

酒精不是必需营养素，但却有着很高的热量。每克酒精可以提供 7 千卡热量，这相当于碳水化合物或蛋白质热量的 1.75 倍。此外，很多含酒精饮料中还含有碳水化合物。例如：一瓶 355 毫升的啤酒（5%ABV），不仅含有 17.8 毫升酒精（98 千卡），还含有 10 ～ 15 克碳水化合物（40 ～ 60 千卡）。所以，过量饮酒也是肥胖的主要原因之一。

标准酒精量

从科学角度来讲，1 杯酒的定义是含有 18 毫升酒精（14 克酒精）的饮料。这相当于 360 毫升啤酒（5%ABV）或 150 毫升葡萄酒（12%ABV）。根据《美国居民膳食指南（2015—2020 年）》，适量饮酒的标准为，男性每天不超过 2 杯；女性每天不超过 1 杯。然而，2018 年发表在《中华流行病学杂志》上的一项研究表明：中国饮酒人群的每日平均饮酒量为 32.7

克（酒精），远高于适量饮酒标准。

酒精的吸收和代谢

与碳水化合物、蛋白质和脂质不同，酒精无须经历消化（分解）过程，就能够被人体快速吸收。其中，20% 的酒精在胃部被吸收，80% 的酒精在小肠被吸收。在空腹状态下，酒精被人体吸收的速率最快。**饮酒的同时，搭配一些食物，有助于减缓酒精的吸收速率。**食物中的脂肪含量越多，酒精被人体吸收的速率就越慢。

人体无法储存酒精，所以会优先代谢酒精。当我们摄入少到中量的酒精时，人体主要通过乙醇脱氢酶（ADH）路径代谢酒精（见图 11–2）。酒精在乙醇脱氢酶的作用下，会转变为乙醛，然后进一步转变为乙酰辅酶 A。少量的乙酰辅酶 A 会转变为二氧化碳、水和能量，其余的都会被用于脂肪酸和甘油三酯的合成，这会导致脂肪在肝脏中的堆积。

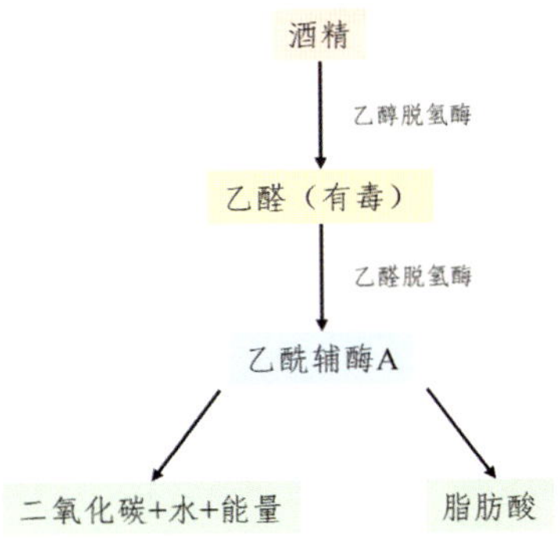

图 11–2　酒精的代谢（乙醇脱氢酶代谢路径）

当酒精摄入量超过乙醇脱氢酶路径的代谢能力时，肝脏会激活微粒体乙醇氧化系统（MEOS），以代谢多余的酒精。微粒体乙醇氧化系统的代谢方式和乙醇脱氢酶路径类似。但是，在将酒精转变为乙醛的过程中，微粒体乙醇氧化系统需要消耗部分能量（乙醇脱氢酶路径不会）。

随着酒精摄入量的提高，微粒体乙醇氧化系统的酒精代谢能力会逐渐增强。**这就是"酒量越喝越大"的原因之一。**除了代谢酒精，微粒体乙醇氧化系统还会代谢药物和其他外来物质。长时间的过量饮酒虽然可以增强微粒体乙醇氧化系统的活性，但由于人体总是会优先代谢酒精，所以微粒体乙醇氧化系统代谢药物的能力也会随之降低，并增加药物中毒或相互作用的风险。

除了乙醇脱氢酶路径和微粒体乙醇氧化系统，人体还有第三种代谢酒精的方式——过氧化氢酶代谢路径。但是相比前两种代谢方式，过氧化氢酶路径所代谢的酒精量非常少。此外，还有少量的酒精会通过呼吸、尿液和汗液排出体外。表 11–2 对比了 3 种主要的酒精代谢方式。

表 11–2　酒精的代谢方式

代谢路径	代谢场所	酒精代谢量
乙醇脱氢酶路径	胃（10% ～ 30%）和肝脏（70% ～ 90%）	90%
微粒体乙醇氧化系统	肝脏	酒精摄入量越高， 代谢量越高
过氧化氢酶路径	肝脏和其他细胞	少量

人体代谢酒精能力的强弱，主要取决于乙醇脱氢酶和乙醛脱氢酶的含量（活性）。大多数亚洲人的乙醇脱氢酶含量较高，但乙醛脱氢酶含量较低。所以，虽然他们可以快速地将酒精转变为乙醛，但却无法有效地将乙醛转变为乙酰辅酶 A。乙醛在体内堆积会引起面红、眩晕、恶心、头疼、呼吸加速和心跳加快等症状。如果继续饮酒，症状则会进一步加重。

相比男性，女性的酒精代谢能力通常较弱，这是因为：（1）女性胃部的乙醇脱氢酶含量通常较低；（2）女性的身体含水量通常较低，所以酒精在血液中的浓度更高。

酒精在人体内的平均代谢速度是每小时 0.1 克 / 千克体重。一名 70 千克的饮酒者，如果身体健康、肝脏功能良好，那么他的酒精代谢速度就为 7 克 / 小时（理论平均值）。长期大量饮酒可能会增强乙醇氧化系统的酒精代谢能力。一些体重较大、饮酒频率较高的男性饮酒者，每小时的酒精代谢量甚至可以达到 30 克。当酒精摄入量超过人体的代谢速度时，血液中的酒精浓度就会持续升高，并引发多种健康问题。

第 2 节
适量饮酒准则

美国食物与营养委员会和美国心脏病协会对适量饮酒的定义是：男性平均每天不超过 2 杯（36 毫升酒精），女性平均每天不超过 1 杯（18 毫升酒精）。美国国家酒精滥用与酒精中毒研究所对过量饮酒的定义是：男性单日饮酒量≥ 5 杯，女性单日饮酒量≥ 4 杯。美国药物滥用与精神健康服务管理局对酗酒的定义是：过量饮酒在 1 个月内的出现频率≥ 5 天（次）。为了降低酒精使用障碍（AUD）的发病率，美国国家酒精滥用与酒精中毒研究所建议：男性单日饮酒量不要超过 4 杯，单周饮酒量不要超过 14 杯；女性单日饮酒量不要超过 3 杯，单周饮酒量不要超过 7 杯（见表 11–3）。

表 11–3　饮酒量等级划分

饮酒量等级	定义
适量饮酒	男性：平均每天不超过 2 杯 女性：平均每天不超过 1 杯
过量饮酒	男性：单日饮酒量≥ 5 杯 女性：单日饮酒量≥ 4 杯
酗酒	过量饮酒在 1 个月内的出现频率≥ 5 天（次）
低风险 AUD 饮酒	男性：单日饮酒量不超过 4 杯，单周饮酒量不超过 14 杯 女性：单日饮酒量不超过 3 杯，单周饮酒量不超过 7 杯

说明：1 杯酒含有 18 毫升或 14 克纯酒精。

美国国家酒精滥用与酒精中毒研究所、美国国家科学院和美国农业部建议以下群体完全避免酒精：

（1）未成年人；

（2）孕妇或备孕期女性；

（3）即将开车或操纵机器的群体；

（4）正在服用某种药物（该药物会和酒精发生相互作用）的群体；

（5）患有某种疾病（酒精会加剧该疾病的症状）的群体；

（6）无法控制自己饮酒量的群体。

血液酒精含量

血液酒精含量（BAC）是一种衡量人体酒精含量的常用指标。1% 血液酒精含量的定义是：每 100 毫升血液中含有 1 克酒精。当血液酒精含量达到 0.4% 时，就有可能导致死亡。在这种情况下，饮酒者必须被立即送医。表 11–4 是不同血液酒精含量数值下的人体行为特征。血液酒精含量的数值越高，对健康的损害越大。

表 11–4　不同血液酒精含量数值下的行为特征

血液酒精含量（%）	行为特征
0.010 ～ 0.059	轻度兴奋、放松、愉悦、健谈、警戒性降低
0.060 ～ 0.099	精神欢快、性格外向、疼痛感降低、略有迟钝感
0.100 ～ 0.149	情绪波动、吐字不清、意识模糊、过度喧闹、呕吐
0.150 ～ 0.199	行动能力明显下降、可能会昏迷或短暂失忆（断片）、呕吐
0.200 ～ 0.299	呕吐、昏迷、感知能力部分丧失、性欲降低
0.300 ～ 0.399	昏迷、抽搐、理解能力完全丧失、低死亡率
0.400 ～ 0.500	昏迷、大小便失禁、中等死亡率
＞ 0.500	高死亡率

第 3 节
酒精对健康的影响

酒精是最古老的消遣性物质。考古学研究表明：含酒精饮料的使用可以追溯到新石器时代。早在 2016 年，全球饮酒人数就已经突破 24 亿。在适度饮用的范围内（见表 11–3），酒精可能会带来一些**潜在性或可能性**的益处：

（1）在许多国家的文化当中，酒具有重要的社交属性，适量饮酒有助于增强社交能力；

（2）酒精是一种神经抑制剂，适量饮用有助于缓解压力，愉悦身心；

（3）对老年人而言，适量饮酒有助于提高食欲，增加营养物质的摄入量；

（4）对中老年人而言，适量饮酒可能有助于降低心血管疾病的发病率。

适量饮酒是否真的能为我们带来一些潜在性的健康益处，这一问题还需要更多研究加以证实。然而，可以肯定的是，过量饮酒一定会损害健康。

过量饮酒的危害

据世界卫生组织统计：2012 年，全球死亡人口总数的 5.9%（约 330 万人）与酒精摄入有关。（过量）饮酒不仅会引发多种社会问题，如驾驶事故、意外伤害、性侵犯、家庭虐待和暴力犯罪等，还会严重危害我们的健康。

研究表明，（过量）饮酒会增加多种疾病的发病率，如心脏病、高血压、中风、肝硬化、脂肪肝、酒精性肝炎、肝脏衰竭、肥胖、骨质疏松症、认知障碍、睡眠障碍、阳痿、低血糖症、高血糖症、胃壁炎症、肠道出血、胰腺炎、口腔癌、咽癌、喉癌、食道癌、乳腺癌、肝癌、胰腺癌、结肠癌和直肠癌等。此外，（过量）饮酒还会影响多种维生素和矿物质的吸收率，从而引发营养素缺乏症。

最后的建议

美国心脏病协会建议，如果你还未曾接触含酒精饮料，那么就永远不要去碰它。如果你已经开始饮酒，请将饮酒量控制在适度范围内。备孕期、怀孕期和哺乳期女性不应接触任何含酒精饮料，否则会对子女（胎儿）造成严重的伤害。

在空腹状态下，酒精被人体吸收的速率最快。所以，千万不要空腹饮酒。此外，肝脏利用乙醇氧化系统代谢酒精时，需要消耗部分能量。所以，在饮酒前也应该注意食物（能量）和水分的补充。饮用充足的水分，有助于降低血液中的酒精浓度。

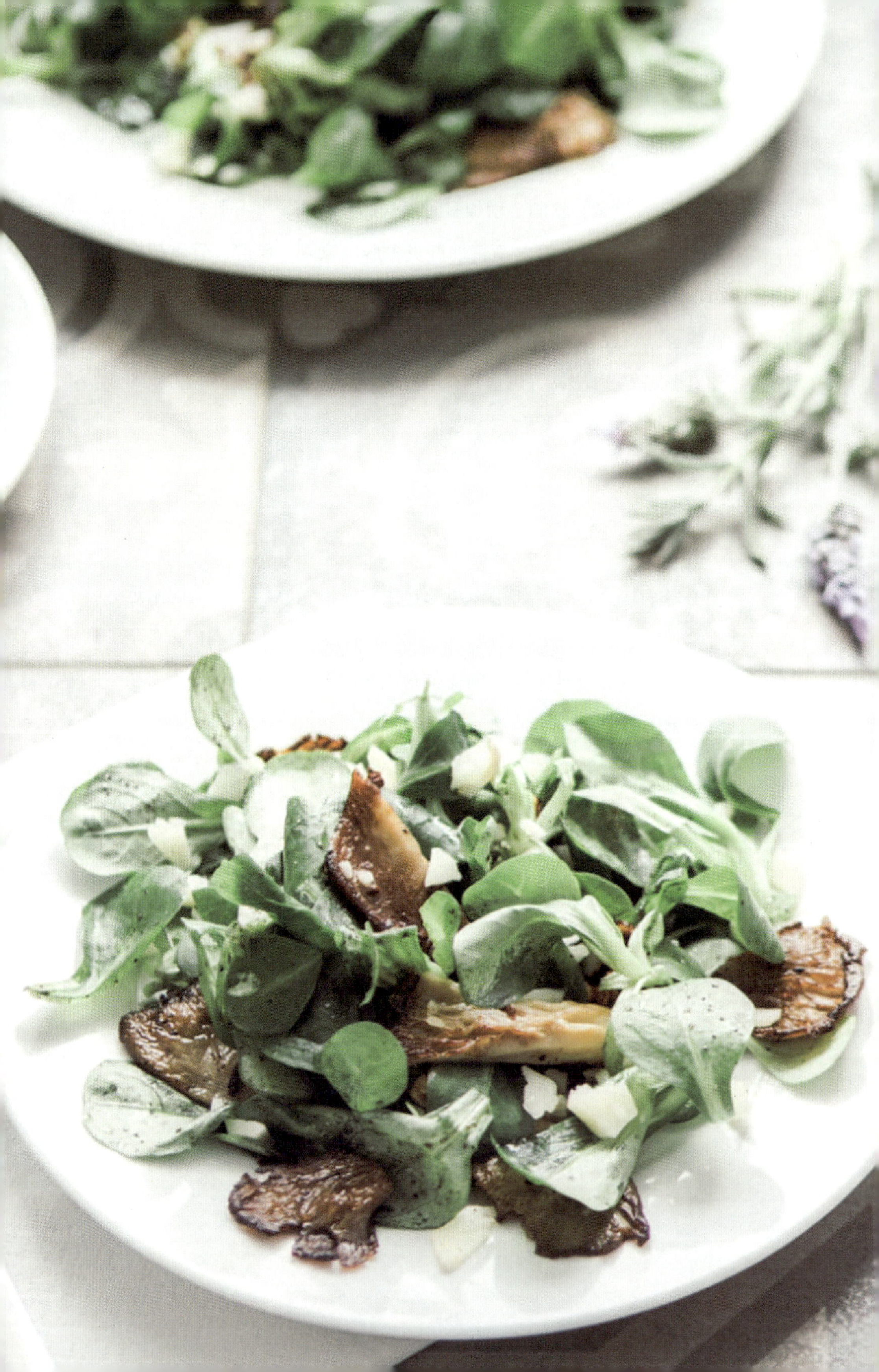

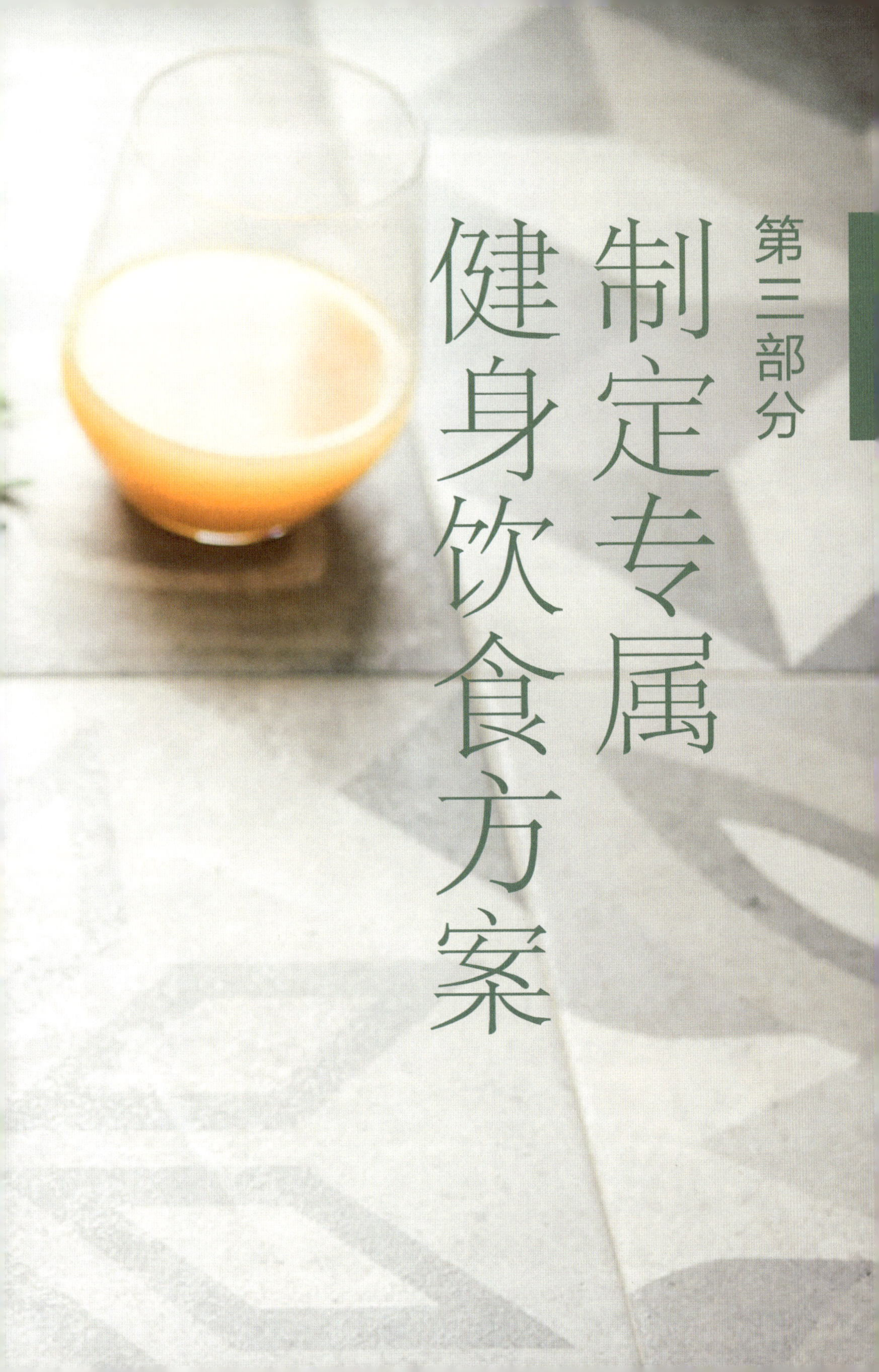

第三部分

制定专属健身饮食方案

对健身者而言，学习（运动）营养学的主要目的就是为了利用相关知识，帮助自己或他人制定具有针对性的科学饮食方案。然而，在此之前，你还需要对能量代谢、体重管理和运动营养补剂进行一定程度的了解。

能量代谢是人体将食物中的能量转变为 ATP（三磷酸腺苷）的一种化学过程。碳水化合物、蛋白质、脂质和酒精中的能量，只有转变为 ATP，才能被人体所利用。体重管理的核心内容是肥胖的预防和治疗。运动营养补剂是一系列能够帮助我们补充营养物质、提高运动水平的营养产品，如今正受到越来越多健身者的青睐。

本书第三部分的前三章将带领大家快速了解以上内容，并帮助读者精准掌握其中的知识要点；最后两章将为大家详细介绍健身饮食方案（增肌和减脂方案）的制定方法，包括：营养需求量的计算、食物种类的选择和进食时间（频率）的安排等。本次营养学之旅即将抵达终点站，但属于你的健康人生才刚刚开始！

第十二章

人体的能量代谢

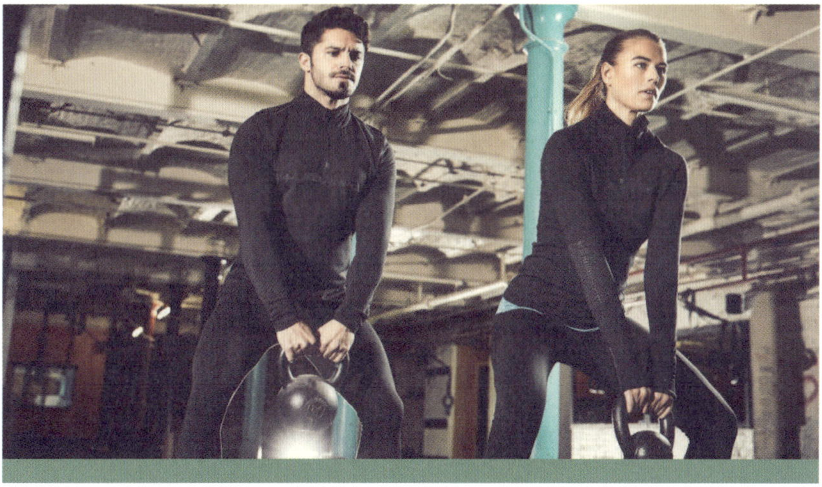

食物中的碳水化合物、蛋白质、脂质和酒精（乙醇）都含有丰富的能量。但这些能量在被转变为 ATP 之前，是无法被我们所利用的。因为 ATP 是唯一能够被人体细胞直接利用的能量储存形式。

能量代谢正是将食物中的能量转变为 ATP 的一系列化学反应的总和。通过能量代谢，人体细胞可以利用 ATP 驱动多种生理过程，如肌肉收缩、神经冲动传递和化学物质合成等。

根据氧气的参与与否，能量代谢可以分为有氧代谢和无氧代谢。其中，有氧代谢生成的 ATP 总量要远高于无氧代谢。能量代谢不仅影响着人类生活的方方面面，还是许多运动模式得以创立的重要理论基础，比如风靡全球的 CrossFit 运动。

通过本章的学习，你将系统掌握能量代谢的相关知识，并获得以下问题的答案：

（1）什么是新陈代谢？合成代谢和分解代谢有何不同？

（2）什么是 ATP ？它是如何为人体提供能量的？

（3）碳水化合物中的能量是如何转变为 ATP 的？

（4）脂肪中的能量是如何转变为 ATP 的？

（5）蛋白质中的能量是如何转变为 ATP 的？

（6）酒精中的能量是如何转变为 ATP 的？

（7）在能量代谢过程中，碳水化合物、蛋白质、脂肪和酒精之间是如何转变的？

（8）在日常生活和运动过程中，产能营养素是如何为我们提供能量的？

（9）如何评估自己的健康（运动）水平？

第 1 节
什么是新陈代谢？

新陈代谢是生物体内所有化学反应的总和。根据化学反应的特征，新陈代谢可以分为合成代谢和分解代谢。合成代谢可以将多个简单的小分子化合物组合为复杂的大分子化合物，例如将多个葡萄糖组合为糖原。分解代谢可以将复杂的大分子化合物分解为多个简单的小分子化合物，例如将蛋白质分解为多个氨基酸。通常，合成代谢消耗能量，而分解代谢则释放能量（ATP，见图 12–1）。

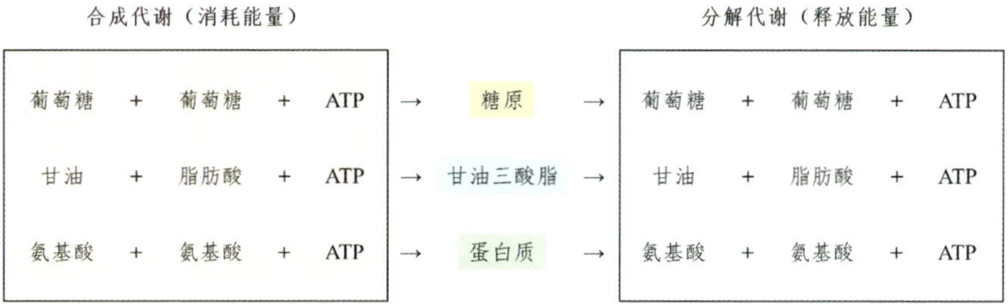

图 12–1　合成代谢和分解代谢

在大多数时期，人体内的合成代谢和分解代谢都处于一种相对稳定的平衡状态。在增肌期和生长发育期，合成代谢主要占上风；在减脂期和疾病期，分解代谢主要占上风。

ATP

虽然食物中的碳水化合物、蛋白质、脂质和酒精都含有丰富的能量，但这些能量必须转变为 ATP 的形式，才能够被人体利用。ATP 是唯一能够被人体细胞直接利用的能量储存形式。1 个 ATP 由 1 个腺苷（核糖 + 腺嘌呤）和 3 个磷酸基组成。磷酸基之间的化学键含有能量，叫作高能磷酸键（见图 12–2）。

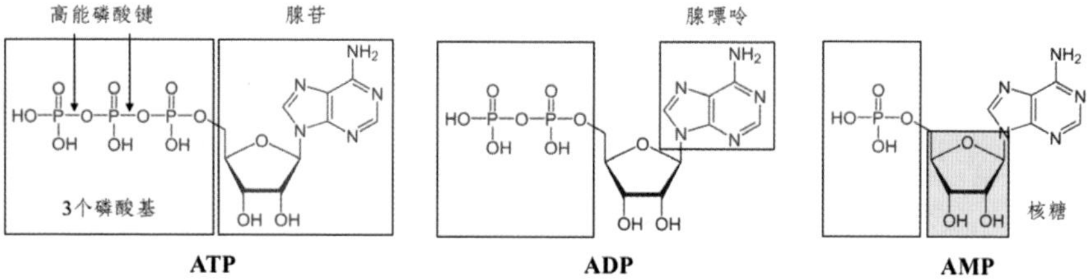

图 12–2 ATP、ADP 和 AMP

为了释放 ATP 中的能量，细胞会水解（断开）高能磷酸键，将 ATP 转变为 ADP（二磷酸腺苷）和游离磷酸基（P_i）。如果水解作用进一步进行，那么 ADP 将转变为 AMP（一磷酸腺苷）和游离磷酸基。以上两种化学过程都会释放能量。此外，AMP 和 ADP 还能够与游离磷酸基结合，重新形成 ATP，这一过程则需要消耗能量（见图 12–3）。

人体内的 ATP 含量仅有约 100 克。但是，普通成年人每天需要的能量却等同于 50 ~ 75 千克 ATP 水解产生的能量。为了维持正常的能量供应，人体会持续不断地分解和回收（再合成）ATP。每个 ATP 的回收次数可高达 500 ~ 750 次 / 天。需要注意：维生素 B_2（核黄素）和维生素 B_3（烟酸）对能量代谢具有重要的辅助作用。因此，我们在日常饮食中，一定要保证这两种维生素的充足摄入。

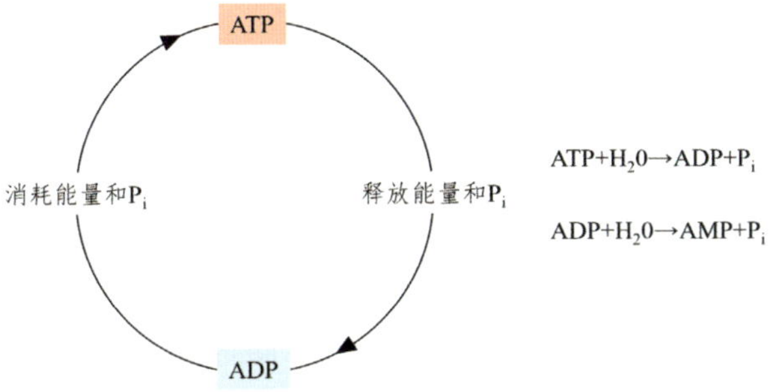

图 12-3　ATP 和 ADP 的循环

第 2 节
ATP 是如何生成的?

通过能量代谢，碳水化合物、蛋白质、脂肪和酒精中的能量，最终将转变为 ATP 的形式，并被人体细胞所利用。

碳水化合物的 ATP 生成

人体将食物中的能量转变为 ATP 的化学过程称为细胞呼吸。当氧气供应充足时，人体会利用有氧呼吸产生 ATP。当氧气供应缺乏时，人体会利用无氧呼吸产生 ATP。有氧呼吸的 ATP 生成效率是无氧呼吸的 15 ~ 16 倍。在有氧呼吸过程中，1 个葡萄糖分子可以产生 30 ~ 32 个 ATP。然而，在无氧呼吸过程中，1 个葡萄糖分子仅能产生 2 个 ATP。

当碳水化合物被分解为葡萄糖后，会经历以下 4 个阶段的有氧呼吸过程（见图 12–4）：

（1）糖酵解：糖酵解过程发生在细胞的细胞质中。在这一阶段，1 个葡萄糖分子会转变为 2 个丙酮酸分子，并产生 2 个 ATP 和 2 个 NADH（还原型烟酰胺腺嘌呤二核苷酸）。

（2）转换反应：转换反应发生在细胞的线粒体中。在这一阶段，2 个丙酮酸分子会转变为 2 个乙酰辅酶 A 分子和 2 个二氧化碳（CO_2），并产生 2 个 NADH。CO_2 作为代谢废物，会通过肺部排出体外。

（3）三羧酸循环：三羧酸循环发生在细胞的线粒体中。这一阶段会生成 6 个 NADH、2 个 $FADH_2$（还原型黄素腺嘌呤二核苷酸）、2 个 ATP 和

4 个 CO_2。其中，CO2 会通过肺部排出体外。

（4）电子传递链：电子传递链发生在细胞的线粒体中。在这一阶段，之前所形成的 NADH 和 $FADH_2$ 会生成 28 个 ATP。其中，1 个 NADH 可以生成 2.5 个 ATP，1 个 $FADH_2$ 可以生成 1.5 个 ATP。

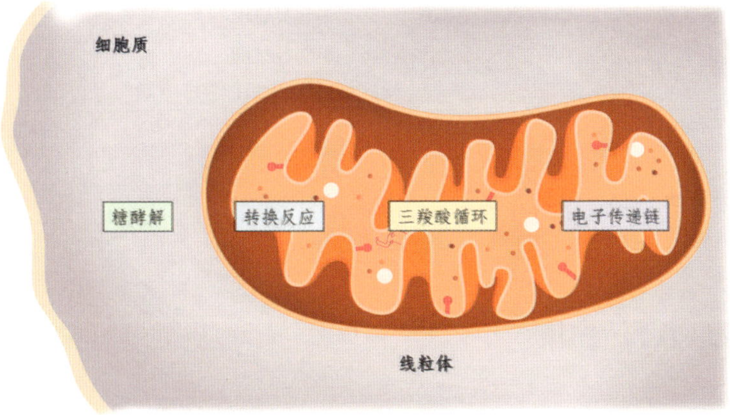

图 12-4　碳水化合物的有氧呼吸过程

通常，无氧呼吸会在以下两种情况下发生：氧气供应缺乏，导致转换反应无法进行；细胞不含线粒体（如血红细胞），导致有氧呼吸的后 3 个阶段无法进行。葡萄糖的无氧呼吸过程可以分为以下 2 个阶段：

（1）糖酵解：1 个葡萄糖分子转变为 2 个丙酮酸分子，并产生 2 个 ATP 和 2 个 NADH；

（2）乳酸生成：2 个丙酮酸分子转变为 2 个乳酸分子。

在高强度运动下，肌肉细胞主要通过无氧呼吸供能。这不是因为肌肉细胞没有线粒体，而是因为无氧呼吸产生 ATP 的速率更快。无氧呼吸产生的乳酸会从肌肉进入肝脏，在那里被重新转变为葡萄糖。接着，这些葡萄糖又会再次回到肌肉细胞（被人体利用）。这一过程叫作柯里氏循环。

表 12–1 列出了 1 个葡萄糖分子在不同呼吸方式下的 ATP 生成量。

表 12–1　碳水化合物的 ATP 生成

阶段	发生部位	辅酶生成量	ATP 生成量
有氧呼吸（32 个 ATP）			
糖酵解	细胞质	2 个 NADH	2 个 ATP
转换反应	线粒体	2 个 NADH	—
三羧酸循环		6 个 NADH	2 个 ATP
		2 个 $FADH_2$	
电子传递链		—	28 个 ATP
无氧呼吸（2 个 ATP）			
糖酵解	细胞质	2 个 NADH	2 个 ATP

脂肪的 ATP 生成

脂肪（甘油三酯）的 ATP 生成过程可以分为以下四个阶段：

（1）脂肪分解：来自食物或人体脂肪组织中的甘油三酯，在脂肪酶的作用下，会被分解为甘油和游离脂肪酸。脂肪酶的活性受多种激素的影响。生长激素、胰高血糖素和肾上腺素可以增强脂肪酶的活性，从而促进脂肪分解；胰岛素会降低脂肪酶的活性，从而抑制脂肪分解。

（2）脂肪酸氧化：在肉毒碱（carnitine）的帮助下，游离脂肪酸会从细胞质进入线粒体，并在这里生成乙酰辅酶 A、NADH 和 $FADH_2$（见图 12–5）。乙酰辅酶 A、NADH 和 $FADH_2$ 的生成数量受游离脂肪酸碳原子总量的影响，计算公式如下：

①乙酰辅酶 A 的生成数量 = 游离脂肪酸碳原子总量 ÷2

② NADH 和 $FADH_2$ 的生成数量 =（游离脂肪酸碳原子总量 ÷2）－ 1

例如：含有 16 个碳原子的游离脂肪酸，可以在这一阶段生成 8 个乙酰辅酶 A、7 个 NADH 和 7 个 $FADH_2$。

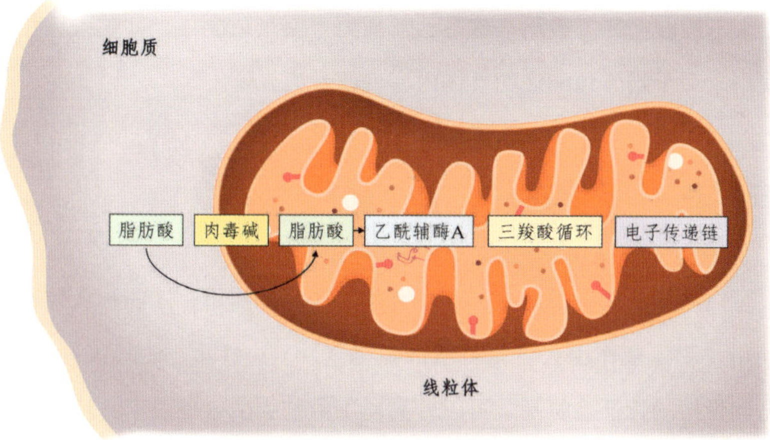

图 12-5　脂肪酸的氧化过程

(3) 三羧酸循环：在这一阶段，每个乙酰辅酶 A 分子可以生成 3 个 NADH、1 个 $FADH_2$ 和 1 个 ATP。

(4) 电子传递链：在这一阶段，之前所形成的 NADH 和 $FADH_2$ 都会生成 ATP。其中，1 个 NADH 可以生成 2.5 个 ATP，1 个 $FADH_2$ 可以生成 1.5 个 ATP。假设 1 个游离脂肪酸含有 16 个碳原子，那么它的 ATP 生成总量则如表 12-2 所示。

表 12-2　脂肪的 ATP 生成

阶段	发生部位	辅酶生成量	ATP 生成量
脂肪酸氧化	线粒体	7 个 NADH	—
		7 个 $FADH_2$	
三羧酸循环		24 个 NADH	8 个 ATP
		8 个 $FADH_2$	
电子传递链		—	100 个 ATP
ATP 生成总量 =108−2=106。其中，2 个 ATP 用于脂肪酸的激活			

当碳水化合物摄入量过低时（节食或缺乏食物），人体内的胰岛素含量会降低。在这种情况下，脂肪酸氧化所形成的（部分）乙酰辅酶A将无法进入三羧酸循环。最终，这些乙酰辅酶A会形成酮体，并被人体作为能量使用。关于酮体和酮症的具体内容，请看第五章。

蛋白质的ATP生成

蛋白质被分解为氨基酸后，必须经历脱氨基作用，才能被人体作为能量使用。脱氨基作用会将氨基酸的氨基（NH_2）移除，使其仅剩碳骨架。根据碳骨架的特征，氨基酸可以分为以下两种类型（见表12–3）：

表12–3　生糖氨基酸和生酮氨基酸

非必需氨基酸	生糖	生酮
丙氨酸	√	
天冬氨酸	√	
天冬酰胺	√	
谷氨基酸	√	
丝氨酸	√	
精氨酸	√	
半胱氨酸	√	
甘氨酸	√	
谷氨酰胺	√	
脯氨酸	√	
酪氨酸	√	√
必需氨基酸		
亮氨酸		√
异亮氨酸	√	√
缬氨酸	√	
苯基丙氨酸	√	√
苏氨酸	√	√
赖氨酸		√
蛋氨酸	√	
组氨酸	√	
色氨酸	√	√

（1）生糖氨基酸：碳骨架能转变为葡萄糖的氨基酸；

（2）生酮氨基酸：碳骨架能形成乙酰辅酶 A 或酮体的氨基酸。

脱氨基作用结束后，生酮氨基酸的碳骨架会转变为乙酰辅酶 A，并通过三羧酸循环和电子传递链生成 ATP。生糖氨基酸的碳骨架会通过糖异生作用，转变为葡萄糖。脱氨基作用脱去的氨基（NH_2），最终会以尿素的形式，通过尿液排出体外。

糖异生作用是非碳水化合物碳源物转变为葡萄糖的一种化学过程。除了生糖氨基酸，甘油、丙酮酸和乳酸也可以通过糖异生作用转变为葡萄糖。糖异生作用主要发生在肝脏中，同时需要 ATP 的参与（消耗）。作为一种重要的生理机能，糖异生作用有助于维持正常的血糖含量。在节食、食物缺乏和高强度运动中，人体会通过糖异生作用生成部分葡萄糖（见图 12–6）。

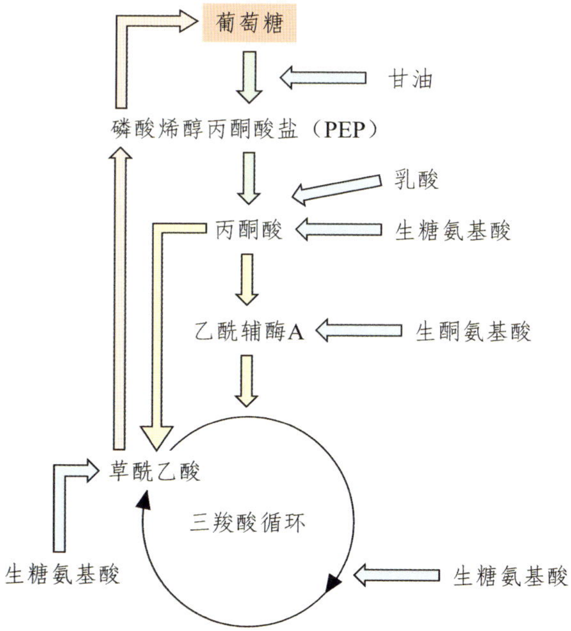

图 12–6　糖酵解

酒精的 ATP 生成

酒精的 ATP 生成过程（代谢过程）在第十一章已经详述。通过乙醇脱氢酶、乙醇氧化系统和过氧化氢酶路径 3 种代谢方式，酒精最终将被转变为乙酰辅酶 A。少量的乙酰辅酶 A 会进入三羧酸循环，并产生 ATP。其余的都会被用于脂肪酸和甘油三酯的合成。

第 3 节
产能物质之间的转变

碳水化合物、蛋白质、脂质和酒精的能量代谢过程并不是相互独立的。在某些情况下，这些产能物质之间会发生一定程度的转变（见图 12-7），包括：

（1）葡萄糖可以转变为脂肪酸，但脂肪酸不能转变为葡萄糖（葡萄糖 ⇒ 脂肪酸）；

（2）葡萄糖和甘油可以相互转变（葡萄糖 ⇔ 甘油）；

（3）氨基酸可以转变为脂肪酸，但脂肪酸不能转变为氨基酸（氨基酸 ⇒ 脂肪酸）；

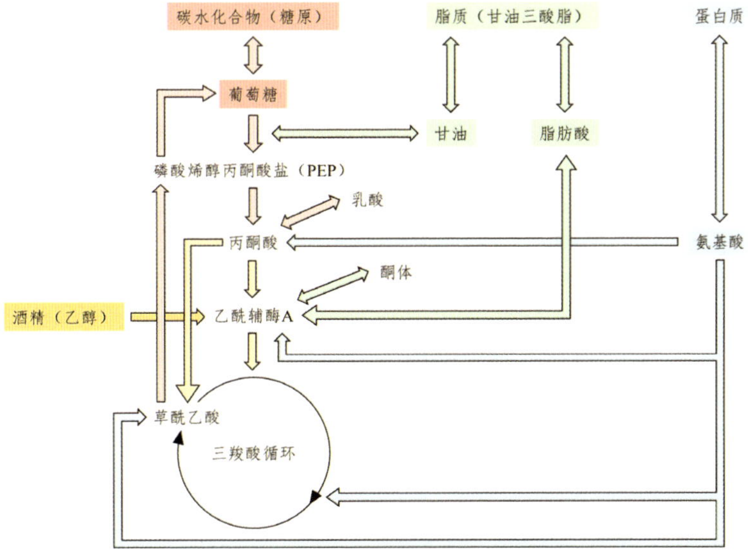

图 12-7　人体的能量代谢

（4）氨基酸可以转变为葡萄糖，但葡萄糖不能转变为氨基酸（氨基酸 ⇒ 葡萄糖）；

（5）酒精（乙醇）可以转变为脂肪酸（乙醇 ⇒ 脂肪酸）；

（6）甘油和脂肪酸可以合成甘油三酯（甘油 + 脂肪酸 ⇒ 甘油三酯）。

第 4 节 日常生活中的能量代谢

从能量代谢的角度来讲，我们的日常生活可以分为禁食和进食两个阶段。在禁食状态下，人体会消耗体内的糖原储备（葡萄糖）、脂肪组织（甘油和脂肪酸）和蛋白质（氨基酸），为我们提供能量，以维持正常的生理功能和日常活动。

在禁食初期，人体的能量主要来自糖原和脂肪的分解，蛋白质也会提供少量能量。随着禁食时间的延长，人体的糖原储备会逐渐耗尽。此时，脂肪组织和肌肉中的蛋白质则成了人体的主要能量来源。脂肪酸可以为大多数细胞提供能量，而大脑和中枢神经细胞的能量则主要来自葡萄糖。甘油和氨基酸通过糖酵解作用可以转变为葡萄糖。

为了延长存活时间，防止蛋白质快速分解，人体不仅会降低新陈代谢（减少每日的热量消耗），还会促使大脑和中枢神经细胞开始利用酮体（由脂肪酸形成）供能。在一段时间的禁食后，大脑和中枢神经细胞的大部分能量都会来自酮体（小部分来自葡萄糖）。

随着大脑和中枢神经细胞对葡萄糖的需求量逐渐减小，脂肪组织最终会成为人体最主要的能量来源。但是，只要禁食还在继续，人体的蛋白质含量终究会降低到临界点以下，并严重影响各器官的生理功能。最终，死亡将会降临。

进食会刺激胰岛素的分泌，从而促进糖原、蛋白质和脂肪的合成。**无论热量来自碳水化合物、蛋白质、脂肪还是酒精，只要超出人体需求量，都会导致体重增长和脂肪堆积。**此外，摄入过量的蛋白质并不能促进肌肉的额外增长。

第 5 节
运动过程中的能量代谢

肌肉细胞在静止状态下 ATP 含量很低，仅能维持 1 ～ 3 秒的最大强度运动。为了满足我们的能量需求，在长时间的运动过程中，人体会利用磷酸肌酸（PCr）、碳水化合物、脂肪和蛋白质来合成 ATP。

磷酸肌酸

磷酸肌酸是一种存在于肌肉和大脑中的高能化合物。当 ATP 被分解为 ADP 后，磷酸肌酸可以将它的磷酸基贡献给 ADP，使其重新合成 ATP。反之，当人体内的 ATP 含量过高时，细胞就会利用多余的 ATP 将肌酸（详见第十四章）转变为磷酸肌酸：

（1）休息状态：肌酸 +ATP → PCr+ADP；

（2）高强度运动状态：PCr+ADP →肌酸 +ATP。

肌肉细胞在静止状态下的 PCr 含量约为 ATP 的 5 倍。当我们开始运动时，PCr 的含量就会逐渐降低，从而为人体补充 ATP。如果没有其他产能物质的帮助，PCr 可以维持约 10 秒的最大强度运动。然而，由于碳水化合物、脂肪和蛋白质在此时也开始生成 ATP，所以节约了部分 PCr 的使用。**在这种情况下，PCr 的供能时间可以延长到 1 分钟左右。**

肌肉细胞在组间休息时，可以重新补充 PCr。仅需 7 分钟，肌肉细胞中的 PCr 含量就可以恢复到 95% 左右。PCr 的优缺点如表 12–4 所示。

碳水化合物（葡萄糖）

碳水化合物的供能方式可以分为有氧呼吸和无氧呼吸两种（本章第 2 节）。当氧气供应缺乏或运动强度较大时，碳水化合物会通过无氧呼吸产生 ATP。虽然无氧呼吸产生的 ATP 含量仅为有氧呼吸的 6% ~ 7%，但这是除 PCr 以外最快的 ATP 合成方式。

碳水化合物的无氧呼吸会产生乳酸，并释放氢离子。这会影响细胞的酸碱平衡，并导致肌肉酸痛和疲劳。**受这一因素的影响，碳水化合物的无氧呼吸仅能维持 30 ~ 120 秒的高强度运动。**无氧呼吸所产生的乳酸，一部分会被心脏作为能量使用，一部分会被肝脏重新转变为葡萄糖。

当氧气供应充足，同时运动强度较低时，碳水化合物主要利用有氧呼吸产生 ATP。虽然有氧呼吸合成 ATP 的速率较慢，但产生的 ATP 总量却是无氧呼吸的 15 ~ 16 倍。**碳水化合物的有氧呼吸可以维持长达 3 小时或以上的中 – 低强度运动。**有氧呼吸和无氧呼吸的优缺点如表 12–4 所示。

人体内的葡萄糖主要储存在肝脏（肝糖原）和肌肉（肌糖原）中。其中，肝糖原可以为全身提供能量，而肌糖原只能给肌肉提供能量。在短时间的运动过程中（≤ 30 分钟），肌肉所需的能量主要来自肌糖原。随着运动时间的增长，肌糖原的储备会逐渐下降。此时，肝糖原开始为肌肉提供能量。

当肌糖原和肝糖原耗尽后，人体的运动水平会大幅降低。为了在较长时间内保持较高的运动水平，健身者和运动员可以在运动过程中补充碳水化合物（运动饮料），或通过多种方法提高人体的糖原储备量，如增加碳水化合物的摄入量、进行力量训练等。

脂肪（甘油三酯）

脂肪是人体在长时间运动过程中的主要能量来源。通常，健身者的运动水平越高、进行的运动强度越低，脂肪供能所占的比例就越大（见图 12–8）。

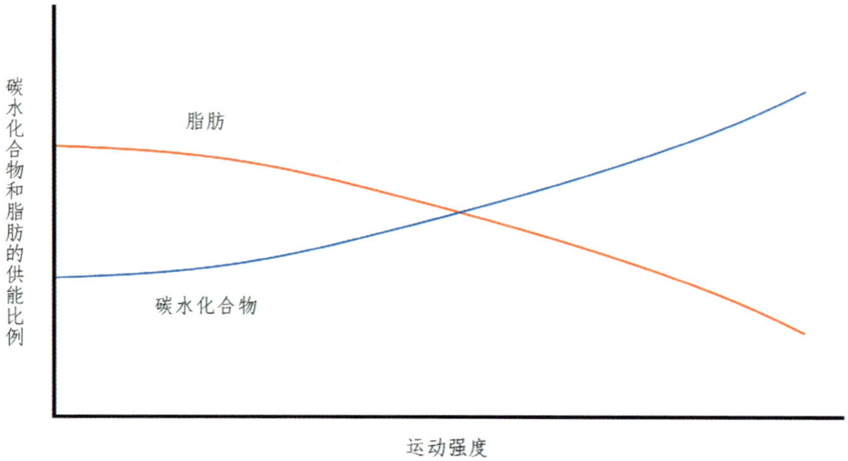

图 12–8　碳水化合物和脂肪的供能比例

人体内的脂肪储存量远高于糖原储存量。所以，脂肪可以提供大量的能量。然而，由于脂肪的 ATP 合成速率较慢，无法满足高强度运动的能量需求，所以仅能作为中 – 低强度运动的主要能量来源。

蛋白质（氨基酸）

相比碳水化合物和脂肪，蛋白质在运动过程中的供能比例很低。在无氧运动过程中，蛋白质的供能比例仅为 3% ～ 5%。在长时间的有氧运动过程中，由于糖原的耗尽，蛋白质的供能比例可以提高到 15% 左右（见表 12–4）。

表 12-4　运动过程中的能量来源

能量来源	持续时间	优缺点	代表性运动
ATP（原始）	1~3 秒	优点：能够被人体立即使用 缺点：无法维持长时间的能量供应	高强度运动，如冲刺跑和负重训练（卧推、硬拉等）
PCr	60 秒	优点：能够快速合成 ATP 缺点：无法维持长时间的能量供应	
碳水化合物（无氧）	30 ～ 120 秒	优点：能够快速合成 ATP 缺点：ATP 的合成量较低，同时无法维持长时间的能量供应	中—高强度运动
碳水化合物（有氧）	3 小时或以上	优点：ATP 的合成量较高，同时能够维持长时间的能量供应 缺点：ATP 的合成速率较慢	中—低强度运动，如篮球
脂肪	很长	优点：能够在长时间内提供大量的 ATP 缺点：ATP 的合成速率较慢	中—低强度运动，如慢跑
蛋白质	相比碳水化合物和脂肪，蛋白质在运动过程中的供能比例很低，仅为 3% ～ 15%		

在运动过程中，所有的能量来源都会为人体提供 ATP。然而，各能量来源的供能占比，则会随着运动类型的不同而发生改变。健身者不仅要考虑各能量来源的供能占比，还需要考虑运动中的总热量消耗。通常，运动强度越高，持续时间越长，总热量消耗就越多。

额外福利　健康（运动）水平的评估

表 12–5、表 12–6 和表 12–7 可以帮助大家评估自己的心肺功能和力量水平。如果评估情况较差，请尽快增加日常的体育锻炼。

表 12–5　心肺功能评估

评估等级	40 岁以下		40 岁以上	
	男性（分钟）	女性（分钟）	男性（分钟）	女性（分钟）
极好	≤ 13	≤ 13.5	≤ 14	≤ 14.5
好	13.01 ～ 15.5	13.51 ～ 16	14.01 ～ 16.5	14.51 ～ 17
中等	15.51 ～ 18	16.01 ～ 18.5	16.51 ～ 19	17.01 ～ 19.5
较差	18.01 ～ 19.5	18.51 ～ 20	19.01 ～ 21.5	19.51 ～ 22
差	≥ 19.51	≥ 20.01	≥ 21.51	≥ 22.01

说明：快走 1.6 千米的时间。

资料来源：库珀研究所（Cooper Institute）

表 12–6　力量水平评估

评估等级	20 ～ 29 岁		30 ～ 39 岁		40 ～ 49 岁		50 ～ 59 岁	
	男	女	男	女	男	女	男	女
极好	＞ 47	＞ 36	＞ 41	＞ 37	＞ 34	＞ 31	＞ 31	＞ 25
好	40 ～ 47	30 ～ 36	34 ～ 41	31 ～ 37	29 ～ 34	25 ～ 31	25 ～ 31	21 ～ 25
较好	30 ～ 39	23 ～ 29	25 ～ 33	22 ～ 30	21 ～ 28	18 ～ 24	18 ～ 24	15 ～ 20
中等	17 ～ 29	12 ～ 22	13 ～ 24	10 ～ 21	11 ～ 20	8 ～ 17	9 ～ 17	7 ～ 14
较差	10 ～ 16	7 ～ 11	8 ～ 12	5 ～ 9	6 ～ 10	4 ～ 7	5 ～ 8	3 ～ 6
差	4 ～ 9	2 ～ 6	2 ～ 7	1 ～ 4	1 ～ 5	1 ～ 3	1 ～ 4	1 ～ 2
极差	＜ 4	＜ 2	＜ 2	0	0	0	0	0

说明：俯卧撑，一次性完成，中途可以以俯卧撑的直臂姿势休息。

资料来源：topendsports.com

表 12-7　力量水平评估（卷腹，60 秒）

评估等级	18 ～ 25 岁		26 ～ 35 岁		36 ～ 45 岁		46 ～ 55 岁	
	男	女	男	女	男	女	男	女
极好	＞ 49	＞ 43	＞ 45	＞ 39	＞ 41	＞ 33	＞ 35	＞ 27
好	44 ～ 49	37 ～ 43	40 ～ 45	33 ～ 39	35 ～ 41	27 ～ 33	29 ～ 35	22 ～ 27
较好	39 ～ 43	33 ～ 36	35 ～ 39	29 ～ 32	30 ～ 34	23 ～ 26	25 ～ 28	18 ～ 21
中等	35 ～ 38	29 ～ 32	31 ～ 34	25 ～ 28	27 ～ 29	19 ～ 22	22 ～ 24	14 ～ 17
较差	31 ～ 34	25 ～ 28	29 ～ 30	21 ～ 24	23 ～ 26	15 ～ 18	18 ～ 21	10 ～ 13
差	25 ～ 30	18 ～ 24	22 ～ 28	13 ～ 20	17 ～ 22	7 ～ 14	13 ～ 17	5 ～ 9
极差	＜ 25	＜ 18	＜ 22	＜ 13	＜ 17	＜ 7	＜ 13	＜ 5

说明：卷腹，60 秒。

资料来源：topendsports.com

第十三章

体重管理

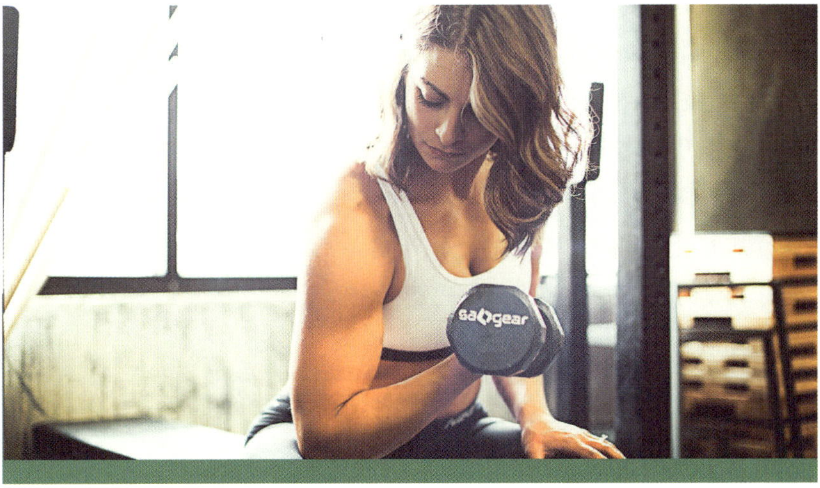

肥胖，是 21 世纪重大的公共卫生问题。截止到 2015 年，全球肥胖人口的比例已达到 12%。其中，6 亿为成年人，1 亿为儿童。世界肥胖联合会（WOF）的统计调查显示：2014 年，中国男性（19 ~ 49 岁）的肥胖率（BMI ≥ 28）和超重率（BMI ≥ 24）分别为 7.2% 和 29.2%。而在 1991 年，中国成年人的肥胖率和超重率总和才仅为 12.9%。

2009 年发表在《柳叶刀》杂志上的一项研究表明：肥胖会缩短 2 ~ 10 年的寿命，并增加心血管疾病、2 型糖尿病、阻塞性睡眠呼吸暂停症、骨质疏松症和抑郁症等多种疾病的发病率。因此，2013 年，美国医学协会将肥胖定义为一种疾病。

减肥没有捷径，否则世界上也不会有那么多肥胖人口。科学界一致认为：减肥的最佳手段就是健康的饮食和规律的运动。通过本章的学习，你将系统掌握科学有效的体重管理方法，并获得以下问题的答案：

（1）什么是能量平衡？人体消耗热量的途径都有哪些？

（2）如何计算每日的热量消耗？

（3）如何正确评估自己的肥胖程度？

（4）什么是苹果形身材和梨形身材？不同身材的人群，在日常饮食中都需要注意哪些问题？

（5）肥胖主要受哪些因素影响？先天因素和后天因素，到底谁更重要？

（6）科学的减脂方案应该具备哪些要素？

（7）如何最有效率地治疗和预防肥胖？

（8）如何防止体重反弹？

第 1 节
能量平衡

热量摄入和热量消耗之间的关系称为能量平衡。当热量摄入 = 热量消耗时，人体处于能量均衡状态；当热量摄入＞热量消耗时，人体处于正能量平衡状态；当热量摄入＜热量消耗时，人体处于负能量平衡状态。

在正能量平衡状态下，由于肌肉或脂肪的堆积，体重会增长。这在生长发育期是有益的。然而，在大多数情况下，长期的正能量平衡会引发肥胖，并损害健康。导致正能量平衡的主要原因是过度进食和久坐。在负能量平衡状态下，肌肉或脂肪的消耗，会导致体重下降。这在减脂期是有益的，但在生长发育期则可能损害健康。

热量的摄入

人体所需的热量来自食物中的碳水化合物、蛋白质、脂质和酒精。这些产能物质的热量分别为：4 kcal/g、4 kcal/g、9 kcal/g 和 7 kcal/g。通过查阅食物营养数据库（详见第一章），我们可以大致计算出每日的总热量摄入（以上四种产能物质的热量总和）。

在实验室条件下，食物的热量可以通过弹式热量计直接测量（见图 13-1）。测量时，研究人员将食物（干）放入弹式热量计，并点燃。燃烧的食物会使水温升高。1 千卡热量可以使 1 千克水升温 1℃，所以根据水温的升高情况，我们就可以测量出食物的总热量。

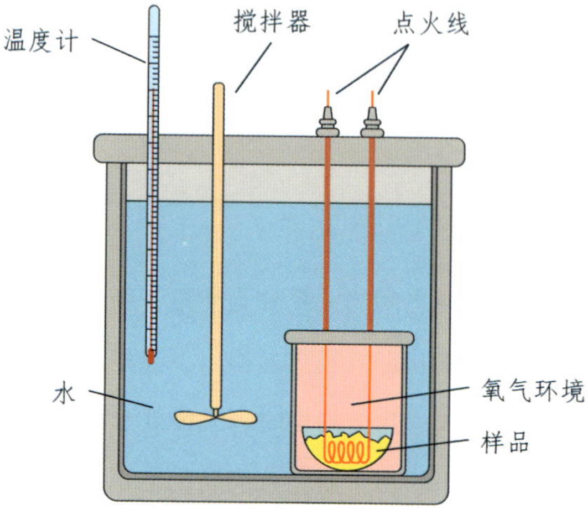

图 13-1　弹式热量计

热量的消耗

人体主要通过四种途径消耗热量：①基础代谢；②身体活动；③食物热效应；④生热作用。其中，前三种途径占绝大多数比重。

1. 基础代谢

基础代谢是指人体在安静状态下，为了维持正常的生理功能（如呼吸、血液循环和大脑活动等），所消耗的最低热量（见表 13-1）。基础代谢的测量条件包括：

（1）人体处于完全空腹状态（禁食 12 小时或以上）；

（2）人体处于彻底休息状态；

（3）人体处于清醒状态；

（4）人体处于安静温暖的环境下。

在测量过程中，如果人体不处于完全空腹或彻底休息状态，那么所得出的结果通常会比实际值高出 6%。在这种情况下所测得的热量消耗称为静息代谢。**在日常使用中，基础代谢通常用基础代谢率（BMR）来表示。**基础代谢率是指人体在安静状态下的热量消耗率。同理，静息代谢也可以用静息代谢率（RMR）来表示。

表 13-1　人体器官在安静状态下的热量消耗比例（平均）

器官	热量消耗比例
肝脏	27%
大脑	19%
肌肉	18%
肾脏	10%
心脏	7%
其他	19%

基础代谢率的高低对体重的维持、增长和降低具有重要的影响。对普通人而言，基础代谢率可以占全天总热量消耗的 60% ~ 75%。统计学研究表明：女性的平均基础代谢率为每天 21.6 千卡 / 千克，男性则为每天 24 千卡 / 千克。例如：一名 60 千克的女性，每天通过基础代谢可消耗 1296 千卡热量（60×21.6）。需要注意：通过这种方法所得出的基础代谢率存在 25% ~ 30% 的误差。

除了以上方法，我们还可以利用一些数学公式来计算基础代谢率。当然，无论使用哪种计算公式，所得出的结果都会存在一定的误差：

（1）Mifflin St Jeor 方程式：

基础代谢率（男）=10× 体重（千克）+6.25× 身高（厘米）－ 5× 年龄（岁）+5

基础代谢率（女）=10× 体重（千克）+6.25× 身高（厘米）－ 5× 年

龄（岁）－ 161

（2）Katch-McArdle 方程式（计算的是静息代谢率，而不是基础代谢率）：

静息代谢率 =370+21.6× 体重（千克）×(1– 体脂率)

例如：一名体重为 60 千克，身高为 160 厘米，年龄为 30 岁，体脂率为 30% 的女性，通过方程式（1）所得出的基础代谢率为 1289 千卡 / 天，通过方程式（2）所得出的静息代谢率为 1277 千卡 / 天。

基础代谢率的高低受多种因素影响，主要包括：

（1）肌肉含量。通常，肌肉含量越高，基础代谢率越高。2005 年发表在《美国临床营养学杂志》上的一项研究表明：肌肉含量对基础代谢率具有重要的影响。由于肌肉含量的不同，成年人之间的基础代谢率最多可以相差近 2.5 倍（2499 千卡 / 天 vs 1027 千卡 / 天）；

（2）身体表面积。通常，身体表面积越大，基础代谢率越高；

（3）体温。体温的改变（不论升高还是降低）会使基础代谢率升高；

（4）甲状腺激素含量。通常，甲状腺激素含量越高，基础代谢率越高；

（5）咖啡因的使用。使用咖啡因可以提高基础代谢率；

（6）年龄。年龄的增长会造成基础代谢率的降低，这主要是因为肌肉的流失所致；

（7）每日的热量摄入。当热量摄入减少时（节食或缺乏食物），基础代谢率也会随之下降（10% ～ 20%）。这是人体的一种重要适应性机制，有助于延长我们在饥荒条件下的存活时间。但是，在减脂期，这种适应性机制也会阻碍体重的持续下降；

（8）基因。哈佛大学基因与复杂性疾病教授李志浩认为：基因对基础代谢具有重要的影响。无论你的身体成分组成怎样，都可能拥有较快或较慢的基础代谢。2004 年发表在《生理学和动物生化》（*Physiological and Biochemical Zoology*）杂志上的一项研究表明：即使两名受试者的瘦体重相同（43 千克），他们的基础代谢率也有着天壤之别（1790 千卡 / 天 vs 1075 千卡 / 天）。

2. 身体活动

研究表明：身体活动（日常活动和体育锻炼）可以增加 25% ～ 40% 的热量消耗。全球肥胖人口不断增加的重要原因之一就是缺乏运动。

3. 食物热效应

食物热效应（Thermic effect of food，TEF）是指人体消化、吸收、运输、储存和代谢营养物质所消耗的热量。食物热效应通常占每日热量摄入的 5% ～ 10%。如果我们每日摄入 2000 千卡热量，通过食物热效应 就可以消耗 100 ～ 200 千卡热量。

不同营养物质的食物热效应不同。蛋白质的食物热效应通常为 20% ～ 30%，碳水化合物的食物热效应 通常为 5% ～ 10%，脂肪的食物热效应通常为 0 ～ 3%，酒精（不属于营养物质）的食物热效应通常为 20%。例如：摄入 1000 千卡热量的蛋白质可以使人体消耗 200 ～ 300 千卡热量，而摄入同等热量的碳水化合物、脂肪和酒精，则可以分别使人体消耗 50 ～ 100、0 ～ 30 和 200 千卡热量。

4. 生热作用

生热作用是人体产热的一种过程。在严寒、饥饿和创伤等环境下，人体会消耗小部分能量用于产热，以维持正常的体温。关于生热作用的更多内容，请看第七章（科学前沿：白色脂肪和棕色脂肪）。

第 2 节
如何计算每日的热量消耗？

无论是你的目标是增肌还是减脂，都需要大致了解自己的每日热量消耗。只有这样，才能根据自己的健身目标，针对性地制定饮食计划。在大多数情况下，我们应该使每日的热量摄入等于热量消耗。然而，在增肌期，每日的热量摄入应大于热量消耗；在减脂期，每日的热量摄入应小于热量消耗。

1. 直接测热法

我们每天使用的能量，最终会有 60% 以热能的形式释放。所以，将实验对象置于隔离室中，通过对比隔离室四周的水温变化，就可以确定实验对象的每日热量消耗。直接测热法价格昂贵，且方法复杂。

2. 间接测热法

由于人体的热量消耗与 O_2 和 CO_2 存在一定的联系。所以，在实验室收集和分析实验对象呼出的气体后，就可以计算出实验对象的每日热量消耗。另一种方法是：研究人员对饮用双重标记水（^2H_2O 和 $H_2{}^{18}O$）的实验对象进行尿液和血液分析，以此计算出实验对象的 CO_2 呼出量和每日热量消耗。间接测热法的精度虽然很高，但价格也很昂贵。

3. 公式估算法

公式估算法（Estimate of energy requirement，EER）由美国食物与营养

委员会提出。通过以下公式，我们可以估算出成年人（≥ 19 岁）的每日热量消耗。其中，EER 为每日热量消耗，AGE 为年龄（岁），PA 为身体活动系数（见表 13–2），WT 为体重（千克），HT 为身高（米）：

男性：EER=662 －（9.53 × AGE)+PA × [(15.91 × WT）＋（539.6 × HT)]

女性：EER=354 －（6.91 × AGE)+PA × [(9.36 × WT]+[726 × HT)]

表 13–2　身体活动系数

身体活动等级	PA（男）	PA（女）
久坐（身体活动等级 =1.0~1.39）	1.00	1.00
低运动量（身体活动等级 =1.4~1.59）	1.11	1.12
适中运动量（身体活动等级 =1.6~1.89）	1.25	1.27
高运动量（身体活动等级 =1.9~2.5）	1.48	1.45

说明：

（1）身体活动等级（PAL）：每日总热量消耗与基础代谢率的比值

（2）久坐：日常生活活动（如干家务活、步行去公交车站乘车）

（3）低运动量：日常生活活动 + 每日运动 30 ～ 60 分钟（强度适中，如以 5 ～ 7 公里 / 小时的速度快走

（4）适中运动量：日常生活活动 + 每日至少运动 60 分钟（强度适中）

（5）高运动量：日常生活活动 + 每日至少运动 60 分钟（强度适中）+ 额外的 60 分钟高强度运动或 120 分钟中等强度运动

例如：一名体重为 60 千克，身高为 1.6 米，年龄为 30 岁，身体活动等级为适中运动量的女性，通过以上公式可以计算出 EER=2335.2 千卡 / 天。**需要注意：EER 的计算结果存在误差。**在日常使用中，我们可以根据体重的变化（稳定、增加或减少）来判断 EER 的准确程度。

第 3 节
如何评估自己的肥胖程度？

在现阶段，我们应该增肌、减脂还是维持体重，主要取决于两大因素：（1）对自己身材的满意程度（心理上）；（2）身体的实际情况（生理上）。在很多情况下，心理状态并不能真实反映生理状态。例如：一些体重过轻（营养不良）的女性，由于错误的认知，仍然认为自己处于肥胖状态，因而持续地减少热量的摄入，这对健康是非常有害的。

正因如此，在制定具有针对性的饮食或运动方案前，我们首先需要通过科学的评估方法，对自己的身体情况有一个正确的认识。

1. 身体质量指数

身体质量指数（Body Mass Index，BMI）是目前使用最为广泛的肥胖评估方法。BMI 的使用方法非常简单，只需测量身高和体重，就可以评估出男性和女性的身体情况。以下是 BMI 的计算公式：

BMI= 体重（千克）÷ 身高（米）^{2}

例如：一名体重为 70 千克，身高为 1.6 米的女性，BMI 为 27.34。

世界卫生组织将 BMI $<$ 18.5 定义为体重过轻；将 BMI $\geqslant$ 25 定义为超重或肥胖，以下是具体的分类方法：

关于 BMI，大家需要注意以下 4 点：

（1）BMI 的评价标准建立在统计学基础上，所以存在一定的误差；

（2）BMI 不适用于儿童、青少年、老年人、孕妇和哺乳期女性；

（3）许多男性健身者和运动员的 BMI 都在 25 以上。这不是因为他们的脂肪含量较高，而是因为肌肉含量较高，因为肌肉密度>脂肪密度；

(4) BMI 不能作为诊断肥胖的唯一方法，只能作为一种参考方法。

表 13-3　BMI 的分类

分类	BMI（千克 / 平方米）
体重过轻（3 级）	< 15
体重过轻（2 级）	15 ～ 15.9
体重过轻（1 级）	16 ～ 18.4
正常	18.5 ～ 24.9
超重	25 ～ 29.9
肥胖（1 级）	30 ～ 34.9
肥胖（2 级）	35 ～ 39.9
肥胖（3 级）	40 ～ 44.9
肥胖（4 级）	45 ～ 49.9
肥胖（5 级）	50 ～ 60
肥胖（6 级）	> 60

2. 相对脂肪质量指数

许多医学专家认为：使用 BMI 来评估身体的肥胖程度并不可靠，因为它无法反映骨骼质量、肌肉质量和脂肪质量的比重。此外，BMI 也无法真实反映性别对体脂含量的影响，因为女性的体脂含量通常比男性更高。

2018 年，美国悉达斯 - 西奈医学中心的研究人员发明了一种更简单、更精确的肥胖评估方法——相对脂肪质量指数（Relative Fat Mass Index，RFM）。通过以下公式，我们只需测量身高和腰围，就可以估算出自己的体脂含量（%）：

男性：RFM=64 － [20× 身高（米）÷ 腰围（米）]

女性：RFM=76 － [20× 身高（米）÷ 腰围（米）]

与 BMI 相同，RFM 也存在一定程度的误差。腰围的测量方法为：将皮尺放在腰部最细的位置，放松、呼气，腹部不要被衣物所遮盖，保持皮尺与地面平行。

3. 体脂率

人体的脂肪含量通常占体重的 2% ～ 70%。脂肪重量与体重的比值则称为体脂率（Body fat percent，BFP）。由于脂肪具有多种重要的生理作用，所以过高或过低的体脂率都会损害健康。表 13–4 是美国运动委员会针对体脂率所制定的分类方案。其中，必需体脂率是指为了维持正常的生理功能，所必需的脂肪比率。

表 13–4 体脂率的分类方案

分类标准	男性（%）	女性（%）
必需体脂率	2 ～ 5	10 ～ 13
非常瘦	6 ～ 13	14 ～ 20
瘦	14 ～ 17	21 ～ 25
正常	18 ～ 22	26 ～ 31
超重	23 ～ 29	32 ～ 39
肥胖	⩾ 30	⩾ 40

体脂率的测量方法通常包括以下五种（见图 13–2）：

（1）双能 X 射线吸收测量法（DEXA）：DEXA 是目前最精确的体脂率测量方法，误差率仅为 1% ～ 4%，但由于设备昂贵，所以使用范围较小。DEXA 的扫描时间通常为 5 ～ 20 分钟，辐射量低于胸部 X 光检查。人体脂肪含量、无脂肪软组织含量和骨矿物质含量，都可以通过 DEXA 检测。

（2）水下称重法：由于肌肉和脂肪的相对密度不同，所以通过测量水

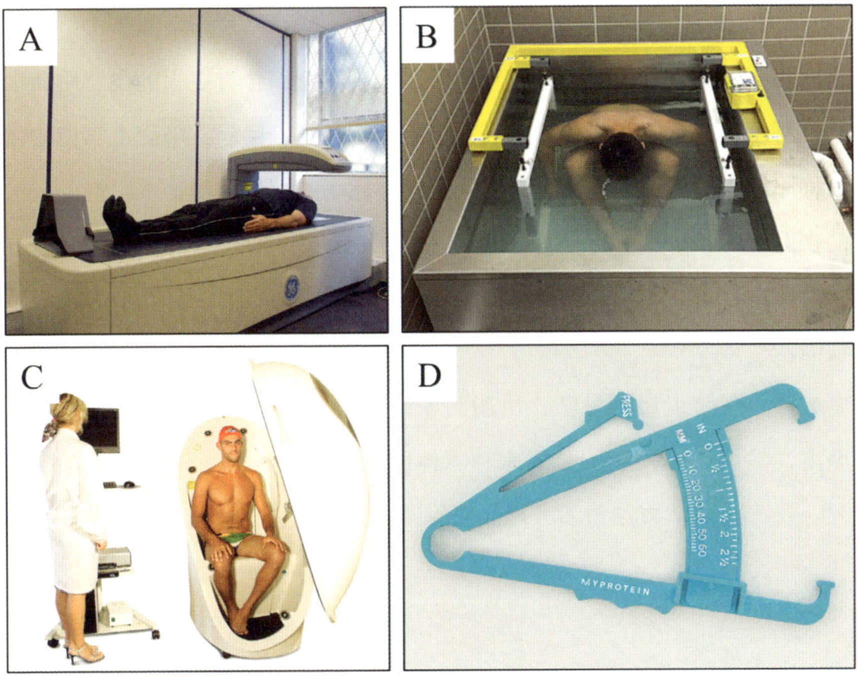

图 13-2　体脂率的测量

（A：双能 X 射线吸收测量法，图源：Nick Smith photography；B：水下称重法，图源：hydrodensity.com；C：空气置换法，图源：bodpod.com；D：脂肪卡尺）

上体重和水下体重，就可以计算出人体的体积。将人体体重和体积分别代入以下公式，就可以计算出人体的体脂率（%）：

BFP=(495 ÷ 人体密度)−450

人体密度 = 体重 ÷ 体积

假设某健身者的人体密度为 1.06 克 / 立方厘米，那么他的体脂率则为 17%。水下称重法的误差略高于 DEXA，约为 2% ～ 3%。

（3）空气置换法：将实验对象放入特定装置中，通过置换空气来测量人体体积，然后根据以上公式计算体脂率。空气置换法的误差约为

2% ～ 3%。

（4）生物电阻抗测量法：相比肌肉，脂肪组织含有更少的电解质和水分。所以，人体的脂肪含量越高，电阻抗就越强。**目前，市面上常见的体脂称和体脂仪都是根据这一原理来进行体脂率的测量。**生物电阻抗测量法的误差约为 3% ～ 4%。为了尽可能减少误差，在测量前，健身者应保证：①身体含水量正常；②空腹 4 小时；③测量前 12 小时不运动、48 小时不饮酒。

（5）脂肪卡尺测量法：用脂肪卡尺测量身体多个部位的皮下脂肪层厚度，然后代入相应的公式来计算体脂率。脂肪卡尺测量法的误差约为 3% ～ 4%，具体方法请参考产品使用说明。

第 4 节 苹果形身材和梨形身材

受基因遗传等因素的影响，一些人容易在上肢堆积脂肪，而另一些人容易在下肢堆积脂肪。根据脂肪的分布特征，我们可以将人体的体形划分为苹果形身材和梨形身材（见图 13–3）。

苹果形身材

苹果形身材，也称为上肢肥胖型身材，主要有以下三个特征：

(1) 脂肪更容易堆积在上肢，而不是下肢；

(2) 面部通常较为圆润；

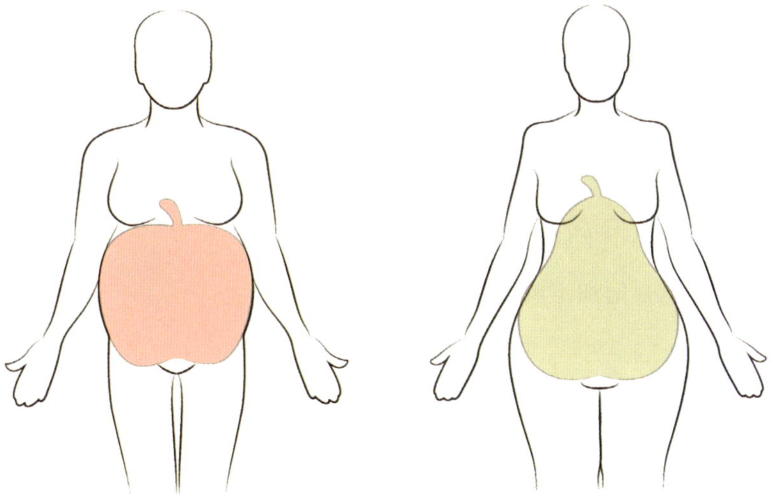

图 13–3　苹果形身材和梨形身材

（3）脂肪以内脏脂肪（腹部脂肪）为主。**男性的腰围通常大于 102 厘米，女性的腰围通常大于 88 厘米。**腰围的测量方法请看本章第 3 节。

相比下肢肥胖（梨形身材），上肢肥胖（苹果形身材）更容易引发心血管疾病、2 型糖尿病和高血压等多种疾病。因为内脏脂肪不仅会影响肝脏的正常代谢功能，还会生成细胞因子，从而引发炎症。

除了遗传因素影响，雄性激素含量过高、碳水化合物摄入量过高、酒精摄入量过高和吸烟也会增加上肢肥胖的发生率。所以，苹果形身材在男性群体中更为常见。

苹果形身材，脂肪主要堆积在腹部，而消灭腹部脂肪最有效的方法就是科学的饮食和规律的运动。相比皮下脂肪（集中在臀腿等部位的脂肪），腹部脂肪的消除难度更低。表 13–5 列出了苹果形身材人群的相关饮食建议。

梨形身材

梨形身材，也称为下肢肥胖型身材，主要有以下两个特征：

（1）脂肪更容易堆积在下肢，而不是上肢；

（2）脂肪以皮下脂肪为主，而不是内脏脂肪。

虽然皮下脂肪的消除难度比内脏脂肪更高，但下肢肥胖对健康的危害程度却远小于上肢肥胖。除了遗传因素影响，雌性激素和黄体酮激素含量过高也会增加下肢肥胖的发生率。所以，梨形身材在女性群体中更为常见。

需要注意：绝经后，女性体内的雌性激素含量会降低。在这种情况下，脂肪更容易在腹部堆积。表 13–5 列出了梨形身材人群的相关饮食建议。

表 13-5　苹果形身材人群和梨形身材人群的饮食建议

体形划分	饮食建议
苹果形身材	1. 日常饮食应以中－低 GI/GL 食物为主 2. 适量减少碳水化合物的摄入，并增加蛋白质和蔬菜的摄入 3. 避免过多的糖分摄入 4. 避免吸烟和过量饮酒 5. 选用富含单不饱和脂肪酸的食用油，如菜籽油和橄榄油 6. 每天摄入充足的维生素 D 和钙
梨形身材	1. 减少脂肪的摄入，尤其是饱和脂肪和反式脂肪的摄入 2. 将部分饱和脂肪替换为不饱和脂肪 3. 避免加工食品和油炸食品 4. 适度参考苹果形身材人群的饮食建议

第 5 节
我们为什么会肥胖?

肥胖的影响因素可以分为先天因素（基因）和后天因素（生活方式）（见表 13–6）。到底哪种因素对肥胖的影响更大？不同的研究者有不同的答案。

先天因素：定点理论

观察研究表明：基因对肥胖具有重要的影响（影响比重高达 40% ～ 70%）。如果父母双方体重正常，那么子女出现肥胖的概率仅为 10%；如果父母双方有一方超重或肥胖，那么子女出现肥胖的概率将上升到 40%；如果父母双方都属于肥胖人群，那么子女出现肥胖的概率将高达 80%。据此，科学家提出了一项重要的理论：定点理论（固定体重理论）。

定点理论认为：从遗传角度来讲，我们每个人都拥有一个预定体重。在漫长的生命岁月中，我们的身体会不断地进行自我调节，使体重向预定体重靠拢。如果你的预定体重较重，那么即使减肥成功，体重反弹的概率也会大大增加；如果你的预定体重较轻，那么在增肌的过程中，将会困难重重。

预定体重的调节机制到底是什么？目前还不为人知。然而，的确有不少研究证据支持定点理论（人体会努力维持现阶段的体重），例如：

（1）下丘脑一直在监控着我们的体脂含量，并努力使之保持在一个恒定范围内；

（2）过量进食后，受试者的热量消耗（基础代谢和生热作用）会在短时间内提高；

（3）体脂率增加后，受试者体内的瘦素含量会升高（有助于降低食欲）；

（4）热量摄入减少后，受试者体内的甲状腺激素含量会降低（有助于降低基础代谢）；

（5）体重减少后，受试者体内的胃饥饿素含量会升高（有助于增强食欲）。

总体而言，预定体重机制阻止体重增长的能力，要远低于它阻止体重降低的能力。当我们的体重出现增长，并维持一段时间后，人体可能会倾向于建立一个新的预定体重。

后天因素：适应点理论

定点理论的反对者认为：相比基因，后天的生活习惯对肥胖的影响更大。据此，他们提出了适应点理论（Settling-point theory）。适应点理论的研究证据包括：

（1）在成年期，我们的体重并不是恒定不变的。对大多数人而言，体重会随着年龄的增长而缓慢增加。这主要是因为基础代谢的降低和身体活动的减少。

（2）处于不同生活环境的两个人，即使基因组成相同（同卵双胞胎），也可能具有截然不同的体重。这一现象无法用定点理论解释。

（3）后天的生活环境对我们的行为习惯具有重要的影响。例如：

①工作性质：经常上夜班的群体，更容易出现睡眠不足的情况。研究表明：睡眠不足会增加肥胖的概率，即使日常饮食非常健康。

②收入情况：2018 年发表在《帕尔格雷夫通讯》（*Palgrave ommunications*）杂志上的一项研究表明：在美国，肥胖群体发展速度最快的地区，也是最贫穷的地区。

③朋友圈：如果我们周围的朋友都喜欢高热量饮食、吸烟或饮酒，那么，我们被这些不良习惯影响的概率也会大大增加。

（4）后天出现的一些疾病也可能引发肥胖，如脑肿瘤、甲状腺功能衰退和卵巢囊肿。

表 13-6 肥胖的影响因素

先天因素	基因特征	基因影响着人体的基础代谢率、生热功能、脂肪储存率、脂肪利用率、碳水化合物利用率、蛋白质利用率、饱腹感和饥饿感等
	性别	通常，女性的体脂含量（必需脂肪含量）要高于男性
	孕期饮食	研究表明：女性在怀孕期间摄入咖啡因，或选择高糖分、高脂肪饮食，会增加子女的肥胖概率
后天因素	年龄	对大多数人而言，体重会随着年龄的增长而缓慢增加
	饮食习惯	高热量饮食会增加肥胖的概率
	运动习惯	久坐（缺乏运动）会增加肥胖的概率
	生活环境	后天的生活环境对我们的行为习惯具有重要的影响
	疾病	某些疾病可能会引发肥胖，如脑肿瘤
	药物	某些药物可能会刺激食欲，导致过量进食
	地域分布	不同地域的居民，可能有着截然不同的饮食习惯

我们应该怎么做？

先天因素和后天因素到底哪一个对肥胖的影响更大？预定体重真的存在吗？这可能还需要更多的研究加以证实。然而，可以肯定的是，定点理论并不等同于命运决定论。即使我们的预定体重在受孕的那一刻起就已经决定了，但是在漫长的生命岁月中，我们还是可以通过后天的努力来帮助自己逆天改命（无论是向着好的方向还是坏的方向发展）。

毫无疑问，减肥并不是一件易事。但是，如果你真的想要拥有理想的身材，那么就请选择性地遗忘定点理论，将更多的注意力集中在日常行为习惯的调整上。

第 6 节
如何治疗和预防肥胖？

治疗和预防肥胖的最佳手段是改善生活方式（长期），而不是临时抱佛脚（短期）。很多人通过“少吃多动”减肥成功后，没过多久，就又恢复了之前“多吃少动”的习惯。这就是为什么近 80% 的节食者都会出现体重反弹的根本原因。如果你不想在体重反复增减的怪圈中徘徊，那么就请选择健康的、可持续的科学减脂方案（见表 13–7）。

表 13–7 科学减脂方案的要素

减重速率	1. 保持每周 0.5 ～ 1 千克的减重速率 2. 当体重降低 10% 以后，进行 2 ～ 4 周的体重维持期 3. 当体重维持期结束后，根据自身情况，决定是否继续减脂
灵活性	1. 减脂饮食应（较为）符合个人口味 2. 严格的饮食控制固然重要，但也不能过分地影响日常社交，如朋友聚会
营养摄入	1. 热量摄入不宜过低，否则会影响正常的生理机能 2. 选择种类丰富的食物，尤其是水果和蔬菜 3. 当热量摄入低于 1200 ～ 1500 千卡 / 天时，可考虑使用维生素和矿物质补剂 4. 每天饮用充足的水分（> 2.2 升） 5. 每周选择一天作为放纵日（高碳水日），有助于提高新陈代谢，缓解压力
热量消耗	1. 每周至少进行 150 分钟低强度有氧运动（如快走）或 75 分钟中等强度有氧运动（如跑步） 2. 每周至少进行 2 次（天）力量训练，以锻炼全身各个肌群
综合健康	1. 保证充足的睡眠 2. 注意日常生活压力的缓解

能量平衡是减脂的重要理论基础。当热量摄入小于热量消耗时，人体会处于负能量平衡状态，从而引起体重的降低。所以，我们在减脂过程

中，不仅需要减少每日的热量摄入，还应该相应地增加每日的热量消耗。只有这样，才能够最有效率地减脂。

如今，网络上充斥着许多五花八门的快速减脂饮食法。这些饮食法声称能够帮助使用者快速减重，例如 1 个月减重 30 斤。然而，在这样的减重速度下，使用者减去的体重大多都来自水分和肌肉，而不是脂肪。当他们恢复正常饮食后，体重也会在几周内快速反弹。统计数据表明，这些快速减脂饮食法的体重反弹率高达 95%。

美国营养与饮食学会建议：每周的减重速度应以 1 ～ 2 磅（0.45 ～ 0.9 千克）为宜。不要相信市面上那些快速减重的饮食方法。科学的减脂方案应该使你在长时间内维持健康的体重，而不是陷入体重反复增减的怪圈。体重的反复增减不仅会影响你的自信心，还会对健康造成严重的损害。

减少热量摄入：控制饮食

哈佛医学院认为，控制饮食和提高运动量是可持续性最长的两种减肥方法。由于 1 磅（0.45 千克）脂肪组织约含有 3500 千卡热量，所以，如果你想在一周内减去 1 磅脂肪组织，那么就需要制造出 500 千卡 / 天的热量缺口（热量消耗－热量摄入 =500 千卡）。减少热量摄入和增加热量消耗都有助于我们制造热量缺口。然而，对久坐人群而言，减少热量摄入（控制饮食）则更为重要。

需要注意：科学的减脂饮食方案并不是单单降低热量摄入这么简单。即使在热量摄入相同的情况下，不同的营养素比例、进食时间和进食频率，也会对人体造成不同的影响。关于减脂饮食方案的详细制定方法，请看第十五章。

增加热量消耗：提高运动量

运动是治疗和预防肥胖的关键方法之一。美国疾病控制与预防中心建议成年人：①每周至少进行 150 分钟低强度有氧运动（如快走）或 75 分钟中等强度有氧运动（如跑步）；②每周至少进行 2 次（天）力量训练，以锻炼全身各个肌群。研究表明：规律的运动不仅能够促进脂肪燃烧，还可以增强心肺功能和力量水平，并改善人体综合健康。

对久坐人群而言，每周突然增加 150 分钟的运动量显然不太现实。**为了逐步养成良好的运动习惯，久坐人群可以先从日常活动量的增加开始做起。**来自哈佛医学院的研究表明：除了体育运动，很多日常活动也能够帮助我们燃烧大量的卡路里（见表 13–8）。例如一名 70 千克重的女性，购物 1 小时可消耗 259 千卡热量。这意味着即使她的日常饮食不变，每天仅增加 2 小时的购物时间，1 周后也可以减去 1 磅的脂肪。

对工作繁忙的上班族而言，步行是一种非常理想的运动方式。研究表明即使是步行这种较为温和的有氧运动，也能够促进脂肪燃烧，并预防心血管疾病。哈佛医学院建议：为了保持健康，预防肥胖，成年人的每日步行量应达到 10 000 步或以上（可佩带运动手环或运动手表进行测量）。

表 13–8　日常活动和体育运动的热量消耗

日常活动	热量消耗 [kcal/(kg · h)]	体育运动	热量消耗 [kcal/(kg · h)]
睡觉	0.7	台球	2.6
看电视	0.8	保龄球	3.2
阅读（坐）	1.2	华尔兹	3.2
电脑办公	1.4	瑜伽	4.2

（续表）

日常活动	热量消耗 [kcal/(kg·h)]	体育运动	热量消耗 [kcal/(kg·h)]
开车	2.1	太极	4.2
烹饪	2.6	羽毛球	4.8
木工	3.7	浮潜	5.3
购物（手推车）	3.7	迪斯科	5.8
修剪草坪	4.8	城市徒步	6.3
植树	4.8	足球（比赛）	9.5
洗车	4.8	搏击	10.6
煤矿开采	6.3	跳绳	10.6
铲雪（手）	6.3	跑步（9.6km/h）	10.6
搬箱子	7.4	跑步（16km/h）	17.5

说明：kcal/(kg · h)：每小时每千克体重所消耗的热量。例如：一名 70 千克重的女性，烹饪 3 小时，可消耗热量 =70 × 3 × 2.6=546 千卡

资料来源：哈佛医学院

行为习惯的养成：欲速则不达

健身者在减脂过程中，最容易出现的问题就是：妄想一步登天，在短时间内彻底改变自己的饮食和运动习惯。**欲速则不达，世界上没有一蹴而就的成功。良好行为习惯的养成，更应该遵循循序渐进的原则。**表 13–9 列出了部分行为习惯的调整建议，可供大家参考。

表 13-9　行为习惯的调整（减脂过程中）

调整前	调整后
完全拒绝自己喜欢的高热量零食	逐步减少高热量零食的食用量和食用频率
拒绝饮用任何饮料	适量饮用无糖饮料
坚决不吃火锅，即使曾经多么爱它	偶尔吃 1 次火锅，并将油碟换成干碟
食用蔬菜沙拉时，不添加任何调味料	食用蔬菜沙拉时，可以添加油醋汁
在减脂过程中，谢绝所有的聚会	参加重要的聚会，并注意控制期间的进食量
不管多忙，每天必须跑步 2 小时； 在没有瘦下来之前，减脂大于天	根据自己的情况合理安排运动量； 生活不只有减脂，还有诗和远方

如何防止体重反弹？

对不少健身者而言，防止减肥成功后的体重反弹，可能比减肥本身更为困难。究其原因，就是因为他们没有在减肥过程中养成良好的生活习惯。所以，一份减肥方案是否足够优秀，并不在于它能够帮助你减去多少体重，而是在于它能否帮助你彻底纠正错误的行为习惯。如果你目前正在被体重反弹所困扰，那么以下十条建议也许能够助你一臂之力：

（1）每天称体重。来自美国康奈尔大学的研究表明，每天称体重能够“强迫”健身者时刻留意自己的饮食和运动习惯，从而帮助他们保持健康的生活作息。

（2）寻找志同道合的朋友。研究表明，如果你和你的朋友或另一半拥有相同的健身目标，那么在彼此的相互鼓励下，你们将更有可能长期保持健康的生活习惯。

（3）认真吃饭。吃饭时漫不经心更容易导致过量进食，从而引起体重反弹。

（4）每餐先吃蔬菜。来自美国宾夕法尼亚州立大学的研究表明，蔬菜富含膳食纤维，有助于快速提高饱腹感。每餐先吃蔬菜，可以帮助受试者减少 12% 的热量摄入。

（5）将坚果作为加餐零食。来自哈佛大学的研究表明：坚果富含蛋白质、脂肪和微量元素，虽然热量较高，但如果控制好每日的食用量（一小把），将有助于我们在较长的一段时间内保持饱腹状态，从而防止过量进食。

（6）保持良好的运动习惯。

（7）不断尝试崭新的运动方式，让生活充满新鲜感。

（8）保证充足的睡眠（每晚睡眠时间≥ 7 小时）。

（9）学会减压。长期的生活压力会降低新陈代谢，提高食欲，从而促使脂肪的堆积。

（10）永远不要挨饿。来自美国密歇根大学的研究表明，在非饥饿状态下，人体通常会吸收食物中 80% 的热量。然而，在饥饿状态下，我们将吸收食物中更多的热量，从而增加体重反弹的概率。

第十四章

运动营养补剂

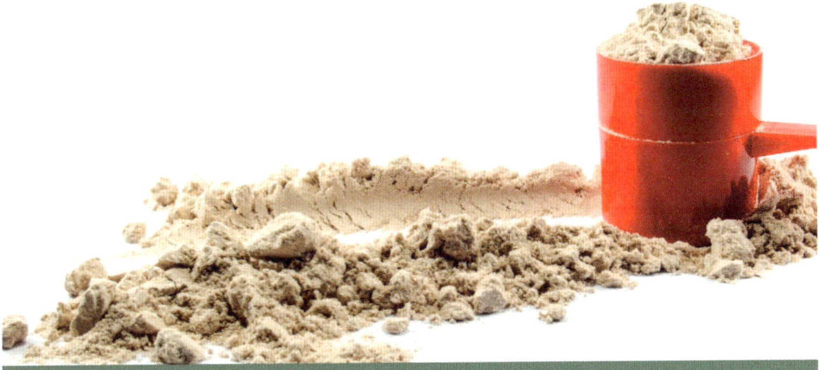

运动营养补剂（sport supplement），也称为膳食营养补剂（dietary supplement），是一种能够帮助健身者补充营养物质、提高运动水平，使其更快达成健身目标的营养产品。根据1994年的《膳食补充剂健康与教育法案》（DSHEA），运动营养补剂中应含有以下一种或多种成分：

（1）维生素；

（2）矿物质；

（3）氨基酸；

（4）草本植物（提取物）。

运动营养补剂并不属于药物或食品添加剂。在《膳食补充剂健康与教育法案》中，运动营养补剂实际上被视为一种食物。运动营养补剂中的营养成分来自天然食物的提取和（或）实验室的人工合成。**虽然运动营养补剂能够帮助我们补充某些日常饮食中可能缺乏的营养物质，但却不能完全替代天然食物。**例如：很多运动营养补剂中都不含膳食纤维。

如今，运动营养补剂的使用已经非常普遍。在美国，有50%的成年人使用膳食营养补剂。2016年，来自美国大观研究公司的分析表明：膳食营养补剂的全球市值将在2024年达到2780亿美元。

由于市场监管的薄弱，部分运动营养品牌在营销过程中涉嫌过度或虚假宣传。为了帮助健身者合理地使用运动营养补剂，本章将对市面上最常见的11种运动营养补剂进行详细的介绍和说明，包括它们的潜在健康益处、安全风险和使用方法。

第 1 节
蛋白粉

蛋白粉（protein powder）是由天然食物（如牛奶、鸡蛋和大豆）加工而成的运动营养补剂。在加工过程中，生产商会移除天然食物中的部分营养素，如碳水化合物和脂肪，从而生产出蛋白质含量高、碳水化合物和脂肪含量低的蛋白粉补剂。不同种类的蛋白粉，由于原材料和加工方式不同，其营养成分配比、口感、水溶性和吸收率等特性也有所不同。

相比肉类等天然食物，蛋白粉价格低廉、使用方便，同时可以避免过多的碳水化合物和脂肪摄入。此外，由于运动人群的蛋白质需求量远高于普通人，仅靠天然食物很难满足每日的营养需求，所以蛋白粉成了许多健身者不可或缺的运动营养补剂。

蛋白粉可以与水、牛奶或果汁混合饮用，使用时间通常在运动前或运动后，也可以在正餐或加餐中使用。

1. 乳清蛋白粉

乳清蛋白粉是健身者最为熟知的蛋白粉类型，其主要成分为乳清蛋白。乳清蛋白是从乳清中提炼出来的一种蛋白质混合物，其成分包括：α－乳白蛋白、β－乳球蛋白、血清白蛋白和免疫球蛋白。乳清则是奶酪生产过程中产生的液体副产品（牛奶凝结后剩下的液体）。

乳清蛋白占牛奶蛋白质总量的 20%，其余 80% 为胶束酪蛋白。乳清蛋白是一种完全蛋白质，含有所有必需氨基酸（9 种），尤其富含对肌肉合成至关重要的支链氨基酸（BCAAs）。研究表明，乳清蛋白的生物价值（相对 BV）高达 104。

乳清蛋白可以被人体快速吸收。临床研究表明，当受试者摄入乳清蛋白后，血液中的氨基酸含量会在 60 ～ 90 分钟后达到顶峰。然而，由于这种状态不会维持太久（2 ～ 3 小时），所以如果一次性摄入过多的乳清蛋白，可能会造成部分蛋白质的浪费（见图 14–1）。

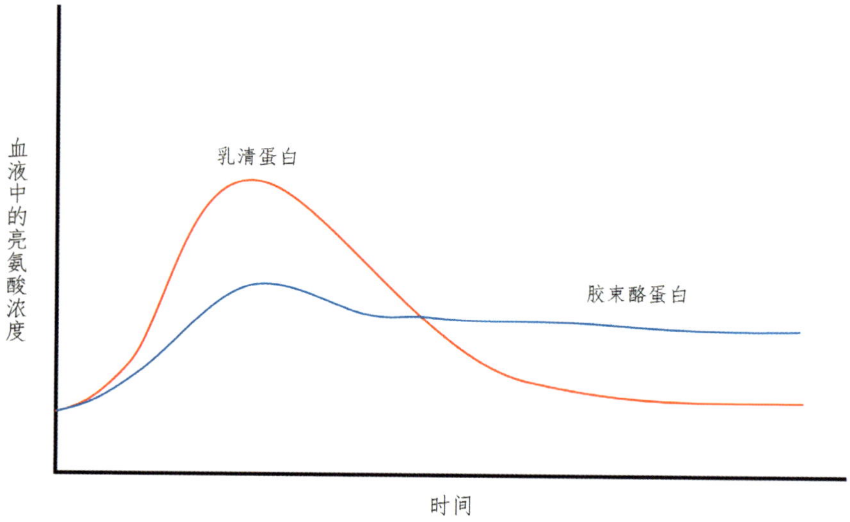

图 14–1　乳清蛋白和胶束酪蛋白所引起的血液氨基酸含量变化

根据加工工艺的不同，乳清蛋白可以分为以下四种类型：

（1）浓缩乳清蛋白（whey protein concentrate，WPC）：加工程序最少、性价比最高的乳清蛋白。通常含有 70% ～ 85% 的蛋白质，4% ～ 6% 的碳水化合物和少量的脂肪。需要注意，乳清蛋白中的碳水化合物主要为乳糖。所以，当乳糖不耐受症患者使用乳糖含量较高的乳清蛋白粉后，可能会出现腹胀、腹泻和腹部疼痛等症状（见第四章）。

（2）分离乳清蛋白（whey protein isolate，WPI）：通过离子交换技术

和膜过滤技术加工而成。相比浓缩乳清蛋白，分离乳清蛋白的蛋白质含量更高（90% ~ 96%），碳水化合物和脂肪含量更少（1% ~ 3%）（见图14–2）。

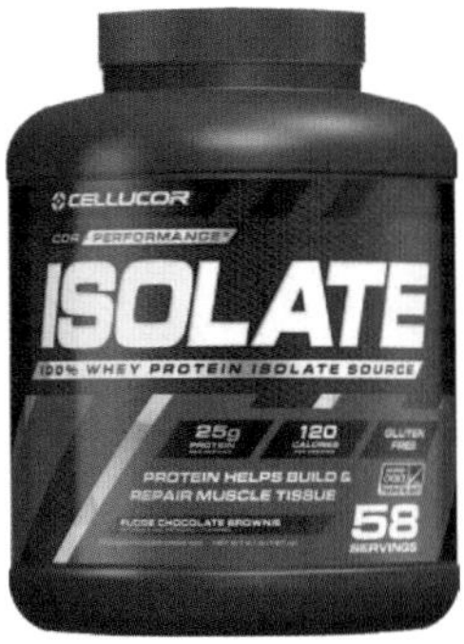

图 14–2　分离乳清蛋白粉

（3）水解乳清蛋白（whey protein hydrolysate，WPH）：通过离子交换技术、膜过滤技术和水解技术加工而成。由于水解技术的加入，水解乳清蛋白拥有更高的吸收率（生物价值）。相比分离乳清蛋白，水解乳清蛋白的蛋白质含量更高（高于 90%），碳水化合物和脂肪含量更少（低于 1%），但价格也更为昂贵。

（4）胶束乳清蛋白（micellar whey protein，MWP）：通过聚合技术加工而成。聚合技术可以提高乳清蛋白的分子质量，使其同时具备乳清蛋白（生物价值高）和胶束酪蛋白（吸收速率慢）的特性。

目前，市面上所有的乳清蛋白粉都含有以上一种或多种乳清蛋白。**乳清蛋白粉可以为健身者提供充足的蛋白质，从而促进肌肉和力量增长。**此外，部分研究表明，乳清蛋白可能有助于延长寿命和提高免疫力。乳清蛋白粉的推荐使用方法如表 14–1 所示：

表 14-1 乳清蛋白粉的推荐使用方法

乳清蛋白类型	使用时间	使用方法	使用量	其他
浓缩乳清蛋白	(1)运动后立即使用 (2)早餐时随餐使用 (3)运动前 30 分钟使用	与水、牛奶或果汁混合饮用，每次使用 1 ~ 2 勺	根据每日的蛋白质需求量，自由调节蛋白粉的使用次数	参考产品使用说明
分离乳清蛋白				
水解乳清蛋白				
胶束乳清蛋白	睡前 30 ~ 60 分钟使用			

说明：在减脂期，为了防止热量摄入超标，建议将蛋白粉与水混合饮用。

2. 酪蛋白粉

酪蛋白粉是另一种常见的蛋白粉，其主要成分为酪蛋白（casein）。酪蛋白是牛奶中含量最多的蛋白质类型，约占牛奶蛋白质总量的 80%。酪蛋白含有人体所需的所有氨基酸，但由于支链氨基酸的含量较低，所以生物价值也低于乳清蛋白（相对 BV =77）。

酪蛋白分子可以形成直径约 100 ~ 300 微米的胶束，使其能够被人体缓慢吸收。临床研究表明，当人体摄入胶束酪蛋白后，血液中的氨基酸含量会在长时间内（高达 7 小时）保持稳定的上升状态（见图 14–1）。

酪蛋白主要有四种类型：胶束酪蛋白、酪蛋白酸钙、酪蛋白酸钾和酪蛋白酸钠。其中，胶束酪蛋白是市面上最常见的酪蛋白类型（见图 14–3）。胶束酪蛋白通常含有 85% ~ 92% 的蛋白质，以及极少量的碳水化合物和脂肪。当我们摄入胶束酪蛋白后，它们会在胃中形成凝胶或凝块，从而延长被人体吸收和利用的时间。

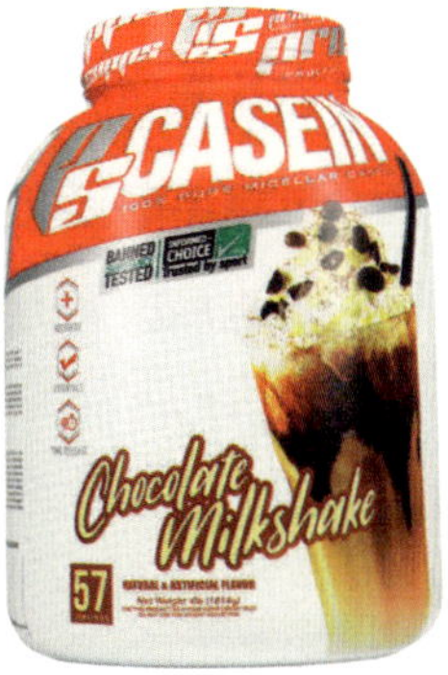

图 14–3　胶束酪蛋白粉

相比乳清蛋白，胶束酪蛋白可以为人体提供更长时间的氨基酸供应，因此有助于防止肌肉分解。然而，由于胶束酪蛋白的支链氨基酸含量较低，所以其促进肌肉和力量增长的能力要略逊于乳清蛋白。胶束酪蛋白粉的推荐使用方法如表 14–2 所示：

表 14–2　胶束酪蛋白粉的推荐使用方法

使用时间	使用方法	使用量	其他
1. 睡前 30 ～ 60 分钟使用 2. 两餐之间作为加餐使用 3. 不适合在运动后使用	与水、牛奶或果汁混合饮用，每次使用 1 ～ 2 勺	根据每日的蛋白质需求量，自由调节蛋白粉的使用次数	参考产品使用说明

说明：

1. 在减脂期，为了防止热量摄入超标，建议将蛋白粉与水混合饮用；
2. 胶束乳清蛋白粉的使用方法可参考酪蛋白粉。

3. 牛肉蛋白粉

牛肉蛋白粉是由牛肉加工而成的运动营养补剂，主要成分为牛肉蛋白、分离牛肉蛋白或水解牛肉蛋白。在加工过程中，生产商利用热水解、冷过滤和低温蒸发等工艺，移除了牛肉中多余的脂肪和胆固醇，从而生产出蛋白质含量高，碳水化合物、脂肪和胆固醇含量低的牛肉蛋白粉。**牛肉蛋白粉不含乳糖，所以非常适合乳糖不耐受症患者使用。**此外，牛肉蛋白粉还含有一定量的肌酸，有助于促进肌肉和力量增长（见图 14–4）。牛肉蛋白粉的作用和使用方法与乳清蛋白粉类似。

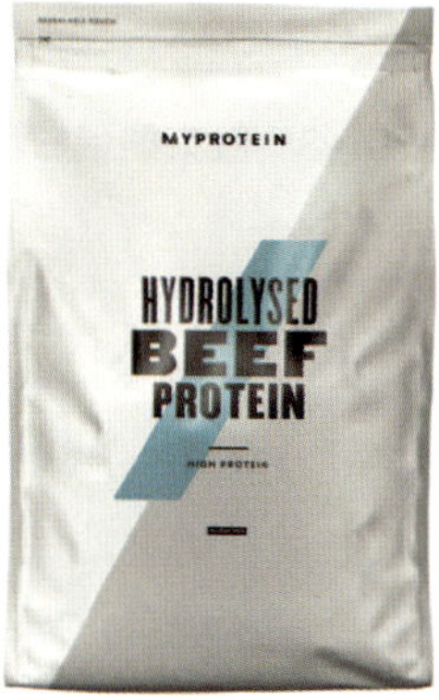

图 14–4　水解牛肉蛋白粉

4. 大豆蛋白粉

大豆蛋白粉是由大豆加工而成的运动营养补剂，主要成分为大豆蛋白。大豆蛋白是一种完全蛋白质，含有所有必需氨基酸（9 种），尤其富含对免疫功能至关重要的谷氨酰胺。大豆分离蛋白粉通常含有 90% 的蛋白质，以及少量的碳水化合物和脂肪（见图 14–5）。

相比乳清蛋白，大豆蛋白含有更多的精氨酸和谷氨酰胺，因此有助于提高运动后的机体恢复能力。此外，由于大豆蛋白粉不含乳糖，所以非常适合乳糖不耐受症患者使用（包括素食者）。由于大豆中含有大豆异黄酮（一种植物雌性激素），所以很多人声称吃大豆会提高体内的雌性激素含量。然而，临床研究表明，大豆异黄酮仅具有微弱的促雌性激素分泌作用。当我们食用大豆后，大豆异黄酮对人体雌性激素的影响可以忽略不计。

大豆蛋白粉的作用和使用方法与乳清蛋白粉类似。在使用过程中，健身者可以将大豆蛋白粉和乳清蛋白粉混合饮用。

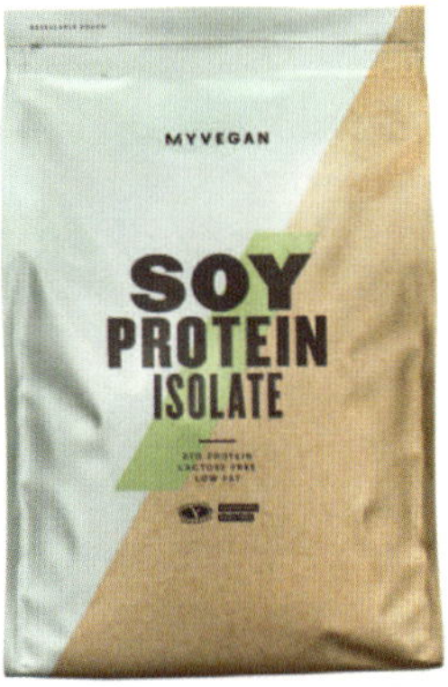

图 14-5　大豆分离蛋白粉

5. 其他蛋白粉

除了以上 4 种蛋白粉，市面上较为常见的蛋白粉还有：牛奶蛋白粉、鸡蛋蛋白粉、糙米蛋白粉和豌豆蛋白粉等。牛奶蛋白粉的酪蛋白含量较高，使用方法与酪蛋白粉类似。鸡蛋蛋白粉由蛋清加工而成，但部分氨基酸的含量要低于乳清蛋白粉。植物蛋白粉（糙米、豌豆和火麻等）不含乳糖，所以更适合乳糖不耐受症患者和素食者使用。

6. 增肌粉

对增肌群体而言，仅增加蛋白质的摄入量还远远不够。为了有效促进肌肉增长，在增肌过程中，健身者的碳水化合物摄入量也需要相应提高。

由于个体差异，不同健身者在增肌过程中的碳水化合物需求量不同。一些增肌困难的健身者由于基因遗传等因素的影响，需要摄入更多的碳水化合物，才能够达成增肌目标。

对以上健身者而言，仅靠天然食物很难满足每日的碳水化合物需求量，所以增肌粉应运而生（见图 14–6）。

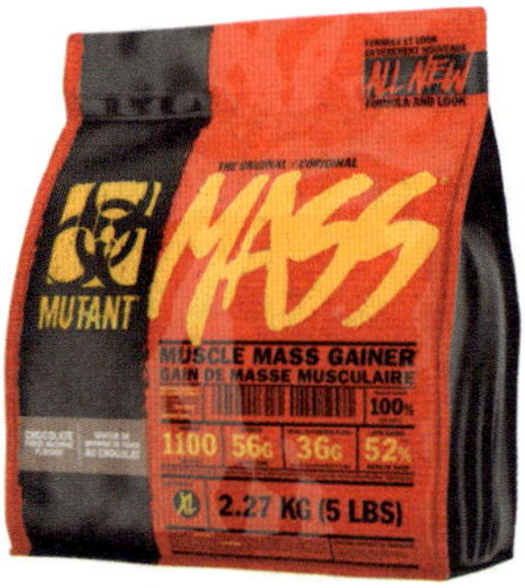

图 14–6　增肌粉

增肌粉通常含有 20% ～ 40% 的蛋白质，40% ～ 60% 的碳水化合物，以及少量的脂肪。增肌粉的使用方法请参考产品使用说明。

第 2 节 支链氨基酸

支链氨基酸（branched chain amino acids，BCAAs）包括 3 种必需氨基酸：亮氨酸、异亮氨酸和缬氨酸。这 3 种氨基酸占肌肉氨基酸总量的 14% ～ 18%。对健身者而言，支链氨基酸的主要作用包括：

（1）促进肌肉和力量增长，防止肌肉分解；

（2）增强运动过程中的肌肉能量代谢（ATP 生成）；

（3）减少运动过程中的乳酸堆积；

（4）增强机体恢复能力，缓解运动后的肌肉酸痛。

基于临床研究：支链氨基酸的每日推荐使用量为 5 ～ 20 克，使用时间通常为运动前、运动中和运动后。在运动前或运动中使用支链氨基酸补剂，有助于防止肌肉分解；在运动后使用支链氨基酸补剂，有助于促进肌肉恢复（见图 14–7）。

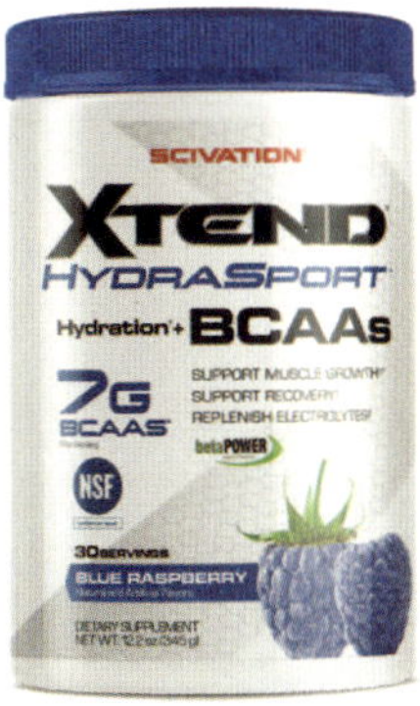

图 14–7　支链氨基酸

支链氨基酸在临床实验中的耐受性良好，无明显副作用。过量使用支链氨基酸可能会引起胃肠道不适，如恶心、呕吐和腹泻等。2009 年发表在《细胞代谢》（*Cell Metabolism*）杂志上的一项研究表明：支链氨基酸可能与肥胖和糖尿病的发病机制有关。2016 年发表在《细胞报告》（*Cell Reports*）杂志上的一项研究表明：减少支链氨基酸的摄入，有助于降低老鼠的体脂率。因此，**支链氨基酸补剂可能并不适用于减脂人群（或者说，减脂人群可能需要减少支链氨基酸的摄入量）。**

第 3 节
谷氨酰胺

谷氨酰胺（glutamine）是人体血液中含量最高的游离氨基酸，同时也是一种条件性必需氨基酸。在正常情况下，人体能够合成充足的谷氨酰胺，以满足每日的营养需求。但是，在一些病理条件下（如疾病、创伤），人体对谷氨酰胺的需求量会增加。此时，我们必须通过食物或运动营养补剂对谷氨酰胺进行额外的补充。对健身者而言，谷氨酰胺的主要作用包括：

（1）促进肌肉和力量增长，防止肌肉分解；

（2）提高运动水平；

（3）增强机体恢复能力；

（4）维持免疫系统和消化系统的健康。

高强度运动会使人体内的谷氨酰胺含量快速降低，从而抑制免疫系统的正常功能。研究表明，在运动后使用谷氨酰胺补剂，有助于刺激免疫系统，降低感冒的发生率（见图 14-8）。

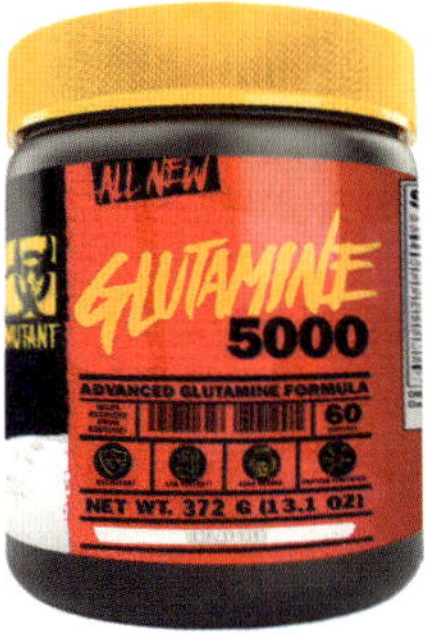

图 14-8　谷氨酰胺

基于临床研究：谷氨酰胺的每日推荐使用量为 10 ～ 30 克，使用时间通常为运动后、睡前和早餐期间。谷氨酰胺在临床实验中的耐受性良好，无明显副作用。

第 4 节
精氨酸

精氨酸（arginine）是一种条件性必需氨基酸。在正常情况下，人体能够合成充足的精氨酸，以满足每日的营养需求。但是，在一些病理条件下，我们必须通过食物或运动营养补剂对精氨酸进行额外的补充（见图 14–9）。

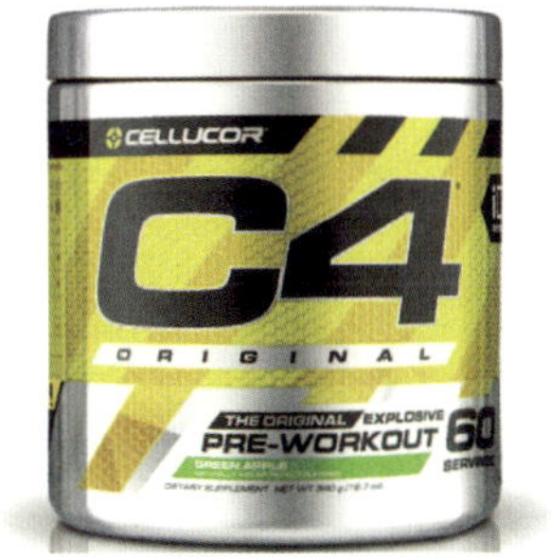

图 14–9　C4 氮泵

对健身者而言，精氨酸的主要作用包括：

（1）合成一氧化氮（NO）。精氨酸是一氧化氮合成的前驱物。一氧化氮有助于扩张血管，提高营养物质和氧气的输送率，并增强运动过程中的肌肉泵感；

（2）刺激生长激素的分泌；

（3）促进肌肉和力量增长，提高运动水平。

基于临床研究：精氨酸的每日推荐使用量为 3 ～ 9 克。为了更好地增强运动过程中的肌肉泵感，建议在运动前，将精氨酸补剂与蛋白粉混合使用。长期使用精氨酸补剂可能会影响产品的功效，降低一氧化氮的生成率。所以，健身者在使用 8 ～ 12 周的精氨酸补剂后，应停用相同的时间，然后再重新使用。精氨酸在临床实验中的耐受性良好，无明显副作用。

第 5 节
β - 丙氨酸

β – 丙氨酸（β -alanine）是丙氨酸（一种非必需氨基酸）的 β 异构体。它的主要作用是合成肌肽。肌肽是一种存在于骨骼肌中的二肽，具有多种重要的生理功能，如稳定肌肉组织的酸碱度、抗氧化和调节肌肉收缩等。研究表明，β – 丙氨酸补剂可以显著提高肌肉组织中的肌肽含量，从而增强运动表现能力（肌肉耐力），促进肌肉和力量增长（见图 14–10）。

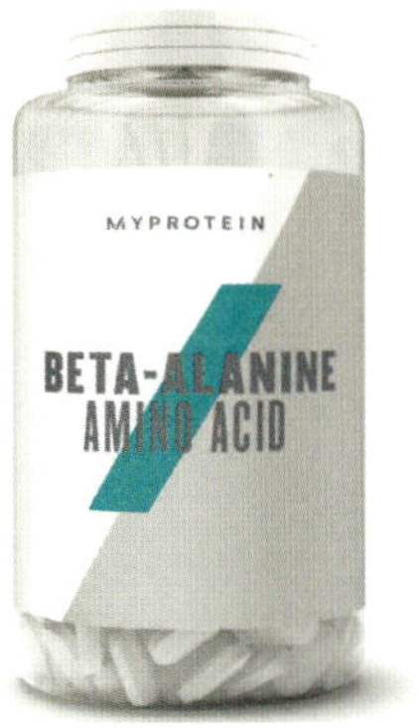

图 14–10　丙氨酸片

基于临床研究：β – 丙氨酸的每日推荐使用量为 3 ～ 6 克。 β – 丙氨酸在临床实验中的耐受性良好，无有害副作用。但是，使用 β – 丙氨酸补剂可能会引起触觉异常。触觉异常是一种无害的皮肤刺激（皮肤刺痛感），症状通常从头部开始出现，然后向上肢和下肢逐步蔓延。β – 丙氨酸的摄入量越高，触觉异常出现的概率就越大（症状也越明显）。为了避免严重的触觉异常现象，健身者可以将每日的 β－丙氨酸补剂分多次使用，每次使用 400 ～ 800 毫克。此外，选用具有缓释配方的 β－丙氨酸补剂，也可以避免触觉异常的发生。

第 6 节
肌酸

肌酸（creatine）是一种氨基酸衍生物，人体能够利用精氨酸、甘氨酸和蛋氨酸在肝脏和肾脏中合成。人体内的肌酸 95% 储存在骨骼肌中，其余的分布在血液、大脑和各类组织中。对健身者而言，肌酸的主要作用包括：

（1）促进 ATP 合成（无氧运动）；

（2）增强运动表现能力（无氧运动）；

（3）促进肌肉和力量增长，防止肌肉分解。

大多数健身者体内的肌酸含量还远未达到饱和状态（仅为饱和值的 60% ～ 80%），使用肌酸补剂可以有效帮助他们提高体内的肌酸水平，从而增强无氧运动的表现能力（见图 14–11）。**需要注意，肌酸对有氧运动的增益效果并不显著。**

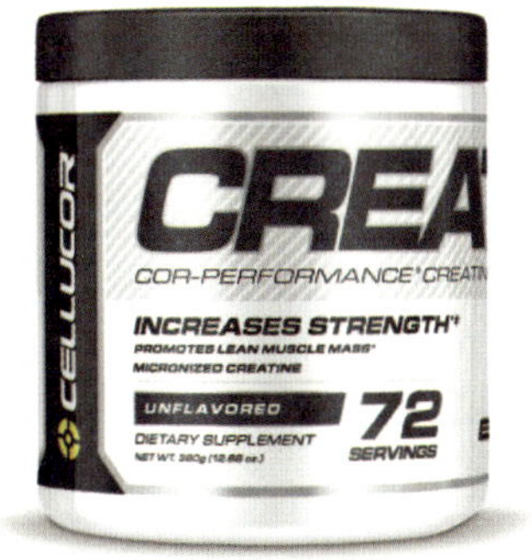

图 14–11　肌酸

肌酸的常见种类包括：一水肌酸、肌酸乙酯、肌酸柠檬酸、三肌酸柠檬酸、肌酸丙酮酸和镁－肌酸螯合。其中，一水肌酸是目前使用最为广泛、研究最为透彻的肌酸类型。以上 6 种肌酸，虽然溶解度、吸收率和游离肌酸含量略有不同，但都会受到人体肌酸饱和值的制约。从经济性和实用性的角度考虑，一水肌酸完全能够满足广大健身者的需求。

肌酸在骨骼肌中的含量存在一个饱和值。一旦骨骼肌中的肌酸含量达到饱和状态，那么即使摄入更多的肌酸，也不会对人体起到额外的帮助作用（多余的肌酸会通过尿液排出）。**因此，肌酸的推荐使用方法为：前 5 天，每天摄入 20 克肌酸，使骨骼肌中的肌酸含量快速达到饱和状态。从第 6 天开始，每天摄入 3 ～ 5 克肌酸，维持肌酸的饱和状态。**

研究表明：将肌酸补剂与葡萄糖混合使用，有助于提高体内的肌酸含量。此外，健身者在连续使用 6 周肌酸补剂后，可以停用 6 周，然后再重新使用。在停用的这段时间内，骨骼肌中的肌酸含量仍然可以保持较高的水平。这可以帮助健身者节省一定的开支。

肌酸补剂是目前使用最为广泛、研究最为透彻的运动营养补剂之一，对举重、短跑、跳远、足球和篮球等运动项目均有帮助。肌酸补剂在临床实验中耐受性良好，仅有小部分受试者出现了轻微的胃肠道紊乱症状。

由于肌酸会分解为肌酸酐，所以使用肌酸补剂可能会影响肾脏功能检查的最终结果。健康成年人按照正确的方法使用肌酸补剂，对肾脏没有危害。未成年人、患有高血压、肾脏疾病和肝脏疾病的成年人，则不建议使用肌酸补剂。

骨骼肌中的肌酸浓度提升后，会造成额外的水分潴留，从而引起体重的增长。肌肉细胞中的水分含量增加，对肌肉的增长有一定帮助作用。但是，需要赛前称重的运动员，请在称重前 6 周停止使用肌酸。

肌酸和以下药物同时使用，可能会损害肾脏：①非甾体消炎药(NSAIDs)；②利尿剂；③西咪替丁；④对一苯甲酸。美国国立卫生研究院认为：肌酸和咖啡因同时使用，可能会增加帕金森病的发病率。

第 7 节
HMB

HMB（β–hydroxy β–methylbutyric acid）是亮氨酸的一种代谢产物。人体每天可以通过亮氨酸的代谢生成 0.25 ～ 1 克的 HMB，也可以从鲶鱼、牛油果和葡萄柚等食物中获取少量的 HMB。对健身者而言，HMB 的主要作用包括：

（1）促进肌肉和力量增长，防止肌肉分解；

（2）增强运动表现能力（有氧运动）；

（3）增强机体恢复能力。

注意：HMB 对无氧运动的增益效果并不显著。

由于人体内的亮氨酸只有少量（5%）能够代谢为 HMB，所以提高体内 HMB 含量最有效的方法就是使用 HMB 补剂（见图 14–12）。

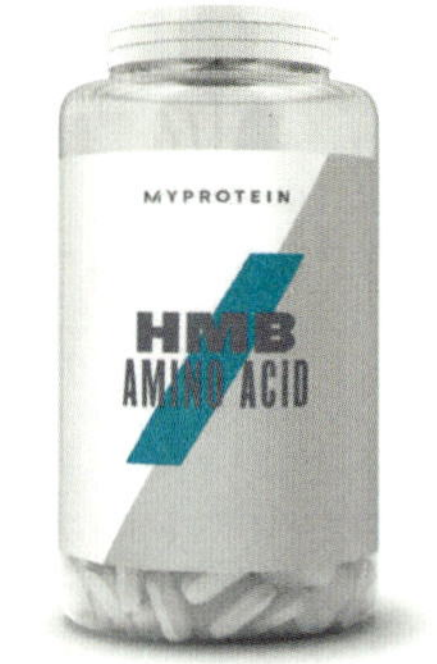

图 14–12　HMB

基于临床研究：HMB 的每日推荐使用量为 3 克。HMB 在临床实验中的耐受性良好，无明显副作用。

第 8 节
咖啡因

咖啡因（caffeine）是一种中枢神经系统刺激物，也是世界上使用最为广泛的精神活性药物。与很多精神活性药物不同，咖啡因的使用合法且不受管制。咖啡豆是咖啡因最主要的膳食来源之一。此外，咖啡、茶和可乐等饮料中也含有一定量的咖啡因。

咖啡因的主要作用机制是抑制大脑中的腺苷 A1 和 A2A 受体。腺苷会抑制中枢神经系统的活动，从而引发困倦。使用咖啡因则有助于我们缓解疲劳，消除困意。咖啡因可以被消化道快速吸收，并在使用后的 15 ～ 60 分钟发挥它的最大功效（血液浓度达到顶峰）。对健身者而言，咖啡因的主要作用包括：

（1）提高运动水平，如力量、耐力和爆发力等；

（2）增强注意力和大脑灵敏度；

（3）提高新陈代谢。

基于临床研究，咖啡因的推荐使用方法为：在运动或比赛前 15 ～ 60 分钟摄入 3 毫克 / 千克的咖啡因。例如，一名体重为 80 千克的健身者，在运动前应摄入 240 毫克咖啡因。研究表明，更高剂量的咖啡因不仅很难进一步提高运动水平，还很有可能引发副作用。由于咖啡中的咖啡因含量并不明确，所以对健身者而言，使用含咖啡因的运动营养补剂更为理想（见图 14–13）。

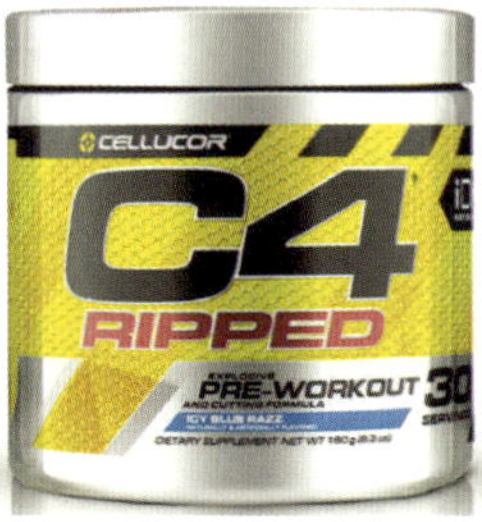

图 14-13　C4 减脂氮泵

咖啡因被美国食品及药物管理局列为公认安全级别（GRAS）。在日常使用过程中，健身者应注意以下三点问题：

（1）咖啡因的每日安全使用量上限为 400 毫克或 6 毫克 / 千克体重。超过该使用量很有可能引发副作用，包括：头晕、紧张、心跳加速和运动水平下降等。

（2）一次性摄入大量的咖啡因（400 ～ 500 毫克）可能会导致咖啡因中毒，症状包括焦虑、兴奋、失眠、尿频、肠胃紊乱、肌肉抽搐和心跳加快等。

（3）如果你对咖啡因非常敏感，请谨慎使用含咖啡因的运动营养补剂。

第 9 节
左旋肉碱

肉毒碱（carnitine）是一种季铵类化合物，几乎存在于所有生物体和动物组织中。人体内的肉毒碱主要集中在心脏和骨骼肌中。肉毒碱具有两种同分异构体：D– 肉毒碱（D–carnitine）和 L– 肉毒碱（L–carnitine）。其中，L– 肉毒碱就是我们通常所说的左旋肉碱。左旋肉碱是肉毒碱在动物体内的唯一形态，而 D– 肉毒碱则具有毒性。

左旋肉碱属于条件性必需营养素。在正常情况下，人体能够利用赖氨酸和蛋氨酸合成充足的左旋肉碱，以满足每日的营养需求。但是，在一些病理条件下（遗传缺陷和医学疾病），人体无法合成充足的左旋肉碱。此时，我们必须通过食物（肉类和乳制品等）或运动营养补剂对左旋肉碱进行额外的补充（见图 14–14）。

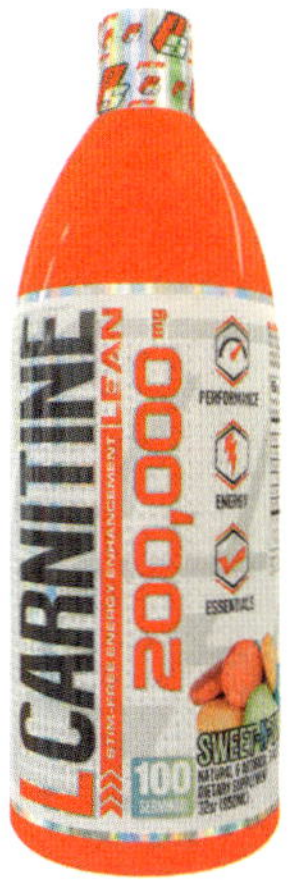

图 14–14　左旋肉碱（液态）

左旋肉碱的主要作用是调节能量代谢。只有在左旋肉碱的帮助下，游离脂肪酸（长链脂肪酸）才能从细胞质进入线粒体中，并在线粒体中被进一步代谢（氧化），从而产生能量。此外，左旋肉碱还能够移除线粒体中的短链脂肪酸。当短链脂肪酸在线粒体中堆积时，会阻碍能量代谢。

由于左旋肉碱对脂肪酸的代谢具有重要的调节作用，所以左旋肉碱补剂也受到了健身者和运动员的长期关注。部分研究表明，左旋肉碱有助于提高受试者在运动过程中的脂肪利用率，从而增强他们的运动表现能力，尤其是耐力。而另一些研究则无法得出相同的结论。造成这一现象的原因是什么？目前还不为人知。左旋肉碱补剂是否能够有效提高健身者的运动水平，并改善他们的体形？这一问题可能还需要更多的研究加以证实。

基于临床研究：左旋肉碱的每日推荐使用量为 2 ～ 4 克。左旋肉碱在临床实验中的耐受性良好，无明显副作用。仅有小部分使用者出现过胃肠道不适现象，如恶心和腹泻。

第 10 节
共轭亚油酸

共轭亚油酸（conjugated-linoleic acid，CLA）是一种天然的反式脂肪酸，存在于肉类（反刍动物）、乳制品（反刍动物）和部分品种的蘑菇（如双孢蘑菇和赭鳞蘑菇）中。虽然共轭亚油酸在动物实验中展现出了多种健康益处，但它对人类健康是否同样有效？这一问题可能还需要更多的研究加以证实（见图 14–15）。

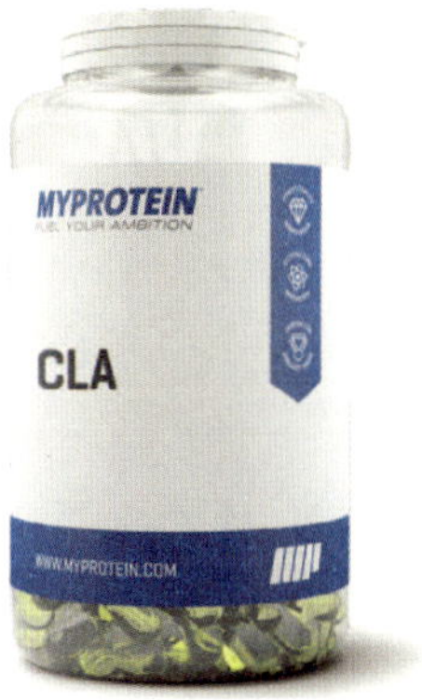

图 14–15　CLA

部分实验表明：共轭亚油酸能够显著改善受试者的体形，帮助他们减少脂肪含量，并促进肌肉的增长。另一些实验表明：共轭亚油酸无法帮助受试者减少脂肪含量。还有一些实验表明：共轭亚油酸虽然能够帮助受试者减少脂肪含量，但效果并不显著。受试者每周的平均减脂速度仅能达到 0.09 千克。

基于临床研究：共轭亚油酸的每日推荐使用量为 5 ～ 6 克。共轭亚油酸在临床实验中的耐受性良好，无明显副作用。仅有小部分使用者出现过胃肠道不适现象，如恶心、腹泻和腹痛。

第 11 节
关节保护类补剂

氨基葡萄糖

氨基葡萄糖（glucosamine）是一种天然存在于甲壳类动物（外壳）、动物骨骼和骨髓中的氨基糖，也是关节保护类补剂中的主要成分之一。部分研究表明，氨基葡萄糖有助于缓解关节疼痛和关节僵硬。另一些研究则认为，氨基葡萄糖并没有以上功效。因此，氨基葡萄糖是否能够有效“保护”关节？还需要更多的研究加以证实。

在美国，氨基葡萄糖是使用最为广泛的膳食营养补剂之一（见图 14–16）。

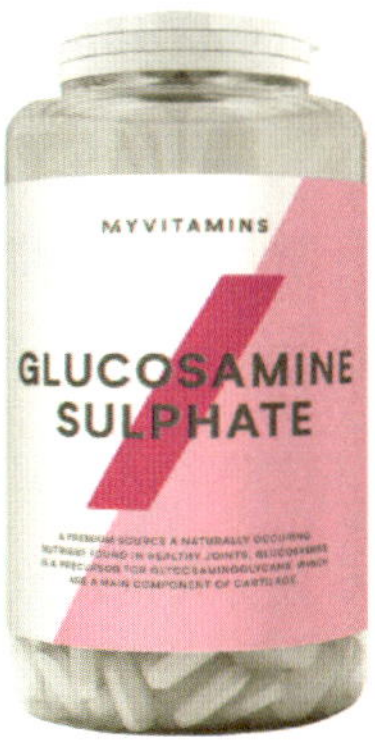

图 14–16　硫酸氨基葡萄糖

基于临床研究，氨基葡萄糖的每日推荐使用量为 1500 毫克。氨基葡萄糖可能会和某些药物发生作用。所以，如果你患有某些疾病，请在使用氨基葡萄糖前充分咨询医师。氨基葡萄糖补剂的原材料主要为甲壳类动物的外壳。所以，这类补剂可能不适合对甲壳类动物过敏的健身者。氨基葡萄糖的可能性副作用还包括胃肠道不适、头疼和皮疹等。

硫酸软骨素

硫酸软骨素（chondroitin sulfate）是一种存在于软骨中的重要化学物质，也是关节保护类补剂中的主要成分之一。硫酸软骨素常被用来治疗骨关节炎。但是，近年来的临床研究表明，硫酸软骨素对骨关节炎的治疗并没有明显的帮助作用（效果和安慰剂没有区别）。**硫酸软骨素在临床实验中的使用量通常为 1200 毫克 / 天，且耐受性良好，无明显的副作用。**

甲基磺酰甲烷

甲基磺酰甲烷（methylsulfonylmethane，MSM）是一种有机硫化合物，少量存在于谷物、水果、蔬菜和乳制品等食物中。甲基磺酰甲烷是关节保护类补剂中的主要成分之一，常与氨基葡萄糖和硫酸软骨素搭配使用。部分（短期）研究表明，甲基磺酰甲烷有助于缓解骨关节炎的相关症状。然而，这一结论还需要更多的（长期）研究加以验证。**甲基磺酰甲烷在临床实验中的使用量通常为 3 ～ 6 克 / 天，且耐受性良好，无明显的副作用。**

第12节 如何选购运动营养补剂?

随着科学健身意识的不断增强，越来越多的健身者开始使用运动营养补剂。对大多数健身者而言，运动营养补剂的价格并不便宜。掌握正确的产品选购方法，能够帮助自己节省不少经济开支。

第一步：选择知名运动营养补剂品牌和正规购买渠道

健身者在购买运动营养补剂前，应对市面上的运动营养补剂品牌有一个大致的了解。BB网（https://cn.bodybuilding.com/store/popular-brands.html）等世界知名健身网站都拥有自己的品牌排行榜，健身者可以在这些网站查询最新的运动营养补剂品牌排名。

目前，世界上较为知名的运动营养补剂品牌包括：Myprotein、Cellucor、Mutant、Xtend、Quest Nutrition、肌肉科技（MuscleTech）、欧普特蒙（Optimum Nutrition）、BSN、RSP Nutrition、Evlution Nutrition、Animal、Scivation、MusclePharm和Universal Nutrition等。

第二步：根据自己的健身目标选择合适的运动营养补剂

健身者应根据自己的健身目标（增肌、减脂等），选择合适的运动营养补剂。需要注意，一些运动营养补剂不仅适合在增肌期使用，同样也适合在减脂期使用，如蛋白粉。还有一些运动营养补剂，可能并不适用于所有类型的运动项目，如 HMB。

部分运动营养补剂，对增肌或减脂的增益效果并不显著。健身者如果没有充裕的资金，可以考虑放弃购买这类补剂，如 CLA 和 ZMA。需要注意，很多运动营养补剂都是通过提高运动水平间接地帮助使用者达成健身目标的。所以，运动营养补剂一定要与运动相结合，才能发挥出最大的功效。

第三步：忽略广告语，关注运动营养补剂的核心成分与含量

运动营养补剂的真正价值在于其本身所含有的核心营养成分。所以，运动营养补剂的营养成分标签才是健身者在购买产品时最应该参考的内容。健身者在选购运动营养补剂时，应对比不同品牌补剂的核心营养成分（含量）和价格，选择性价比最高的运动营养补剂。

第四步：仔细阅读运动营养补剂的产品使用说明

健身者在使用运动营养补剂前，应仔细阅读产品使用说明。明确自己是否属于该产品的适用人群，并严格按照说明进行产品的使用。

第 13 节
运动营养补剂的常见问题解答

1. 运动营养补剂安全吗?

运动营养补剂并不属于药物或食品添加剂。在《膳食补充剂健康与教育法案》中，运动营养补剂实际上被视为一种食物。运动营养补剂中的营养成分来自天然食物或人工合成。选择知名运动营养补剂品牌，并按照产品使用说明，合理地使用运动营养补剂，就不会对健康造成损害。

2. 想获得完美身材，就必须使用运动营养补剂吗?

健身者是否需要使用运动营养补剂，主要取决于日常饮食结构是否合理。如果日常饮食能够为健身者提供充足的营养物质，那么即使不使用运动营养补剂，健身者最终也能够获得理想的身材。在这种情况下，使用运动营养补剂仅仅是起到了锦上添花的作用。

如果日常饮食无法为健身者提供充足的营养物质，那么使用运动营养补剂则能够帮助健身者弥补日常饮食的不足，使他们更快达成健身目标。运动营养补剂无法完全替代天然食物。在绝大多数情况下，运动营养补剂所扮演的角色仅仅是日常饮食的补充剂。

3. 女性也可以使用蛋白粉吗?

健身者是否需要使用蛋白粉，主要取决于日常饮食能否满足人体每日的蛋白质需求。蛋白粉是一种非常方便的蛋白质补充来源，适合所有健康的成年人。

4. 如果不运动，光吃减脂类运动营养补剂有用吗?

减脂类运动营养补剂与减肥药不同，它们只有与运动相结合，才能发挥出最大的减脂功效。如果你平时不参加体育锻炼，那么就无须购买减脂类运动营养补剂。

5. 在使用减脂类运动营养补剂或氮泵类补剂时，晚上睡不着觉，怎么办?

大多数减脂类运动营养补剂和氮泵类补剂中都含有咖啡因。咖啡因具有提神的作用，如果使用时间距离入睡时间过近，就有可能影响睡眠。在使用这些运动营养补剂时，健身者应严格按照产品使用说明，逐步提高使用量，以培养人体对咖啡因的耐受性。此外，健身者最好不要在睡前 6 小时内使用含咖啡因的运动营养补剂。

6. 维生素和矿物质营养补剂能够帮助我们改善健康吗?

关于维生素和矿物质营养补剂的相关内容，请看第八章第 4 节和第九章第 4 节。

第十五章

如何制定减脂期的饮食方案？

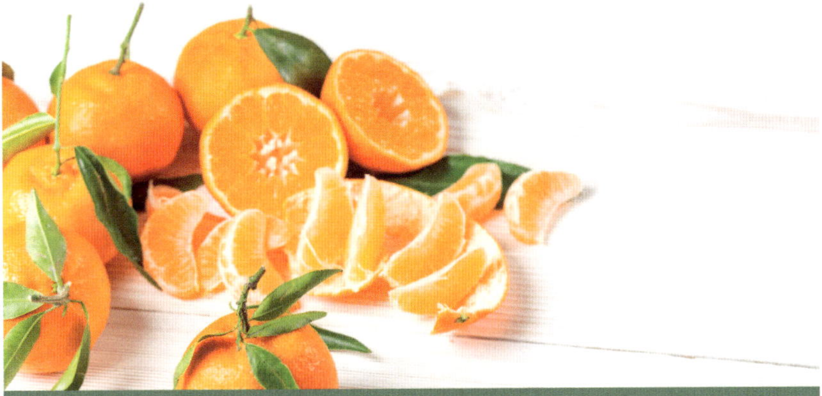

世界卫生组织、美国疾病预防与控制中心（CDC）和哈佛医学院等权威机构一致认为：健康的饮食和规律的锻炼是预防及治疗肥胖的最佳手段。对久坐人群而言，改善日常饮食习惯，合理控制每日的热量摄入，对保持健康的体形尤为重要。

毫不夸张地说，饮食决定了减脂的成败。如果你的饮食结构非常不合理，那么即使进行大量的运动，也很难获得理想的身材。如果你的饮食方案非常科学，那么即使日常运动量很小甚至完全不运动，都能够保证体脂率的持续降低。

根据能量平衡原理，只要热量摄入小于热量消耗（负能量平衡状态），体重就会持续降低。然而，科学的减脂饮食方案并不是单单降低热量摄入这么简单。研究表明，即使在热量摄入相同的情况下，不同的营养素比例、进食时间和进食频率，也会对人体造成不同的影响。因此，我们必须从多方面着手，才能制定出完美的减脂饮食方案。

本章将手把手地指导大家如何制定科学有效的减脂饮食方案。通过本章的学习，你将系统掌握减脂饮食方案的制定方法，包括营养需求量的计算、食物种类的选择和进食时间（频率）的安排等。

第 1 节
减脂期的营养需求量

减脂是一个循序渐进的过程，减脂饮食也应该随着时间的推移不断变化。从理论上讲，只要每日的热量摄入小于热量消耗，体重就会降低。但是，在我们降低热量摄入的同时，基础代谢率也会随之下降。每日摄入的热量越低，基础代谢率下降得就越快。

为了防止基础代谢率大幅度降低，引起体重反弹，健身者应该缓慢地、逐步地减少每日的热量摄入。**在减脂的初期阶段，健身者应该在体重能够降低的前提下，尽可能摄入更多的热量。**只有这样，在减脂的中后期阶段，健身者才能够拥有足够的热量下降空间，去攻克平台期（攻克平台期的主要方法就是继续降低热量摄入）。

根据以上原理，减脂期的饮食方案制定有以下五个步骤。

第一步：计算每日的热量消耗

减脂饮食方案制定的第一步就是计算每日的热量消耗。假设某人的每日热量消耗为 2500 千卡，那么如果他想减脂，就应该把每日的热量摄入减少至 2500 千卡以下。本章将以“张小萌（女）”为例，向大家详细介绍减脂饮食方案的制定方法。张小萌的年龄为 30 岁，身高为 160 厘米，体重为 60 千克，体脂率为 30%。

每日热量消耗的计算方法请参考第十三章第 2 节。假设张小萌的身体活动等级为“低运动量”，那么她的每日热量消耗（EER）则为 2077 千卡。

需要注意：每日热量消耗的计算结果存在误差。在日常使用中，我们可以根据体重的变化（稳定、增加或减少）来判断每日热量消耗的准确程度，并对每日热量消耗的计算结果进行一定的调整。

假设张小萌的每日热量消耗不存在误差，那么她在减脂前的每日热量摄入应为 2077 千卡（34.6 千卡 / 千克体重）。也就是说，每日摄入 2077 千卡热量将使张小萌的体重维持不变。

第二步：建立初始饮食方案

我们每日的热量摄入来自碳水化合物、蛋白质和脂肪的热量总和。在建立初始饮食方案前，我们还需要对张小萌的饮食结构（产能营养素比例）进行一定的调整：

（1）脂肪：每克脂肪含有 9 千卡热量。在减脂期，健身者每天应摄入 0.5 ～ 1 克 / 千克体重的脂肪。本次计算，我们将张小萌的脂肪摄入量定为 1 克 / 千克体重。

（2）蛋白质：每克蛋白质含有 4 千卡热量。不同群体的蛋白质需求量不同（见表 15–1）。本次计算，我们将张小萌的蛋白质摄入量定为 1.2 克 / 千克体重。

表 15–1　不同群体的蛋白质需求量

身体活动等级	蛋白质需求量（男，克 / 千克体重）	蛋白质需求量（女，克 / 千克体重）
久坐	0.8	0.8
低运动量	1.0 ～ 1.2	1.0 ～ 1.2
适中运动量	1.2 ～ 1.6	1.2 ～ 1.4
高运动量	1.6 ～ 2.0	1.4 ～ 1.7

（3）碳水化合物：每克碳水化合物含有 4 千卡热量。张小萌的每日热量摄入为 34.6 千卡 / 千克体重，脂肪摄入量为 1 克 / 千克体重，蛋白质摄入量为 1.2 克 / 千克体重，所以她的碳水化合物摄入量 =(34.6 − 1×9 − 1.2×4)÷4=5.2 克 / 千克体重。

通过以上调整，张小萌在减脂前的饮食方案应为：每千克体重摄入 1 克脂肪、1.2 克蛋白质和 5.2 克碳水化合物。其中，脂肪的热量占比为 26%，蛋白质的热量占比为 14%，碳水化合物的热量占比为 60%（见表 15−2）。

初始饮食方案的制定

保持蛋白质和脂肪的摄入量不变，将碳水化合物的摄入量降低 1 克 / 千克体重，就是张小萌的初始饮食方案（第一天的减脂饮食方案）。根据调整，张小萌的初始饮食方案应为：每千克体重摄入 1 克脂肪、1.2 克蛋白质和 4.2 克碳水化合物。其中，脂肪的热量占比为 29%，蛋白质的热量占比为 16%，碳水化合物的热量占比为 55%（见表 15−2）。

张小萌可以持续使用初始饮食方案，直到进入平台期（体重、体脂率和身体围度等指标不再发生变化）。为了攻克平台期，我们需要进行第三步饮食调整。

第三步：将碳水化合物摄入量降低 0.5 克 / 千克体重

每日热量摄入的降低，必然会导致基础代谢率的下降，最终使健身者进入平台期。虽然运动有助于提高基础代谢率，但解决这一问题的最好方法还是继续降低每日的热量摄入。

当张小萌进入平台期后，保持蛋白质和脂肪的摄入量不变，将碳水化合物的摄入量降低 0.5 克 / 千克体重。通过调整，张小萌的饮食方案变为：每千克体重摄入 1 克脂肪、1.2 克蛋白质和 3.7 克碳水化合物。其中，脂肪的热量占比为 31%，蛋白质的热量占比为 17%，碳水化合物的热量占比为 52%（见表 15–2）。

表 15–2　减脂阶段的饮食调整（以张小萌为例）

减脂饮食阶段	热量（kcal/kg）	碳水化合物		蛋白质		脂肪	
		g/kg	%	g/kg	%	g/kg	%
减脂前	34.6	5.2	60	1.2	14	1	26
初始方案	30.6	4.2	55	1.2	16	1	29
第一次调整	28.6	3.7	52	1.2	17	1	31
第二次调整	26.6	3.2	48	1.2	18	1	34
第三次调整	24.6	2.7	44	1.2	19	1	37
第四次调整	24.6	3.6	59	1.2	19	0.6	22
第 N 次调整	13.3	1	30	1.2	36	0.5	34

循环进行第三步。每当到达平台期后，保持蛋白质和脂肪的摄入量不变，将碳水化合物的摄入量降低 0.5克 / 千克体重。当张小萌的碳水化合物摄入量降低至 2.7 克 / 千克体重时，我们发现脂肪的热量占比超过了 35% 的警戒线（37%）。此时，保持总热量不变，降低脂肪的摄入量（如降低至 0.6 克 / 千克体重）。通过调整，张小萌的饮食方案变为：每千克体重摄入 0.6 克脂肪、1.2 克蛋白质和 3.6 克碳水化合物。其中，脂肪的热量占比为 22%，蛋白质的热量占比为 19%，碳水化合物的热量占比为 59%（见表 15–2）。

继续循环进行第三步。大多数健身者在碳水化合物摄入量降低至 1 ~ 1.5 克 / 千克体重之前，就能够获得理想的身材。如果你属于这类健身者，请直接跳至第五步。否则请进行下一步调整。

第四步：加入高碳水日

当碳水化合物的摄入量降低至 1 ～ 1.5 克 / 千克体重时，我们的基础代谢率（水平）已经处于很低的状态。为了防止基础代谢率长期过低，引起体重反弹，健身者需要每隔 6 ～ 7 天进行一次高碳水日（high-carbohydrate Day）。在高碳水日，健身者需要大幅度地提高碳水化合物的摄入量（提高至 3 ～ 4 克 / 千克体重），从而有效刺激基础代谢。

在严格饮食日，张小萌的饮食方案为：每千克体重摄入 0.5 克脂肪、1.2 克蛋白质和 1 ～ 1.5 克碳水化合物（见表 15–2）。而在高碳水日，张小萌的饮食方案则变为：每千克体重摄入 0.5 克脂肪、1.2 克蛋白质和 3 ～ 4 克碳水化合物。

一些健身者习惯把高碳水日称为放纵日，在该日食用一些高热量食品，如比萨、蛋糕和甜点等。高碳水日的适当放纵是允许的，但过度放纵则会打乱整个减脂进程。

第五步：维持理想的身材

6 ～ 7 天的严格饮食配合 1 天的高碳水日，最终会使你获得理想的身材（不建议将碳水化合物的摄入量降低至 1 克 / 千克体重以下）。此时，你又将面临一个新的问题：如何维持目前的良好身材？由于你的基础代谢率已经处于很低的水平，所以如果立即恢复减脂前的饮食，将会使身体的脂肪含量迅速提升。

在这种情况下，最明智的做法就是逐步提高碳水化合物的摄入量。从第四步开始，逐渐往回推进，每个阶段持续 1 ～ 2 周。例如，张小萌减肥成功时的饮食方案为每千克体重摄入 0.5 克脂肪、1.2 克蛋白质和 1 克碳水化合物。维持此方案 1 ～ 2 周后，保持蛋白质和脂肪的摄入量不变，将碳水化合物的摄入量提高至 1.5 克 / 千克体重。此时，我们的身体将会产生一系列变化（基础代谢率提高），以适应更高热量的饮食。

持续进行以上操作，但一定要注意缓慢地提高碳水化合物的摄入量。当身体恢复十足的活力后，停止碳水化合物和热量的提升（此时，人体已经达到了新的能量平衡状态）。在今后的生活中，继续保持良好的饮食和运动习惯，努力维持来之不易的良好身材。

Tip：巧用简算法

对大多数健身者而言，每天计算所有食物（包括食用油）的营养成分含量，时间成本过高，实现难度较大。在这种情况下，我们可以尝试对食物的营养成分含量进行粗略简算，例如，①忽略鸡胸肉的碳水化合物和脂肪含量，仅计算它的蛋白质含量；②忽略苹果的蛋白质和脂肪含量，仅计算它的碳水化合物含量；③忽略土豆的脂肪含量，仅计算它的碳水化合物和蛋白质含量。

第 2 节
减脂期的食物选择：慢碳饮食法

一旦我们确定了减脂期的营养需求量，就可以进入下一个环节：减脂期的食物选择（减脂期应该吃什么）。为了解决这一问题，本节将为大家介绍一种非常健康的饮食方法：慢碳饮食法（slow carb diet）。

慢碳饮食法的核心理念是将日常饮食中的高 GI/GL 食物，全部替换为中—低 GI/GL 食物，并去除油炸食品等高脂肪、高热量食物。关于升糖指数（GI）和血糖负荷（GL）的相关内容，请参考第五章第 5 节。

研究表明：即使不刻意控制每日的热量摄入，仅把每天的食物替换为慢碳饮食法中的规定食物，都能够对身体产生巨大的益处。慢碳饮食法的核心是食物种类的选择。在慢碳饮食法中，食物可以被分为 4 种类型：主食、蛋白质类食物、蔬菜和水果。

1. 主食

在慢碳饮食法中，主食（staple food）是指碳水化合物含量较高的食物。这些食物能够为我们提供充足的碳水化合物，并且全部属于中—低 GI/GL 食物（见表 15–3）。

表 15–3（a） 慢碳饮食法的规定主食

（营养成分含量单位：g/100g）

食物种类	碳水化合物	蛋白质	脂肪
面包 / 谷物 / 面			
黑麦面包	48.3	8.5	3.3
传统法棍	55.4	10.7	1.8
全麦面包（小麦）	42.7	12.5	3.5
燕麦	67.5	12.5	6.3
大麦	77.7	9.9	1.2
黑米	75.6	8.9	3.3
玉米（可食部分）	18.7	3.3	1.4
藜麦	64.2	14.1	6.1
荞麦	71.5	13.3	3.4
糙米	77.2	7.9	2.9
小米	72.8	11	4.3
古斯古斯米	77.4	12.8	0.6
意大利细面（全麦）	74.8	13.4	1.6
通心粉	73.2	12.5	1.8
意大利螺旋面	73.2	10.7	1.8
乌冬面	28	2.4	0.4
豆类			
红豆	62.9	19.9	0.5
黄豆 / 大豆	30.1	36.5	19.9
黑豆	64	22	0
菜豆	61.3	22.5	1.1
鹰嘴豆	62.9	20.5	6
小扁豆	63	25	1
绿豆	62.6	23.9	1.2
毛豆（熟）	9.9	10.9	5.2

（续表）

食物种类	碳水化合物	蛋白质	脂肪
蔬菜			
豌豆	14.5	5.4	0.4
芋头	26.5	1.5	0.2
山药	27.9	1.5	0.2
红薯	20.1	1.6	0.1
土豆	17	2	0.1
紫薯	17.6	2.3	0.1
藕	17.2	2.6	0.1

说明：除毛豆外，所有食物的营养成分含量皆为生重（raw）时测量。

2. 蛋白质类食物

在慢碳饮食法中，蛋白质类食物是指蛋白质含量较高的食物。这些食物能够为我们提供充足的蛋白质，且仅含有少量的碳水化合物和脂肪（见表 15–4）。

表 15–4（a）　慢碳饮食法的规定蛋白质类食物

（营养成分含量单位：g/100g）

食物种类	碳水化合物	蛋白质	脂肪
肉类 / 鱼类 / 海产品			
牛肉	0.2	21.2	3.7
猪肉	0	20.5	5.4
羊肉	0	20.6	4.5
马肉	0	21.4	4.6
驴肉	0	23.5	5.0
鸡胸肉	1.2	21.2	1.8

（续表）

食物种类	碳水化合物	蛋白质	脂肪
肉类 / 鱼类 / 海产品			
鸭肉	0	19.8	4.3
鹅肉	0	22.8	7.1
兔肉	0	21.8	2.3
鸽子肉	0	21.8	4.5
鲈鱼	0	17.7	2.3
鲤鱼	0	17.8	5.6
鲶鱼	0	16.4	2.8
三文鱼	0	19.8	6.3
金枪鱼	0	23.3	4.9
虾	0.9	13.6	1
龙虾	0	16.5	0.8
螃蟹	0	18.1	1.1
鲍鱼	6	17.1	0.8
章鱼	2.2	14.9	1
扇贝	3.2	12.1	0.5
蛤蜊	3.6	14.7	1.0
牡蛎	4.9	9.5	2.3
乳制品 / 豆制品 / 蛋类			
低脂牛奶	4.8	3	1.5
脱脂牛奶	4.8	3	0
无糖酸奶	5.5	4.1	4.3
豆奶	3.3	2.9	1.7
豆腐	1.5	8	3.5
鸡蛋	0.7	12.6	9.5
鸡蛋清	0.7	10.9	0.2
鸭蛋	1.5	12.8	13.8
鹅蛋	1.4	13.9	13.3

说明：（1）所有食物的营养成分含量皆为生重时测量；（2）蛋白质类食物包括所有瘦肉、鱼类和海产品；（3）每天的蛋黄食用量不宜超过 2 ～ 3 个。

3. 蔬菜

蔬菜可以为我们提供充足的维生素、矿物质和膳食纤维。慢碳饮食法允许使用者选择除豌豆、芋头、山药、红薯、土豆、紫薯和藕以外的所有蔬菜（以上蔬菜在慢碳饮食法中被归为主食）。需要注意：①慢碳饮食法严禁所有的液态蔬菜，如胡萝卜汁；②健身者应选择种类丰富的蔬菜；③当无法确定某种食物是否为蔬菜时，请在网上进行相关查询。

4. 水果

水果不仅含有适量的碳水化合物，还能够为我们提供充足的微量元素和膳食纤维。慢碳饮食法的规定水果全部属于中—低 GI/GL 食物（见表 15–5）。

表 15–5　慢碳饮食法的规定水果

（营养成分含量单位：g/100g）

食物种类	碳水化合物	蛋白质	脂肪
樱桃（甜）	16	1.1	0.2
李子	11.4	0.7	0.3
葡萄柚	8.4	0.8	0.1
杏子	11	1.4	0.4
梨	15.2	0.4	0.1
橙子	11.8	0.9	0.1
苹果	13.8	0.3	0.2
草莓	7.7	0.7	0.3
桃子	9.5	0.9	0.3
杧果	15	0.8	0.4
木瓜	18.8	1.2	1.2
猕猴桃	14.7	1.1	0.5
葡萄（绿）	18.1	0.7	0.2

（续表）

食物种类	碳水化合物	蛋白质	脂肪
香蕉	22.8	1.1	0.3
菠萝	13.1	0.5	0.1
西瓜	7.6	0.6	0.2

说明：慢碳饮食法严禁所有的果汁。

5. 食用油

美国心脏病协会建议居民限制饱和脂肪的摄入，并将部分饱和脂肪替换为不饱和脂肪。所以，在烹饪过程中，请选择富含不饱和脂肪的食用油，如橄榄油、菜籽油、花生油和玉米油等。坚果虽然也是不饱和脂肪的优质来源，但由于热量较高，所以一定要注意控制平日的食用量。为了减少水溶性维生素的流失，慢碳饮食法建议大家将水煮菜替换为蒸菜或清炒菜。

6. 饮水量

为了保持最佳的减脂速率，请遵循第十章第 2 节所列出的饮水量建议。

7. 调味料

慢碳饮食法允许使用绝大多数调味料，包括咸味调料（酱油、食盐等）、酸味调料（醋等）、辣味调料（花椒、辣椒、姜、葱、蒜）、鲜味调料（鱼露、味精、蚝油）和天然植物香料（八角、花椒、桂皮、陈皮等）。在烹饪过程中，健身者应注意限制甜味调料（蜂蜜、食糖、饴糖等）和高热量调料（沙拉酱、果酱等）的使用。

8. 高碳水日

高碳水日虽然也称为放纵日，但饮食仍应该以中—低 GI/GL 食物为主。为了调节心情，缓解减脂期间的压力，高碳水日允许健身者适量食用高 GI/GL 食物。但是，健身者一定要注意控制这些食物的食用量，把握好适度放纵的原则。

9. 运动营养补剂

在减脂期间，健身者可以考虑使用蛋白粉、谷氨酰胺、咖啡因、左旋肉碱和 CLA。关于这些运动营养补剂的详细介绍，请看第十四章。此外，当每日热量摄入低于 1200 ~ 1500 千卡时，健身者可考虑使用维生素和矿物质补剂。

10. 禁止食物

慢碳饮食法的禁止食物包括：

（1）高 GI/GL 食物，如白米、糯米、年糕和荔枝等；

（2）油炸食品；

（3）加工肉制品，如香肠、火腿、肉松和腊肠等；

（4）皮，如鸡皮、猪皮等；

（5）果汁和蔬菜汁；

（6）含糖饮料。

第 3 节
减脂期的进食安排：间歇性禁食法

通过前两节的内容，我们已经确定了减脂期的营养需求量和食物选择。下面，我们进入最后一个环节：减脂期的进食安排。研究表明，合理地控制进食时间，有助于我们预防和治疗肥胖。据此，科学家发明了一种非常有效的减脂饮食法——间歇性禁食法。

1. 什么是间歇性禁食法？

间歇性禁食法是指：仅在一天中的某个连续时段内进食（摄入热量），而在其他时间段禁食（停止摄入热量）。间歇性禁食法具有多个分支。其中，最流行的间歇性禁食法是 8 小时饮食法。

所谓8小时饮食法，是指：选择一天中的任意时段（连续的8个小时）进食，而在其他时间段禁食。8 小时饮食法的进食时间完全取决于使用者的选择。使用者可以在 8:00 ~ 16:00 之间进食，也可以在 12:00 ~ 20:00 之间进食，甚至可以在 16:00 ~ 24:00 之间进食。

2018 年，发表在《营养与健康衰老》（*Nutrition & Healthy Aging*）杂志上的一项研究表明：8 小时饮食法可以有效帮助受试者减少体重，并降低血压。在这项实验中，来自美国伊利诺伊大学的研究人员对 23 名肥胖者进行了 8 小时饮食法的测试。这些受试者可以在每天的 10:00 ~ 18:00 之间选用任何食物（不限量），但在其他时间段内只能喝水或零热量饮料。12 周后，这些受试者平均减去了 3% 的体重和 7mm Hg 的血压。

2018 年，发表在《细胞代谢》杂志上的另一项研究表明：10 小时饮食法可以有效帮助生物钟紊乱的老鼠预防肥胖和代谢性疾病。在这项实验中，来自索尔克研究所的研究人员将生物钟紊乱的老鼠分为两组：A 组老鼠全天可以进食，B 组老鼠每天只有 10 小时可以进食（在其余的 14 个小时内禁食）。两组老鼠每日摄入的热量相同，且都为高脂肪饮食。经过一段时间的测试后，研究人员发现 A 组老鼠不仅更加肥胖，而且产生了代谢性疾病。相反，B 组老鼠却仍然保持着良好的体形和健康状况。

2. 如何进行间歇性禁食法？

间歇性禁食法（8 小时饮食法）的实施方法非常简单。如果你属于久坐人群，那么请在一天中的 24 小时内，任意选择连续的 8 小时作为进食时间段，并在其他时间段内禁食。如果你是一名具有规律运动习惯的健身者，那么请在以下方案中任选其一：

方案 1：将运动时间安排在 8 小时的进食时间段内；

方案 2：空腹运动，并在运动后的 30 分钟内进食。例如早上 8:00 开始运动，9:30 结束运动，10:00 开始吃饭（进食时间段为 10:00 ～ 18:00）。

需要注意：进行 8 小时饮食法时，我们的饮食结构（每日的营养摄入量和食物类型）并没有发生变化，所改变的仅仅是每日的进食时间。进食时间的缩短可能会影响每日的进食总量。所以，在减脂初期，大家可以先尝试 10 ～ 12 小时饮食法。当每日的营养需求量下降到一定阶段时，再开始进行 8 小时饮食法。

在 8 小时饮食法的禁食阶段，我们虽然不能食用任何含有热量的食物，但仍然可以选择水、零热量饮料和茶等不含热量的饮品。从理论上讲，每天选择同一时间段进食，最有利于减脂。但是，如果某天你遇到了特殊情况，也可以灵活调整进食时间。

3. 减脂期的进食频率

在减脂期，我们每日的饮食可以分为 3 次主餐和 N 次加餐（$N \geqslant 0$）。这样安排的理由主要有 3 点：①减脂期的进食时间不宜过长，以 8 ～ 12 小时 / 天为宜；②两餐之间的间隔时间通常为 3 ～ 4 小时（食物在胃中停留的时间）；③中国人的传统饮食习惯为三餐制。

主餐可以分为早餐、午餐和晚餐。每餐必须包括主食、蛋白质类食物和蔬菜，且食物的选择应该符合慢碳饮食法的要求。需要注意：进行 8 ～ 12 小时饮食法时，我们的第一餐即为早餐，午餐和晚餐的概念以此类推。

加餐可以分为上午加餐、下午加餐、睡前加餐、运动前加餐和运动后加餐。加餐的食物搭配方案非常灵活，我们可以选择慢碳饮食法中的天然食物，也可以选择蛋白粉和蛋白棒等运动营养补剂。表 15–6 列出了几种常见的加餐方案，可供大家参考。

表 15–6　减脂期的加餐方案（示例）

加餐类型	食物搭配方案
上午加餐 下午加餐	方案 1：中—低 GI/GL 食物（主食 / 水果）+ 蛋白质类食物（天然食物 / 酪蛋白粉） 方案 2：中—低 GI/GL 食物（主食 / 水果） 方案 3：蛋白质类食物（天然食物 / 酪蛋白粉）
睡前加餐	蛋白质类食物（天然食物 / 酪蛋白粉）
运动前加餐	方案 1：中—低 GI/GL 食物 + 蛋白质类食物（天然食物 / 乳清蛋白粉） 方案 2：中—低 GI/GL 食物
运动后加餐	高 GI/GL 食物 + 蛋白质类食物（天然食物 / 乳清蛋白粉）

注意：在运动后的加餐中，我们可以选择适量的高 GI/GL 食物（如运动饮料）。这种做法有助于促进胰岛素的快速分泌，使葡萄糖和氨基酸等营养物质更快地进入肌肉中，从而帮助我们快速补充运动时被耗尽的糖原，并有效防止肌肉的分解。

在减脂过程中，每日的 3 次主餐必选，加餐则不作强制要求，大家根据自身的情况，灵活调整即可。哈佛医学院的营养学教授布莱克本建议：将全天的营养摄入量较为均匀地分配在每餐中。这不仅有助于维持全天的血糖稳定，还能够降低饥饿感的发生率。此外，在运动过程中，我们还应该根据运动强度和运动时间，决定自己是否需要使用运动饮料（第十章）。表 15–7 和表 15–8 列出了非训练日和训练日的进食安排，可供大家参考。

表 15–7　非训练日的进食安排（示例）

进食类型	食物搭配	是否为必选项
早餐	主食 + 蛋白质类食物 + 蔬菜	√
上午加餐	参考表 15–6	×
午餐	主食 + 蛋白质类食物 + 蔬菜	√
下午加餐	参考表 15–6	×
晚餐	主食 + 蛋白质类食物 + 蔬菜	√
睡前加餐	参考表 15–6	×

表 15-8　训练日的进食安排（以下午训练为例）

进食类型	食物搭配	是否为必选项
早餐	主食 + 蛋白质类食物 + 蔬菜	√
上午加餐	参考表 15-6	×
午餐	主食 + 蛋白质类食物 + 蔬菜	√
运动前加餐	参考表 15-6	×
运动后加餐	参考表 15-6	×
晚餐	主食 + 蛋白质类食物 + 蔬菜	√
睡前加餐	参考表 15-6	×

注意：①运动前加餐时间：运动前 30 ～ 45 分钟；②运动后加餐时间：运动后 30 分钟内；③晚餐时间：运动后加餐的 30 ～ 60 分钟后。

第 4 节
减脂饮食方案示例

通过前 3 节内容，我们已经确定了减脂饮食的 4 大问题：①营养需求量（五步计算法）；②食物选择（慢碳饮食法）；③进食时间（间歇性禁食法）；④进食频率（3 次主餐 +N 次加餐）。下面，我将以张小萌的初始饮食为例（碳水化合物：252 克 / 天；蛋白质：72 克 / 天；脂肪：60 克 / 天），向大家提供两则具体的减脂饮食方案示例（见表 15–9 和表 15–10）。

表 15–9　非训练日饮食方案

进食类型	食物搭配	具体食材	食材重量（克）	营养成分含量（克）
早餐	主食	燕麦	100	碳水化合物：68 蛋白质：28 脂肪：18
	蛋白质类食物	鸡蛋	120	
	蔬菜	黄瓜、西红柿	—	
上午加餐	中—低 GI/GL 食物	苹果	150	碳水化合物：21
	蛋白质类食物	—	—	
午餐	主食	糙米	100	碳水化合物：77 蛋白质：25 脂肪：6
	蛋白质类食物	牛肉	80	
	蔬菜	西蓝花	—	
下午加餐	中—低 GI/GL 食物	橙子	120	碳水化合物：14
	蛋白质类食物	—	—	
晚餐	主食	乌冬面	250	碳水化合物：70 蛋白质：27 脂肪：6
	蛋白质类食物	羊肉	100	
	蔬菜	芹菜	—	
睡前加餐	蛋白质类食物	—	—	—

说明：

1. 碳水化合物摄入量为 250 克，蛋白质摄入量为 80 克，脂肪摄入量为 30 克（不包括食用油）；
2. 剩余的脂肪需求量通过食用油或坚果补充；
3. 为了方便计算，忽略蔬菜的营养成分含量，以及水果的蛋白质和脂肪含量；
4. 健身者应选择种类丰富的蔬菜。

表 15-10　训练日饮食方案（以下午训练为例）

进食类型	食物搭配	具体食材	食材重量（克）	营养成分含量（克）
早餐	主食	全麦面包	120	碳水化合物：51 蛋白质：25 脂肪：7
	蛋白质类食物	三文鱼	50	
	蔬菜	生菜	—	
上午加餐	中—低 GI/GL 食物	菠萝	200	碳水化合物：26
	蛋白质类食物	—	—	
午餐	主食	黑米	100	碳水化合物：78 蛋白质：21 脂肪：4
	蛋白质类食物	蛤蜊	80	
	蔬菜	茄子	—	
运动前加餐	中—低 GI/GL 食物	梨	100	碳水化合物：15
	蛋白质类食物	—	—	
运动后加餐	高 GI/GL 食物	佳得乐	400 毫升	碳水化合物：24 蛋白质：8
	蛋白质类食物	乳清蛋白粉	10	
晚餐	主食	玉米	300	碳水化合物：57 蛋白质：23 脂肪：14
	蛋白质类食物	鸡蛋	100	
	蔬菜	芹菜	—	
睡前加餐	蛋白质类食物	—	—	—

说明：

1. 碳水化合物摄入量为251克，蛋白质摄入量为77克，脂肪摄入量为25克（不包括食用油）；
2. 剩余的脂肪需求量通过食用油或坚果补充；
3. 为了方便计算，忽略蔬菜的营养成分含量，以及水果的蛋白质和脂肪含量；
4. 健身者应选择种类丰富的蔬菜。

第 5 节
减脂期的食物估算：手掌饮食法

在减脂阶段，最理想的状态就是每天对食用的食物进行称重和计算。然而，在很多情况下，我们并没有称重食物的条件。因此，学会对常见食物的营养成分含量进行大致的估算，在减脂过程中则显得尤为重要。

手掌饮食法是一种利用手掌或拳头大小，估算食物营养成分含量的饮食方法。**我们只需在条件允许的情况下，对某种食物进行称重，然后再将该食物与手掌或拳头进行对比，就可以大致掌握这一食物的营养成分信息。**例如 1 个拳头大小的苹果，重量约为 200 克。所以，它的碳水化合物含量就是 28 克（见图 15-1）。

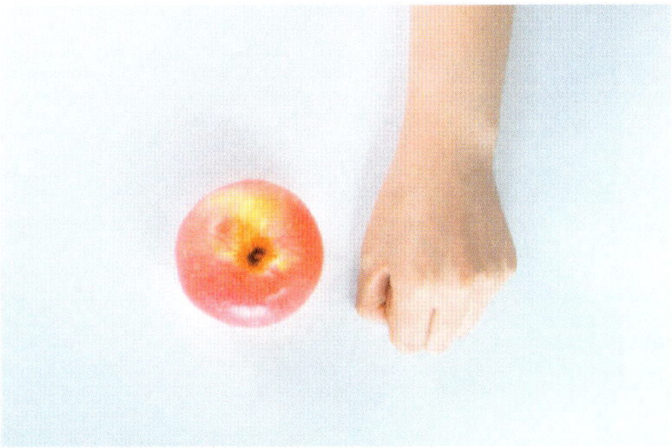

图 15-1　1 个拳头大小的苹果，碳水化合物含量约为 28 克

比例分配法

当食物的称重和估算都难以进行时，我们可以采用比例分配法，将一餐中的主食、蛋白质类食物和蔬菜，划分为 25%、25% 和 50% 的比例。这种划分方案有助于控制一餐的总体热量，帮助我们保持负能量平衡状态（见图 15-2）。

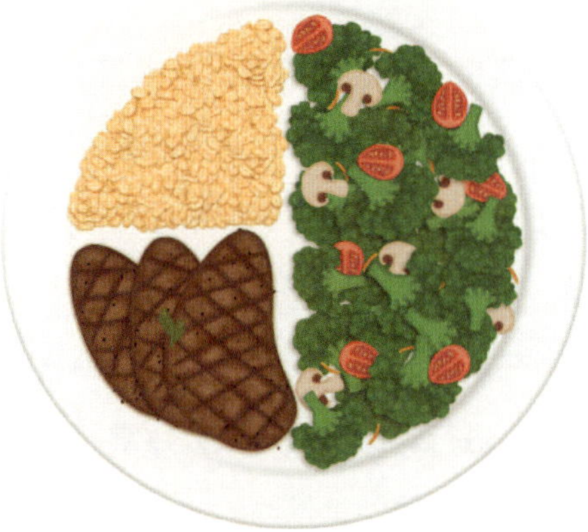

图 15-2 比例分配法（主食、蛋白质类食物和蔬菜的比例分别为 25%、25% 和 50%）

第十六章

如何制定增肌期的饮食方案？

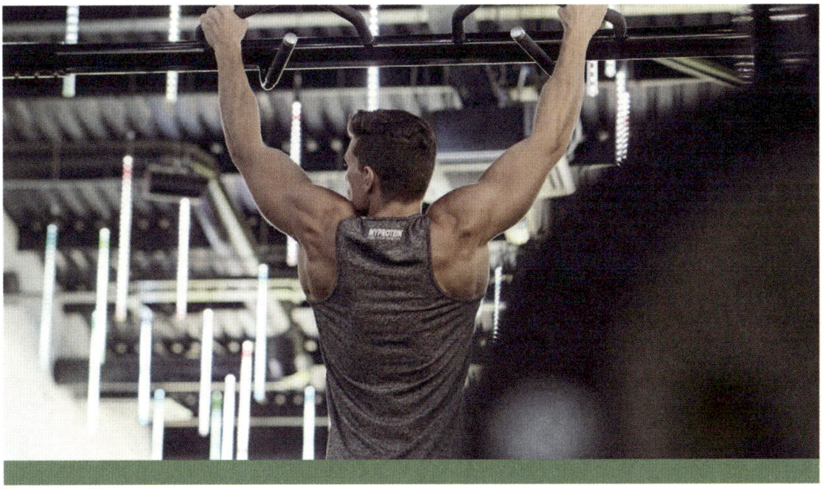

对于增肌而言，科学的饮食和有针对性的力量训练同等重要。肌肉主要由蛋白质组成。如果我们只进行大量的训练，而忽略了“砖瓦”的供给，那么“摩天大楼”将永远无法建成。同理，如果我们仅提高蛋白质的摄入量，而忽略了力量训练，那么理想身材一样无法获得（力量训练能够使人体进入正氮平衡状态，从而有效促进肌肉增长）。

根据能量平衡原理，只要热量摄入大于热量消耗（正能量平衡状态），体重就会持续增长。然而，这些增长的体重到底来自肌肉还是脂肪，则由多种因素共同决定，如营养素比例、食物选择、进食时间和进食频率等。所以，同减脂饮食一样，我们必须从多方面着手，才能制定出完美的增肌饮食方案。

本章将手把手地指导大家制定科学有效的增肌饮食方案。通过本章的学习，你将系统掌握增肌饮食方案的制定方法，包括营养需求量的计算、食物种类的选择和进食时间（频率）的安排等。

第 1 节
增肌期的营养需求量

增肌饮食方案的制定相对比较简单。一旦确定好蛋白质和脂肪的摄入量，我们只需在增肌过程中，适当地调整碳水化合物的摄入量即可：

（1）蛋白质的摄入量：在增肌阶段，健身者应该在规律运动的基础上，保证充足的蛋白质摄入（见表 15–1）。当力量训练的强度足够大时，健身者甚至可以将蛋白质的每日摄入量提高至 2 ～ 3 克 / 千克体重；

（2）脂肪的摄入量：作为一种重要的营养素，脂肪不仅有助于维持人体的正常生理功能，还能够促进肌肉的恢复和增长。在增肌阶段，健身者每天应摄入 0.5 ～ 1 克 / 千克体重的脂肪，并将脂肪的热量占比控制在 20% ～ 35%；

（3）碳水化合物的摄入量：在增肌阶段，健身者可以将碳水化合物的初始摄入量定为每天 4 克 / 千克体重。如果健身者发现肌肉的增长速度过慢，那么就将碳水化合物的摄入量进行一定程度的上调（每次上调 0.5 克 / 千克体重）；如果健身者发现脂肪的增长速度过快，那么就将碳水化合物的摄入量进行一定程度的下调（每次下调 0.5 克 / 千克体重）。由于我们每个人都存在个体差异，所以健身者只能通过不断的实践探索，找到最适合自己的碳水化合物摄入量；

（4）热量的摄入：假设某健身者的身体活动等级为“高运动量”，那么他的初始饮食方案应为：每千克体重摄入 1 克脂肪、2 克蛋白质和 4 克碳水化合物（相当于 33 千卡热量）。其中，脂肪、蛋白质和碳水化合物的热量占比分别为：27%、24% 和 49%。

第 2 节
增肌期的食物选择和进食安排

增肌期的食物选择和减脂期基本一致。在大多数情况下，健身者应选择中—低 GI/GL 食物（慢碳饮食法）。此外，我们还需要注意以下几点：

（1）在增肌阶段，早餐可以适量地选择一些高 GI/GL 食物。经过一夜的睡眠，身体的糖原储备已大幅度降低，这会促进肌肉的分解。此时，选择一些高 GI/GL 食物，有助于我们快速补充糖原，使身体从分解代谢状态转变为合成代谢状态。

（2）在增肌阶段，某些健身者（增肌困难户）的碳水化合物需求量要远高于其他健身者。为了在不过度饱腹的情况下，满足每日的碳水化合物需求量，这些健身者可以在主餐和 / 或加餐中选择适量的高 GI/GL 食物，因为这类食物的碳水化合物含量通常较高；

（3）在增肌阶段，适量地选择一些蛋白粉和（或）增肌粉补剂，有助于我们补充每日的碳水化合物和蛋白质。此外，健身者还可以考虑使用支链氨基酸、谷氨酰胺、精氨酸、β－丙氨酸、肌酸、HMB 和咖啡因。关于这些运动营养补剂的详细介绍，请看第十四章。

（4）为了保持最佳的增肌速率，请遵循第十章第 2 节所列出的饮水量建议。此外，关于增肌期的微量元素补充，请参考第八、九章的内容。

大量实践经验表明：8 小时饮食法并不适合增肌期的健身者使用。为了保证最佳的增肌速率，健身者应采用“少食多餐”的进食方案（每天进餐 5 ～ 7 次），并将两餐之间的间隔时间控制在 3 ～ 4 小时左右。在增肌期，我们同样可以采用 3+*N* 的进食安排。只不过相比于减脂期，增肌期的加餐次数要更为频繁。增肌期的加餐方案（食物搭配）与减脂期基本一致。

第 3 节
增肌饮食方案示例

本节将以“张大萌”为例，向大家提供一则具体的增肌饮食方案示例。假设张大萌的体重为 70 千克，身体活动等级为“高运动量”，那么他的初始饮食方案应为：每天摄入 280 克碳水化合物、140 克蛋白质和 70 克脂肪（见表 16–1）。

表 16–1　训练日饮食方案（以上午训练为例）

进食类型	食物搭配	具体食材	食材重量（克）	营养成分含量（克）
早餐	主食	黑麦面包	100	碳水化合物：49 蛋白质：21 脂肪：13
	蛋白质类食物	鸡蛋	100	
	蔬菜	生菜	—	
运动前加餐	中—低 GI/GL 食物	苹果	200	碳水化合物：28 蛋白质：16
	蛋白质类食物	乳清蛋白粉	20	
运动后加餐	高 GI/GL 食物	佳得乐	500 毫升	碳水化合物：30 蛋白质：24
	蛋白质类食物	乳清蛋白粉	30	
午餐	主食	藜麦	120	碳水化合物：77 蛋白质：34 脂肪：10
	蛋白质类食物	牛肉	80	
	蔬菜	西蓝花	—	
下午加餐	中—低 GI/GL 食物	草莓	300	碳水化合物：23 蛋白质：0
	蛋白质类食物	—	—	
晚餐	主食	小米	100	碳水化合物：74 蛋白质：25 脂肪：5
	蛋白质类食物	虾	100	
	蔬菜	白菜	—	

（续表）

进食类型	食物搭配	具体食材	食材重量（克）	营养成分含量（克）
睡前加餐	蛋白质类食物	酪蛋白粉	20	蛋白质：18

说明：

1. 碳水化合物摄入量为 281 克，蛋白质摄入量为 138 克，脂肪摄入量为 28 克（不包括食用油）；
2. 剩余的脂肪需求量通过食用油或坚果补充；
3. 为了方便计算，忽略蔬菜的营养成分含量以及水果的蛋白质和脂肪含量；
4. 健身者应选择种类丰富的蔬菜；
5. 增力期的饮食方案与增肌期类似。

附录

膳食营养素参考摄入量

附录 -1（a） 维生素推荐摄入量

<table>
<tr><th>年龄（岁）</th><th>维生素 A*
（微克 / 天）</th><th>维生素 C*
（毫克 / 天）</th><th>维生素 D*
（微克 / 天）</th><th>维生素 E*
（毫克 / 天）</th><th>维生素 K**
（微克 / 天）</th><th>维生素 B_1*
（毫克 / 天）</th><th>维生素 B_2*
（毫克 / 天）</th></tr>
<tr><td>男性</td><td></td><td></td><td></td><td></td><td></td><td></td><td></td></tr>
<tr><td>9 ～ 13</td><td>600</td><td>45</td><td rowspan="5">15</td><td>11</td><td>60</td><td>0.9</td><td>0.9</td></tr>
<tr><td>14 ～ 18</td><td rowspan="5">900</td><td>75</td><td rowspan="5">15</td><td>75</td><td rowspan="5">1.2</td><td rowspan="5">1.3</td></tr>
<tr><td>19 ～ 30</td><td rowspan="4">90</td><td rowspan="4">120</td></tr>
<tr><td>31 ～ 50</td></tr>
<tr><td>51 ～ 70</td></tr>
<tr><td>＞ 70</td><td>20</td></tr>
<tr><td>女性</td><td></td><td></td><td></td><td></td><td></td><td></td><td></td></tr>
<tr><td>9 ～ 13</td><td>600</td><td>45</td><td rowspan="5">15</td><td>11</td><td>60</td><td>0.9</td><td>0.9</td></tr>
<tr><td>14 ～ 18</td><td rowspan="5">700</td><td>65</td><td rowspan="5">15</td><td>75</td><td>1</td><td>1</td></tr>
<tr><td>19 ～ 30</td><td rowspan="4">75</td><td rowspan="4">90</td><td rowspan="4">1.1</td><td rowspan="4">1.1</td></tr>
<tr><td>31 ～ 50</td></tr>
<tr><td>51 ～ 70</td></tr>
<tr><td>＞ 70</td><td>20</td></tr>
<tr><td>孕妇</td><td></td><td></td><td></td><td></td><td></td><td></td><td></td></tr>
<tr><td>19 ～ 50</td><td>770</td><td>85</td><td>15</td><td>15</td><td>90</td><td>1.4</td><td>1.4</td></tr>
<tr><td>哺乳期</td><td></td><td></td><td></td><td></td><td></td><td></td><td></td></tr>
<tr><td>19 ～ 50</td><td>1300</td><td>120</td><td>15</td><td>19</td><td>90</td><td>1.4</td><td>1.6</td></tr>
</table>

说明：

*：数据来自 RDAs

**：数据来自 AIs

附录 -1（b） 维生素推荐摄入量

<table>
<tr><th>年龄（岁）</th><th>维生素 B_3*（毫克 / 天）</th><th>维生素 B_6*（毫克 / 天）</th><th>维生素 B_9*（微克 / 天）</th><th>维生素 B_{12}*（微克 / 天）</th><th>维生素 B_5**（毫克 / 天）</th><th>维生素 B_7**（微克 / 天）</th><th>胆碱 **（毫克 / 天）</th></tr>
<tr><td>男性</td><td></td><td></td><td></td><td></td><td></td><td></td><td></td></tr>
<tr><td>9 ～ 13</td><td>12</td><td>1</td><td>300</td><td>1.8</td><td>4</td><td>20</td><td>375</td></tr>
<tr><td>14 ～ 18</td><td rowspan="5">16</td><td rowspan="3">1.3</td><td rowspan="5">400</td><td rowspan="5">2.4</td><td rowspan="5">5</td><td>25</td><td rowspan="5">550</td></tr>
<tr><td>19 ～ 30</td><td rowspan="4">30</td></tr>
<tr><td>31 ～ 50</td></tr>
<tr><td>51 ～ 70</td><td rowspan="2">1.7</td></tr>
<tr><td>＞ 70</td></tr>
<tr><td>女性</td><td></td><td></td><td></td><td></td><td></td><td></td><td></td></tr>
<tr><td>9 ～ 13</td><td>12</td><td>1</td><td>300</td><td>1.8</td><td>4</td><td>20</td><td>375</td></tr>
<tr><td>14 ～ 18</td><td rowspan="5">14</td><td>1.2</td><td rowspan="5">400</td><td rowspan="5">2.4</td><td rowspan="5">5</td><td>25</td><td>400</td></tr>
<tr><td>19 ～ 30</td><td rowspan="2">1.3</td><td rowspan="4">30</td><td rowspan="4">425</td></tr>
<tr><td>31 ～ 50</td></tr>
<tr><td>51 ～ 70</td><td rowspan="2">1.5</td></tr>
<tr><td>＞ 70</td></tr>
<tr><td>孕妇</td><td></td><td></td><td></td><td></td><td></td><td></td><td></td></tr>
<tr><td>19 ～ 50</td><td>18</td><td>1.9</td><td>600</td><td>2.6</td><td>6</td><td>30</td><td>450</td></tr>
<tr><td>哺乳期</td><td></td><td></td><td></td><td></td><td></td><td></td><td></td></tr>
<tr><td>19 ～ 50</td><td>17</td><td>2</td><td>500</td><td>2.8</td><td>7</td><td>35</td><td>550</td></tr>
</table>

说明：

*：数据来自 RDAs

**：数据来自 AIs

附录 –2（a） 矿物质推荐摄入量

<table>
<tr><th>年龄（岁）</th><th>钙 *
（毫克 / 天）</th><th>铬 **
（微克 / 天）</th><th>铜 *
（微克 / 天）</th><th>氟化物 **
（毫克 / 天）</th><th>碘 *
（微克 / 天）</th><th>铁 *
（毫克 / 天）</th><th>镁 *
（毫克 / 天）</th></tr>
<tr><td>男性</td><td></td><td></td><td></td><td></td><td></td><td></td><td></td></tr>
<tr><td>9 ～ 13</td><td rowspan="2">1300</td><td>25</td><td>700</td><td>2</td><td>120</td><td>8</td><td>240</td></tr>
<tr><td>14 ～ 18</td><td rowspan="3">35</td><td>890</td><td>3</td><td rowspan="5">150</td><td>11</td><td>410</td></tr>
<tr><td>19 ～ 30</td><td rowspan="3">1000</td><td rowspan="4">900</td><td rowspan="4">4</td><td rowspan="4">8</td><td>400</td></tr>
<tr><td>31 ～ 50</td><td rowspan="3">420</td></tr>
<tr><td>51 ～ 70</td><td rowspan="2">30</td></tr>
<tr><td>＞ 70</td><td>1200</td></tr>
<tr><td>女性</td><td></td><td></td><td></td><td></td><td></td><td></td><td></td></tr>
<tr><td>9 ～ 13</td><td rowspan="2">1300</td><td>21</td><td>700</td><td>2</td><td>120</td><td>8</td><td>240</td></tr>
<tr><td>14 ～ 18</td><td>24</td><td>890</td><td rowspan="5">3</td><td rowspan="5">150</td><td>15</td><td>360</td></tr>
<tr><td>19 ～ 30</td><td rowspan="2">1000</td><td rowspan="2">25</td><td rowspan="4">900</td><td rowspan="2">18</td><td>310</td></tr>
<tr><td>31 ～ 50</td><td rowspan="3">320</td></tr>
<tr><td>51 ～ 70</td><td rowspan="2">1200</td><td rowspan="2">20</td><td rowspan="2">8</td></tr>
<tr><td>＞ 70</td></tr>
<tr><td>孕妇</td><td></td><td></td><td></td><td></td><td></td><td></td><td></td></tr>
<tr><td>19 ～ 50</td><td>1000</td><td>30</td><td>1000</td><td>3</td><td>220</td><td>27</td><td>350 ～ 360</td></tr>
<tr><td>哺乳期</td><td></td><td></td><td></td><td></td><td></td><td></td><td></td></tr>
<tr><td>19 ～ 50</td><td>1000</td><td>45</td><td>1300</td><td>3</td><td>290</td><td>9</td><td>310 ～ 320</td></tr>
</table>

说明：

*：数据来自 RDAs

**：数据来自 AIs

附录 -2（b） 矿物质推荐摄入量

<table>
<tr><th>年龄
（岁）</th><th>锰 **
（毫克 / 天）</th><th>钼 *
（微克 / 天）</th><th>磷 *
（毫克 / 天）</th><th>硒 *
（微克 / 天）</th><th>锌 *
（毫克 / 天）</th><th>钠 **
（毫克 / 天）</th><th>钾 **
（毫克 / 天）</th><th>氯化物 **
（毫克 / 天）</th></tr>
<tr><td>男性</td><td></td><td></td><td></td><td></td><td></td><td></td><td></td><td></td></tr>
<tr><td>9 ～ 13</td><td>1.9</td><td>34</td><td rowspan="2">1250</td><td>40</td><td>8</td><td rowspan="4">1500</td><td>4500</td><td rowspan="4">2300</td></tr>
<tr><td>14 ～ 18</td><td>2.2</td><td>43</td><td rowspan="5">55</td><td rowspan="5">11</td><td rowspan="5">4700</td></tr>
<tr><td>19 ～ 30</td><td rowspan="4">2.3</td><td rowspan="4">45</td><td rowspan="4">700</td></tr>
<tr><td>31 ～ 50</td></tr>
<tr><td>51 ～ 70</td><td>1300</td><td>2000</td></tr>
<tr><td>＞ 70</td><td>1200</td><td>1800</td></tr>
<tr><td>女性</td><td></td><td></td><td></td><td></td><td></td><td></td><td></td><td></td></tr>
<tr><td>9 ～ 13</td><td rowspan="2">1.6</td><td>34</td><td rowspan="2">1250</td><td>40</td><td>8</td><td rowspan="4">1500</td><td>4500</td><td rowspan="4">2300</td></tr>
<tr><td>14 ～ 18</td><td>43</td><td rowspan="5">55</td><td>9</td><td rowspan="5">4700</td></tr>
<tr><td>19 ～ 30</td><td rowspan="4">1.8</td><td rowspan="4">45</td><td rowspan="4">700</td><td rowspan="4">8</td></tr>
<tr><td>31 ～ 50</td></tr>
<tr><td>51 ～ 70</td><td>1300</td><td>2000</td></tr>
<tr><td>＞ 70</td><td>1200</td><td>1800</td></tr>
<tr><td>孕妇</td><td></td><td></td><td></td><td></td><td></td><td></td><td></td><td></td></tr>
<tr><td>19 ～ 50</td><td>2</td><td>50</td><td>700</td><td>60</td><td>11</td><td>1500</td><td>4700</td><td>2300</td></tr>
<tr><td>哺乳期</td><td></td><td></td><td></td><td></td><td></td><td></td><td></td><td></td></tr>
<tr><td>19 ～ 50</td><td>2.6</td><td>50</td><td>700</td><td>70</td><td>12</td><td>1500</td><td>5100</td><td>2300</td></tr>
</table>

说明：

*：数据来自 RDAs

**：数据来自 AIs

附录 –3　宏量营养素推荐摄入量

年龄（岁）	水分 **（升 / 天）	碳水化合物 *（克 / 天）	膳食纤维 **（克 / 天）	脂肪（克 / 天）	亚油酸 **（克 / 天）	α– 亚麻酸 **（克 / 天）	蛋白质 b*（克 / 天）
男性							
9 ～ 13	2.4	130	31	ND[a]	12	1.2	34
14 ～ 18	3.3		38		16	1.6	52
19 ～ 30	3.7				17		56
31 ～ 50							
51 ～ 70			30		14		
＞ 70							
女性							
9 ～ 13	2.1	130	26	ND[a]	10	1.0	34
14 ～ 18	2.3				11	1.1	46
19 ～ 30	2.7		25		12		
31 ～ 50							
51 ～ 70			21		11		
＞ 70							
孕妇							
14 ～ 50	3.0	175	28	ND[a]	13	1.4	71
哺乳期							
14 ～ 50	3.8	210	29	ND[a]	13	1.3	71

说明：

*：数据来自 RDAs

**：数据来自 AIs

ND[a]：目前的研究水平无法得出具体数据

蛋白质[b]：基于每千克体重需要摄入 0.8 克蛋白质的标准

DRIs 中的男性参考体重为 70 千克（＞ 18 岁），参考身高为 1.77 米（＞ 18 岁）；女性参考体重为 57 千克（＞ 18 岁），参考身高为 1.63 米（＞ 18 岁）

附录 –4　AMDRs

宏量营养素	成年人（＞18 岁）的宏量营养素分布范围
碳水化合物	45% ～ 65%（每日总热量摄入的 45% ～ 65% 应来自碳水化合物，下同）
蛋白质	10% ～ 35%
脂肪	20% ～ 35%

附录 –5（a）　ULs（维生素）

<table>
<tr><th>年龄（岁）</th><th>维生素 A（微克 / 天）</th><th>维生素 C（毫克 / 天）</th><th>维生素 D（微克 / 天）</th><th>维生素 E（毫克 / 天）</th><th>维生素 K</th><th>维生素 B_1</th><th>维生素 B_2</th></tr>
<tr><td>男、女</td><td></td><td></td><td></td><td></td><td></td><td></td><td></td></tr>
<tr><td>9 ～ 13</td><td>1700</td><td>1200</td><td rowspan="4">100</td><td>600</td><td rowspan="4">ND</td><td rowspan="4">ND</td><td rowspan="4">ND</td></tr>
<tr><td>14 ～ 18</td><td>2800</td><td>1800</td><td>800</td></tr>
<tr><td>19 ～ 70</td><td rowspan="2">3000</td><td rowspan="2">2000</td><td rowspan="2">1000</td></tr>
<tr><td>＞70</td></tr>
<tr><td>孕妇</td><td></td><td></td><td></td><td></td><td></td><td></td><td></td></tr>
<tr><td>19 ～ 50</td><td>3000</td><td>2000</td><td>100</td><td>1000</td><td>ND</td><td>ND</td><td>ND</td></tr>
<tr><td>哺乳期</td><td></td><td></td><td></td><td></td><td></td><td></td><td></td></tr>
<tr><td>19 ～ 50</td><td>3000</td><td>2000</td><td>100</td><td>1000</td><td>ND</td><td>ND</td><td>ND</td></tr>
</table>

附录 -5（b） ULs（维生素）

年龄（岁）	维生素 B_3（毫克/天）	维生素 B_6（毫克/天）	维生素 B_9（微克/天）	维生素 B_{12}	维生素 B_5	维生素 B_7	胆碱（克/天）
男、女							
9～13	20	60	600	ND	ND	ND	2
14～18	30	80	800				3
19～70	35	100	1000				3.5
＞70							
孕妇							
19～50	35	100	1000	ND	ND	ND	3.5
哺乳期							
19～50	35	100	1000	ND	ND	ND	3.5

附录 –6（a） ULs（矿物质）

<table>
<tr><th>年龄（岁）</th><th>钙
（克 / 天）</th><th>铜
（微克 / 天）</th><th>氟化物
（毫克 / 天）</th><th>碘
（微克 / 天）</th><th>铁
（毫克 / 天）</th><th>镁
（毫克 / 天）</th><th>锰
（毫克 / 天）</th></tr>
<tr><td>男、女</td><td></td><td></td><td></td><td></td><td></td><td></td><td></td></tr>
<tr><td>9 ～ 13</td><td rowspan="2">3</td><td>5000</td><td rowspan="4">10</td><td>600</td><td>40</td><td rowspan="4">350</td><td>6</td></tr>
<tr><td>14 ～ 18</td><td>8000</td><td>900</td><td rowspan="3">45</td><td>9</td></tr>
<tr><td>19 ～ 70</td><td>2.5</td><td rowspan="2">10000</td><td rowspan="2">1100</td><td rowspan="2">11</td></tr>
<tr><td>＞ 70</td><td>2</td></tr>
<tr><td>孕妇</td><td></td><td></td><td></td><td></td><td></td><td></td><td></td></tr>
<tr><td>19 ～ 50</td><td>2.5</td><td>10000</td><td>10</td><td>1100</td><td>45</td><td>350</td><td>11</td></tr>
<tr><td>哺乳期</td><td></td><td></td><td></td><td></td><td></td><td></td><td></td></tr>
<tr><td>19 ～ 50</td><td>2.5</td><td>10000</td><td>10</td><td>1100</td><td>45</td><td>350</td><td>11</td></tr>
</table>

附录 –6（b） ULs（矿物质）

<table>
<tr><th>年龄（岁）</th><th>钼
（微克 / 天）</th><th>磷
（克 / 天）</th><th>硒
（微克 / 天）</th><th>锌
（毫克 / 天）</th><th>钠
（毫克 / 天）</th><th>氯化物
（毫克 / 天）</th></tr>
<tr><td>男、女</td><td></td><td></td><td></td><td></td><td></td><td></td></tr>
<tr><td>9 ～ 13</td><td>1100</td><td rowspan="3">4</td><td>280</td><td>23</td><td rowspan="4">2300</td><td>3400</td></tr>
<tr><td>14 ～ 18</td><td>1700</td><td rowspan="3">400</td><td>34</td><td rowspan="3">3600</td></tr>
<tr><td>19 ～ 70</td><td rowspan="2">2000</td><td rowspan="2">40</td></tr>
<tr><td>＞ 70</td><td>3</td></tr>
<tr><td>孕妇</td><td></td><td></td><td></td><td></td><td></td><td></td></tr>
<tr><td>19 ～ 50</td><td>2000</td><td>3.5</td><td>400</td><td>40</td><td>2300</td><td>3600</td></tr>
<tr><td>哺乳期</td><td></td><td></td><td></td><td></td><td></td><td></td></tr>
<tr><td>19 ～ 50</td><td>2000</td><td>4</td><td>400</td><td>40</td><td>2300</td><td>3600</td></tr>
</table>

参考文献

第一章　什么是营养学?

1. Adams S. L., et al. "Pomegranate ellagitannin-derived compounds exhibit antiproliferative and antiaromatase activity in breast cancer cell in vitro." Cancer Prevention Research 3.1(2010):108-113.
2. American Cancer Society. Common questions about diet and cancer. 2017; https://www.cancer.org/healthy/eat-healthy-get-active/acs-guidelines-nutrition-physical-activity-cancer-prevention/common-questions.html.
3. Centers for Disease Control and Prevention. Leading causes of death. 2016; http://cdc.gov/nchs /fastats/leading-causes-of-death.htm.
4. ChooseMyPlate.gov, USDA Center for Nutrition Policy & Promotion, US Department of Agriculture. Why is it important to eat vegetables? Nutrients. 2017; https://www.choosemyplate.gov/vegetables-nutrients-health.
5. Crowe, Kristi M., and C. Francis. "Position of the Academy of Nutrition and Dietetics: Functional Foods." Journal of the Academy of Nutrition and Dietetics 113.8(2013):1096-1103.
6. Duffey, K.J. and B. M. Popkin. "Energy Density, Portion Size, and Eating Occasions: Contributions to Increased Energy Intake in the United States, 1977–2006." PLoS Medicine 8.6(2011):e1001050.
7. Fuhrman, J. The End of Dieting. Harper One (Harper Collins). 2014:101–102.
8. Guttmacher, Alan E., and F. S. Collins. "Realizing the Promise of Genomics in Biomedical Research." The Journal of the American Medical Association 294.11(2005):1399-402.
9. Harborne, J.B., Baxter, H. and Moss, G.P., eds. "General Introduction". Phytochemical dictionary a handbook of bioactive compounds from plants (2nd ed.). London: Taylor & Francis, 1999.
10. Heneman, K. and Zidenberg-Cherr, S. Nutrition and Health Info Sheet: Phytochemicals. 2008.
11. Kim K.K et al. "Anti-angiogenic activity of cranberry proanthocyanidins and cytotoxic properties in ovarian cancer cells." International Journal of Oncology 40.1(2012):227-235.
12. Ledikwe, J.H., et al. "Dietary energy density is associated with energy intake and weight status in US adults." American Journal of Clinical Nutrition 83.6(2006):1362-1368.
13. Ledikwe, J.H., et al. "Low-Energy-Density Diets Are Associated with High Diet Quality in Adults in the United States." Journal of the American Dietetic Association 106.8(2006):1172-1180.
14. Maton, A., et al. Human Biology and Health. Englewood Cliffs. New Jersey, USA: Prentice Hall, 1993.
15. Micronutrient Information Center, Linus Pauling Institute, Oregon State University. Phytochemicals. 2017; http://lpi.oregonstate.edu/infocenter/phytochemicals.html.
16. Molyneux, Russell J., et al. "Phytochemicals: the good, the bad and the ugly? " Phytochemistry 68.22-24 (2007): 2973-2985.
17. USDA/USDHHS. Dietary guidelines for Americans. 8th ed. 2015; https://health.gov/dietaryg uidelines /2015/guidelines.
18. USDA. National Nutrient Database for Standard Reference 25. 2012; www.ars.usda.gov /main/site_main.htm?modecode=12-35-45-00.

19. USDA. USDA Food Composition Databases. 2019; https://ndb.nal.usda.gov/ndb/search/list? home=true.
20. US National Library of Medicine, National Institutes of Health. Joint Collection Development Policy: Human Nutrition and Food. 2014; https://www.nlm.nih.gov/pubs/cd_hum.nut.html.
21. Olshansky, S. Jay, et al. "A Potential Decline in Life Expectancy in the United States in the 21st Century." New England Journal of Medicine 352.11(2005):1138-1145.
22. Pennington, J., et al. "Practice Paper of the American Dietetic Association: Nutrient Density: Meeting Nutrient Goals within Calorie Needs." Journal of the American Dietetic Association 107.5(2007):860-869.
23. Sciencing, Leaf Group Ltd. The Chemical Composition of Green Plants. 2017; https://sciencin g.com/chemical-composition-green-plants-8336363.html. Trumbo P., et al. "Dietary reference intakes for energy, carbohydrate, fiber, fat, fatty acids, cholesterol, protein and amino acids." Journal of the American Dietetic Association 102.11(2002):1621-1630.

第二章　全球公认的健康饮食法则

1. Allison Stevens. The Danish Diet. 2017; https://www.livestrong.com/article/543181-the-danish-diet/.
2. Barr, Susan I. "Introduction to Dietary Reference Intakes." Applied Physiology, Nutrition, and Metabolism 31(2006):61-65.
3. BBC News. Coconut oil 'as unhealthy as beef fat and butter'. 2017; https://www.bbc.com/news/health-40300145.
4. Berg, Jeremy M., et al. Biochemistry (5th ed.). San Francisco: W.H. Freeman, 2002.
5. Callahan, Brian P., and B. G. Miller. "OMP decarboxylase—An enigma persists." Bioorganic Chemistry 35.6(2007):465-469.
6. Chung, M., et al. "Systematic review to support the development of nutrient reference intake values: challenges and solutions." American Journal of Clinical Nutrition 92.2(2010):273-276.
7. Cusack, L., et al. "Blood type diets lack supporting evidence: a systematic review." American Journal of Clinical Nutrition 98.1(2013):99-104.
8. Esteghamati, Alireza, et al. "Complementary and Alternative Medicine for the Treatment of Obesity: A Critical Review." International Journal of Endocrinology and Metabolism 13.2(2015):e19678.
9. Eyres, Laurence, et al. "Coconut oil consumption and cardiovascular risk factors in humans." Nutrition Reviews 74.4(2016):267-280.
10. Food and Drug Administration, HHS. "Food Labeling: Revision of the Nutrition and Supplement Facts Labels. Final rule." Federal Register 81.103(2016):33741-33999.
11. Food and Nutrition Board. "Dietary Reference Intakes: Guiding Principles for Nutrition Labeling and Fortification." Washington, DC: The National Academies Press, 2003.
12. Foster, R, C. S. Williamson, and J. Lunn. "Culinary oils and their health effects." Nutrition Bulletin 34.1(2009):4-47.
13. Harvard Medical School. Lessons from "The Biggest Loser". 2018; https://www.health.harvard.edu/diet-and-weight-loss/lessons-from-the-biggest-loser.
14. Health Canada. Dietary Reference Intakes Tables. 2019; https://www.canada.ca/en/health-canada/services/food-nutrition/healthy-eating/dietary-reference-intakes/tables.html.
15. Health Canada. Percent daily value. 2019; https://www.canada.ca/en/health-canada/services/understanding-food-labels/percent-daily-value.html.
16. Institute of Medicine. "Dietary Reference Intakes for Energy, Carbohydrate, Fiber, Fat, Fatty Acids, Cholesterol, Protein, and Amino Acids (macronutrients)." Washington, DC: The National Academies Press,

2005.
17. Katherine Zeratsky, R.D. Blood type diet: What is it? Does it work?. 2013; https://web.archive.org/web/20110612124046/http:/www.mayoclinic.com/health/blood-type-diet/AN01415.
18. King, May-Jean. "Human Blood Cells: Consequences of Genetic Polymorphisms and Variations." London: Imperial College Press, 2000.
19. Kolodinsky, J., et al. "Knowledge of Current Dietary Guidelines and Food Choice by College Students: Better Eaters Have Higher Knowledge of Dietary Guidance." Journal of the American Dietetic Association 107.8(2007):1409-1413.
20. Lockyer S., and S. Stanner. "Coconut oil – a nutty idea?" Nutrition Bulletin 41.1(2016):42-54.
21. Mattos, Luiz C. de, and Moreira, Haroldo W. Genetic of the ABO blood system and its link with the immune system. Revista Brasileira de Hematologia e Hemoterapia, 26.1(2004):60-63.
22. Mensink, Ronald P., et al. "Effects of dietary fatty acids and carbohydrates on the ratio of serum total to HDL cholesterol and on serum lipids and apolipoproteins: a meta-analysis of 60 controlled trials." The American Journal of Clinical Nutrition 77.5(2003):1146-1155.
23. Murphy, James M., H. Farhan, and P. A. Eyers. "Bio-Zombie: the rise of pseudoenzymes in biology." Biochemical Society Transactions 45.2(2017):537-544
24. Murphy, S. P., and S. I. Barr. "Practice paper of the American Dietetic Association: using the Dietary Reference Intakes." Journal of the American Dietetic Association 111.5(2011):762-770.
25. Naomi Mackenzie. YOU MAY WANT TO RECONSIDER WAIST TRAINING. 2013; https://blackdoctor.org/335593/what-is-waist-training__trashed/.
26. Natural Health Newsletter. The type of food that will slow nearly every inflammatory disease. 2011; https://articles.mercola.com/sites/articles/archive/2011/08/21/enzymes-special-report.aspx.
27. Nouza, K., and M. Wald. "[Systemic enzyme therapy: problems of resorption of enzyme macromolecules]." Casopís Lékařů Českých 134.19(1995):615-619.
28. Patricia Somers, RD. How to Use the Copenhagen Diet. https://www.wikihow.com/Use-the-Copenhagen-Diet.
29. Radzicka, Anna, and R. Wolfenden. "A Proficient Enzyme." Science 267.5194(1995):90-93.
30. Roberts, D. C. K. "Quick weight loss: Sorting fad from fact." The Medical journal of Australia 175.11-12(2001):637-640.
31. Sacks, Frank M., et al. "Dietary Fats and Cardiovascular Disease A Presidential Advisory From the American Heart Association." Circulation 136.3(2017):e1-e23.
32. Saitou, N., and F. Yamamoto. "Evolution of primate ABO blood group genes and their homologous genes." Molecular Biology and Evolution 14.4(1997):399-411.
33. Society for Endocrinology. Enzyme potential target for fight against obesity and diabetes. 2015; www.sciencedaily.com/releases/2015/11/151102222611.htm.
34. Sui Y., et al. "A systematic review on use of Chinese medicine and acupuncture for treatment of obesity." Obesity Reviews 13.5(2012):409-430.
35. Tarrago-Trani, Maria Teresa, et al. "New and Existing Oils and Fats Used in Products with Reduced Trans-Fatty Acid Content." Journal of the American Dietetic Association 106.6(2006):867-880.
36. The Doctors Staff. The Dangers of Waist Training. 2014; https://www.thedoctorstv.com/articles/2834-the-dangers-of-waist-training.
37. Transport Information Service, German Insurance Association, Berlin. Coconut oil. 2015; http://www.tis-gdv.de/tis_e/ware/oele/kokosoel/kokosoel.htm.
38. U.S. Department of Health & Human Services. DAILY VALUES. 2019; https://ods.od.nih.gov/HealthInformation/dailyvalues.aspx.
39. U.S. Department of Health and Human Services and U.S. Department of Agriculture. 2015 – 2020 Di-

etary Guidelines for Americans (8th ed.). 2015; https://health.gov/dietaryg uidelines /2015/guidelines.
40. U.S. Food & Drug Administration. Guide to nutrition labeling and education act (NLEA) requirements-attachment 6-8. 2014; https://www.fda.gov/ICECI/Inspections/InspectionGuides/ucm114098.htm.
41. United States Department of Agriculture. USDA Food Composition Databases. 2019; https://ndb.nal.usda.gov/ndb/search/list?home=true.
42. Wang, Jingzhou, et al. "ABO Genotype, `Blood-Type' Diet and Cardiometabolic Risk Factors." Plos One 9.1(2014):e84749.
43. Wikipedia. Acupuncture. 2019; https://en.wikipedia.org/wiki/Acupuncture.
44. Wikipedia. Coconut oil. 2019; https://en.wikipedia.org/wiki/Coconut_oil#Health_concerns.
45. Yates, A. A. "Which dietary reference intake is best suited to serve as the basis for nutrition labeling for daily values?" Journal of Nutrition 136.10(2006):2457-2462. 中华人民共和国卫生部 . 卫生部通知印发《食品营养标签管理规范》(全文). 2008; http://www.gov.cn/gzdt/2008-01/11/content_856260.htm.

第三章　食物的消化与吸收

1. AlFaleh, K., and J. Anabrees. "Probiotics for prevention of necrotizing enterocolitis in preterm infants." Cochrane Database of Systematic Reviews 4(2014): CD005496.
2. Allen, S. J., et al. "Probiotics for treating infectious diarrhoea." Cochrane Database of Systematic Reviews 6.2(2004):CD003048.
3. BBC. Key to way stomach expands found. 2008; http://news.bbc.co.uk/1/hi/health/7274820.stm.
4. Blausen.com Staff. "Medical gallery of Blausen Medical 2014". WikiJournal of Medicine 1 2(2014).
5. Bloom, Seth M., et al. "Commensal Bacteroides Species Induce Colitis in Host-Genotype-Specific Fashion in a Mouse Model of Inflammatory Bowel Disease." Cell Host & Microbe 9.5(2011):390-403.
6. Bottacini, Francesca, et al. "Diversity, ecology and intestinal function of bifidobacteria." Microbial Cell Factories 13 Suppl 1.1(2014):S4.
7. Campbell, N. A., et al. Biology: Exploring Life. Boston, Massachusetts: Pearson Prentice Hall, 2006.
8. Claesson, M. J., et al. "Gut microbiota composition correlates with diet and health in the elderly." Nature 488.7410(2012):178-184.
9. Debry, Gérard. Coffee and Health. Montrouge: John Libbey Eurotext, 1994.
10. Degen, L. P., and S. F. Phillips. "Variability of gastrointestinal transit in healthy women and men." Gut 39.2(1996):299-305.
11. Den Besten, G., et al. "The role of short-chain fatty acids in the interplay between diet, gut microbiota, and host energy metabolism." The Journal of Lipid Research 54.9(2013):2325-2340.
12. Drake, R.L. et al. Gray's anatomy for students: With Student Consult Online Access. Philadelphia: Churchill Livingstone, 2004.
13. Gibson, Glenn R., et al. "Expert consensus document: The International Scientific Association for Probiotics and Prebiotics (ISAPP) consensus statement on the definition and scope of prebiotics." Nature Reviews Gastroenterology & Hepatology 14 (2017): 491-502.
14. Goldenberg, J. Z., et al. "Probiotics for the prevention of Clostridium difficile-associated diarrhea in adults and children." Cochrane Database of Systematic Reviews 12(2017): CD006095.
15. Gordon Macpherson. ed. Black's Medical Dictionary (39th Ed.). London: A & C Black Ltd, 1999.
16. Human Microbiome Project Consortium. "Structure, function and diversity of the healthy human microbiome." Nature 486.7402(2012):207-214.
17. Intoximeters Inc. Alcohol and the Human Body. 2012; http://www.intox.com/t-physiology.aspx.
18. Johansson, M. E., Sjövall H, and G. C. Hansson. "The gastrointestinal mucus system in health and dis-

ease." Nature Reviews Gastroenterology & Hepatology 10.6(2013):352-361.
19. John, E. Hall, and Arthur C. Guyton. Guyton and Hall Textbook of Medical Physiology. U.S.: Saunders, 2015.
20. Johnston, B.C., et al. "Probiotics for the prevention of pediatric antibiotic-associated diarrhea." Cochrane Database of Systematic Reviews 11(2011): CD004827.
21. Kapoor, V. K. Large Intestine Anatomy. Medscape. 2016; http://emedicine.medscape.com/article/1948929-overview.
22. Krehbiel, C.R., and J.C. Matthews, "Absorption of Amino acids and Peptides." D'Mello, J.P.F. Ed. Amino Acids in Animal Nutrition (2nd ed.). UK: CABI publishing, 1994, 41–70.
23. Leser, Thomas D., and Lars Mølbak. "Better living through microbial action: the benefits of the mammalian gastrointestinal microbiota on the host." Environmental Microbiology 11.9(2010):2194-2206.
24. McGuire, Michelle and Kathy A. Beerman. Nutritional Sciences: From Fundamentals to Food *(3rd* ed.). Wadsworth: Cengage Learning, 2012.
25. Murdoch, Travis B., and Allan S. Detsky. "Time to Recognize Our Fellow Travellers." Journal of General Internal Medicine 27.12(2012):1704-1706.
26. *O"Hara, Ann M., and F. Shanahan. "The gut flora as a forgotten organ." Embo Reports 7.7(2006):688-693.*
27. Sanders, M. E., et al. "An update on the use and investigation of probiotics in health and disease." Gut 62.5(2013):787-796.
28. Sharma K. "Gastrointestinal System". Talwar G.P., Hasnain S.E., and S.K. Sarin, Textbook of Biochemistry, Biotechnology, Allied and Molecular Medicine (4th ed.). Delhi: PHI Learning Private Limited.2016.
29. Slavin, Joanne. "Fiber and Prebiotics: Mechanisms and Health Benefits." Nutrients 5.4(2013):1417-1435.
30. Sullivan, S., et al. "Nutritional physiology of the alimentary tract." Ross, C., et al. Ed. Modern nutrition in health and disease (11th ed). Baltimore: Lippincott, Williams and Wilkins, 2014.
31. Thorens, B. "Facilitated Glucose Transporters in Epithelial Cells." Annual Review of Physiology 55.1(1993):591-608.
32. Tremaroli, V., and F., Bäckhed. "Functional interactions between the gut microbiota and host metabolism." Nature 489(2014): 242–249.
33. Vander, A., Sherman, J., and D. Luciano. Human Physiology: The Mechanism of Body Function (6th Ed., International Ed.). New York: McGraw Hill, 1994, 437–440.
34. Wikipedia. Human digestive system. 2019; https://en.wikipedia.org/wiki/Human_digestive_system.
35. *Yatsunenko, Tanya, et al. "Human gut microbiome viewed across age and geography." Nature 486.7402(2012): 222–227.*
36. Young, C. A., et al. "Cochrane Database of Systematic Reviews". Cochrane Database of Systematic Reviews 5(2011): CD006981. Zmora, N, et al. "Personalized Gut Mucosal Colonization Resistance to Empiric Probiotics Is Associated with Unique Host and Microbiome Features." Cell 174.6(2018):1388-1405. e21.

第四章 常见消化系统疾病

1. American Gastroenterological Association. Gallstones. 2017; http://www.gastro.org/patient-care/conditions-diseases/gallstones.
2. American Gastroenterological Association. Understanding Heartburn and Reflux Disease. 2014; https://www.gastro.org.
3. Bayless, T. M., et al. "Lactase Non-persistence and Lactose Intolerance." Current Gastroenterology Re-

ports 19.5(2017):23.

4. Bharucha, Adil E, et al. "American Gastroenterological Association Medical Position Statement on Constipation." Gastroenterology 144.1(2013):211-217.
5. Chey, W. D., et al. "Irritable bowel syndrome: a clinical review." Journal of the American Medical Association 313.9(2015):949-958.
6. Dalal, S. R., and E. B. Chang. "Disorders of epithelial transport, metabolism, and digestion in the small intestine." Podolsky, D. K., et al. eds. Yamada's Atlas of Gastroenterology (6th ed.). West Sussex: John Wiley & Sons, 2016, 1276–1293.
7. Del Valle J. "Zollinger-Ellison syndrome." Yamada T. ed. Textbook of Gastroenterology (5th ed.). Hoboken, NJ: Blackwell Publishing, 2009, 982–1002.
8. DuPont, H. L "Acute Infectious Diarrhea in Immunocompetent Adults." New England Journal of Medicine 370.16(2014):1532-1540.
9. El-Serag, H. B. "Gastroesophageal reflux among different racial groups in the United States." Gastroenterology 126.7(2004):1692-1699.
10. Fox, A., et al. Anorectal conditions: hemorrhoids. FP Essentials 419(2014):11–19.
11. Hernández C., et al. "Peptic Ulcer Disease in Helicobacter pylori-Infected Children: Clinical Findings and Mucosal Immune Response." Journal of Pediatric Gastroenterology and Nutrition 59.6(2014):773-778.
12. "Infection Diseases Related to Travel." Gary, W. B. ed. Centers for Disease Control and Prevention. CDC Yellow Book 2018: Health Information for International Travel. New York: Oxford University Press; 2017.
13. Jensen M. D., et al. "2013 AHA/ACC/TOS guideline for the management of overweight and obesity in adults: a report of the American College of Cardiology/American Heart Association Task Force on Practice Guidelines and The Obesity Society." Circulation 2014.129(25 Suppl 2):S102–S138.
14. Lacy B. E., et al. "Bowel disorders." Gastroenterology 150.6(2016):1393–1407.
15. Luyt, D., et al. "BSACI guideline for the diagnosis and management of cow's milk allergy." Clinical & Experimental Allergy 44.5(2014):642-672.
16. MedlinePlus. Hemorrhoids. 2016; www.nlm.nih.gov.
17. Metz D. C. Diagnosis of the Zollinger-Ellison syndrome. Clinical Gastroenterology and Hepatology 10.2(2012):126–130.
18. Misselwitz, B., and M. Fox. "What is normal and abnormal in lactose digestion?" The Lancet Gastroenterology & Hepatology 2.10(2017): 696-697.
19. Momtaz, H., et al. "Study of Helicobacter pylori genotype status in saliva, dental plaques, stool and gastric biopsy samples." World Journal of Gastroenterology 18.17(2012): 2105–2111.
20. NIH. Digestive Diseases. 2018; https://www.niddk.nih.gov/health-information/digestive-diseases.
21. Portincasa P., and David Q. -H.Wang. "Gallstones." Podolsky, D. K., et al. eds. Yamada's Textbook of Gastroenterology (6th ed.) (Volume 2). Hoboken, NJ: Wiley-Blackwell, 2015, 1808–1834.
22. Rose, S. ed. Constipation: A Practical Approach to Diagnosis and Treatment. New York: Springer Science and Business Media, 2014.
23. Storhaug, C. L., et al. "Country, regional, and global estimates for lactose malabsorption in adults: a systematic review and meta-analysis." The Lancet Gastroenterology & Hepatology 2.10 (2017):738-746.
24. U.S. Centers for Disease Control and Prevention. Rotavirus. 2018; https://www.cdc.gov/rotavirus/index.html.
25. U.S. Department of Agriculture and Agricultural Research Service. USDA national nutrient database for standard reference, release 28. 2016; https://ndb.nal.usda.gov/ndb/.
26. U.S. Department of Health and Human Services and U.S. Department of Agriculture. 2015 – 2020 Di-

etary Guidelines for Americans (8th ed.). 2015; https://health.gov/dietaryg uidelines /2015/guidelines.
27. Wikipedia. Gallstone. 2019; https://en.wikipedia.org/wiki/Gallstone.

第五章 碳水化合物

1. "Chapter 1 – The role of carbohydrates in nutrition." FAO/WHO (1998) Expert Consultation. Carbohydrates in Human Nutrition. FAO Food and Nutrition Paper -66. 1998.
2. "CHAPTER 1: Starch Structure." Thomas, David J., and William A. Atwell. Starches. Minnesota, USA: American Association of Cereal Chemists, 1999. 1–11.
3. "Dietary, Functional, and Total Fiber." National Academy of Sciences. Institute of Medicine. Food and Nutrition Board. Dietary Reference Intakes for Energy, Carbohydrate, Fiber, Fat, Fatty Acids, Cholesterol, Protein and Amino Acids. Washington DC, USA: National Academies Press, 2005. 339–421.
4. American Dietetic Association, et al. "American College of Sports Medicine, American Dietetic Association, and Dietitians of Canada joint position statement: Nutrition and athletic performance." Medicine and Science in Sports and Exercise 41.3(2009):709-731.
5. Anderson, James W., et al. "Health benefits of dietary fiber." Nutrition Reviews 67.4(2010):188-205.
6. Ashwar, Bilal Ahmad, et al. "Preparation, health benefits and applications of resistant starch—a review." Starch - Stärke 68(2016):287-301.
7. Asp N. G. "Resistant starch. Proceedings from the second plenary meeting of EURESTA: European FLAIR Concerted Action No. 11 on physiological implications of the consumption of resistant starch in man. Crete, 29 May-2 June 1991". European Journal of Clinical Nutrition. 46 Suppl(1992): S1–148.
8. Atkinson, F. S., et al. "International tables of glycemic index and glycemic load values: 2008." Diabetes Care 31.12(2008):2281-2283.
9. Aune, D., et al. "Dietary fibre, whole grains, and risk of colorectal cancer: systematic review and dose-response meta-analysis of prospective studies." BMJ 343(2011):d6617.
10. Azad, M. B., et al. "Nonnutritive sweeteners and cardiometabolic health: a systematic review and meta-analysis of randomized controlled trials and prospective cohort studies." Canadian Medical Association Journal 189.28(2017):e929-e939.
11. Balkau, B., et al. "High Blood Glucose Concentration Is a Risk Factor for Mortality in Middle-Aged Nondiabetic Men: 20-year follow-up in the Whitehall Study, the Paris Prospective Study, and the Helsinki Policemen Study." Diabetes Care 21.3(1998):360-367.
12. Barclay, Alan W., et al. "Glycemic index, glycemic load, and chronic disease risk—a meta-analysis of observational studies." The American Journal of Clinical Nutrition 87.3(2008):627-637.
13. Bednar, Geoff E., et al. "Starch and Fiber Fractions in Selected Food and Feed Ingredients Affect Their Small Intestinal Digestibility and Fermentability and Their Large Bowel Fermentability In Vitro in a Canine Mode." The Journal of Nutrition 131.2(2001):276-286.
14. Berry, C. S. "Resistant starch: Formation and measurement of starch that survives exhaustive digestion with amylolytic enzymes during the determination of dietary fibre." Journal of Cereal Science 4.4(1986):301-314.
15. Birt, D. F., et al. "Resistant Starch: Promise for Improving Human Health." Advances in Nutrition: An International Review Journal 4.6(2013):587-601.
16. Boerjan, W, J. Ralph, and M. Baucher. "Lignin biosynthesis." Annual Review of Plant Biology 54.1(2003):519-546.
17. Bravata, D. M., L. Sanders, and J. Huang. "Efficacy and safety of low-carbohydrate diets: a systematic review." JAMA. 289(14):1837–1850.

18. British Nutrition Foundation. Dietary fibre. 2018; https://www.nutrition.org.uk/nutritionscience/nutrients-food-and-ingredients/dietary-fibre.html?limitstart=0.
19. Brouns, Fred, B. Kettlitz, and E. Arrigoni. "Resistant starch and "the butyrate revolution"." Trends in Food Science & Technology 13.8(2002):251-261.
20. Chemistry for Biologists. Carbohydrates. 2017; http://www.rsc.org/Education/Teachers/Resources/cfb/Carbohydrates.htm.
21. Chiu, Chung Jung, et al. "Informing food choices and health outcomes by use of the dietary glycemic index." Nutrition Reviews 69.4(2011):231-242.
22. Cousens, Gabriel. There is a Cure for Diabetes: The Tree of Life 21-day+ Program. Berkeley: North Atlantic Books, 2008.
23. Davis, J. N, et al. "Inverse relation between dietary fiber intake and visceral adiposity in overweight Latino youth." American Journal of Clinical Nutrition 90.5(2009):1160-1166.
24. Domb, Abraham J., Joseph, Kost, and David, Wiseman. Handbook of Biodegradable Polymers. Amsterdam: CRC Press, 1998.
25. Eaton, S. B., and M. Konner. "Paleolithic nutrition. A consideration of its nature and current implications." New England Journal of Medicine 312.5(1985):283-289.
26. Experimental Biology 2018. Why zero-calorie sweeteners can still lead to diabetes, obesity. 2018; https://medicalxpress.com/news/2018-04-zero-calorie-sweeteners-diabetes-obesity.html.
27. Finocchiaro, E. T., Birkett Anne, and Okoniewska Monika. "10 – Resistant Starch." Cho, Sungsoo, and Priscilla Samuel. eds. Fiber Ingredients: Food Applications and Health Benefits. Florida: CRC Press, Taylor & Francis Group, 2009. 205–248.
28. Fischer, Milton H., et al. "The gel-forming polysaccharide of psyllium husk (Plantago ovata Forsk)." Carbohydrate Research 339.11(2004):2009-2017.
29. Fitch, J. C. K., and K. R. Keim. "Position of the Academy of Nutrition and Dietetics: use of nutritive and nonnutritive sweeteners." Journal of the Academy of Nutrition & Dietetics 112.5(2012):739-758.
30. Flex Staff. 26. FLEX STAFF. 60% VS. 40% CARB RESTRICTED DIETS FOR BODYBUILDERS...WHICH IS BETTER?. 2019; https://www.muscleandfitness.com/flexonline/nutrition/60-vs-40-carb-restricted-diets-bodybuilderswhich-better.
31. Food and Nutrition Board, and Institute of Medicine of the National Academies. Dietary Reference Intakes for Energy, Carbohydrate, Fiber, Fat, Fatty Acids, Cholesterol, Protein, and Amino Acids (Macronutrients). Washington, D.C: National Academies Press, 2005.
32. Foster, G. D., et al. "A randomized trial of a low-carbohydrate diet for obesity". The New England Journal of Medicine. 348.21 (2003):2082–2090.
33. Fuentes-Zaragoza, E., et al. "Resistant starch as functional ingredient: A review." Food Research International 43.4(2010):931-942.
34. Grabitske, H. A., and J. L. Slavin. "Gastrointestinal Effects of Low-Digestible Carbohydrates." Critical Reviews in Food Science and Nutrition 49.4(2009):327-360.
35. Grabitske, Hollie A., and J. L. Slavin. "Gastrointestinal Effects of Low-Digestible Carbohydrates." Critical Reviews in Food Science and Nutrition 49.4(2009):327-360.
36. Grabitske, Hollie A., and J. L. Slavin. "Gastrointestinal Effects of Low-Digestible Carbohydrates." Critical Reviews in Food Science and Nutrition 49.4(2009):327-360.
37. Green, Mark M., G. Blankenhorn, and H. Hart. "Which starch fraction is water-soluble, amylose or amylopectin?." Journal of Chemical Education 52.11(1975):729.
38. Greger, J. L. "Nondigestible carbohydrates and mineral bioavailability." Journal of Nutrition 129.7 Suppl(1999):1434S-1435S.
39. Gropper, Sareen S., J. L. Smith, and J. L. Groff. Advanced nutrition and human metabolism (5th ed.).

California: Cengage Learning, 2008.
40. Guyton, Arthur C., and John Edward Hall. Guyton and Hall Textbook of Medical Physiology. New York: Saunders/Elsevier, 2011.
41. Hasselbalch, Steen G., et al. "Brain Metabolism During Short-Term Starvation in Humans." Journal Cerebral Blood Flow and Metabolism 14.1(1994):125-131.
42. Holt, S. H., et al. "A Satiety Index of common foods." European Journal of Clinical Nutrition 49.9(1995):675-690.
43. Holt, S. H., J. C. Miller, and P. Petocz. "An insulin index of foods: the insulin demand generated by 1000-kJ portions of common foods". American Journal of Clinical Nutrition. 66.5(1997):1264–1276.
44. John, McDougall. "The Paleo Diet Is Uncivilized (And Unhealthy and Untrue)." The McDougall Newsletter 11.6(2012); http://www.forksoverknives.com/the-paleo-diet-is-uncivilized-and-unhealthy-and-untrue/.
45. Johnston, C. S., et al. "Ketogenic low-carbohydrate diets have no metabolic advantage over nonketogenic low-carbohydrate diets". The American Journal of Clinical Nutrition. 83.5(2006):1055–1061.
46. Joint WHO/FAO expert consultation. Diet, Nutrition and the Prevention of Chronic Diseases. Geneva: World Health Organization, 2003.
47. Jonnalagadda, S. S., et al. "Putting the Whole Grain Puzzle Together: Health Benefits Associated with Whole Grains--Summary of American Society for Nutrition 2010 Satellite Symposium." Journal of Nutrition 141.5(2011):1011S-1022S.
48. Kalsi, P. S. Organic Reactions Stereochemistry And Mechanism Through Solved Problems. India: New Age International, 2007.
49. Keim, N. L., et al. "Carbohydrates." Shils M. E., et al. eds. Modern nutrition in health and disease (10th ed.). Philadelphia: Lippincott Williams & Wilkins, 2006.
50. Kris, Gunnars. How Many Carbs Should You Eat Per Day to Lose Weight?. 2018; https://www.healthline.com/nutrition/how-many-carbs-per-day-to-lose-weight#section1.
51. Lam, Peng Kwan, Eric Y.K. Lam, and Geoff Hayward. Biology: a course for 'O' level. Singapore: Times Media Private Ltd., 2000.
52. Li, Jeng Yune, and A. I. Yeh. "Relationships Between Thermal, Rheological Characteristics and Swelling Power for Various Starches." Journal of Food Engineering 50.3(2001):141-148.
53. Malik, V. S., et al. "Sugar-sweetened beverages and risk of metabolic syndrome and type 2 diabetes: a meta-analysis." Diabetes Care 33.11(2010):2477-2483.
54. Malik, Vasanti S., et al. "Sugar-sweetened beverages and weight gain in children and adults: a systematic review and meta-analysis." The American Journal of Clinical Nutrition. 98.4(2013):1084–1102.
55. Margo N. Woods, and Sherwood L. "Gorbach. Influence of fiber on the ecology of the intestinal flora." Spiller, G. A. ed. CRC handbook of dietary fiber in human nutrition (3rd ed.). USA: CRC Press, 2001.
56. Mattes, Richard D., and B. M. Popkin. "Nonnutritive sweetener consumption in humans: Effects on appetite and food intake and their putative mechanisms." American Journal of Clinical Nutrition 89.1(2009):1-14.
57. MedlinePlus, and US National Library of Medicine. Fiber. 2018; https://www.nlm.nih.gov/medlineplus/ency/article/002470.htm.
58. Mielewczik, Michael, et al. "Transmission electron microscopic studies of stages ofHistomonas meleagridisfrom clonal cultures." Parasitology Research 103.4(2008):745-750.
59. Moynihan, P. J., and S. A. Kelly. "Effect on caries of restricting sugars intake: systematic review to inform WHO guidelines." Journal of Dental Research 93.1(2014):8-18.
60. Muir, J. G., and K. O'Dea. "Measurement of resistant starch: factors affecting the amount of starch es-

caping digestion in vitro." The American Journal of Clinical Nutrition 56.1(1992):123-127.
61. Murphy, Mary M., D. Judith Spungen, and B. Anne. "Resistant starch intakes in the United States." Journal of the American Dietetic Association 108.1(2008):67-78.
62. Murphy, Mary M., D. Judith Spungen, and B. Anne. "Resistant starch intakes in the United States." Journal of the American Dietetic Association 108.1(2008):67-78.
63. Nicholson, Marcy. World 2017/18 sugar production, consumption seen at record: USDA. 2018; https://www.reuters.com/article/us-sugar-usda-supplies/world-2017-18-sugar-production-consumption-seen-at-record-usda-idUSKBN1DH2LV.
64. Oe, Yuki, et al. "Glycogen distribution in the microwave-fixed mouse brain reveals heterogeneous astrocytic patterns: Cerebral Glycogen Distribution and Aging." Glia 64.9(2016):1532-1545.
65. Owen, O. E., et al. "Brain metabolism during fasting." Journal of Clinical Investigation 46.10(1967):1589-1595.
66. Paoli, A., et al. "Beyond weight loss: a review of the therapeutic uses of very-low-carbohydrate (ketogenic) diets." European Journal of Clinical Nutrition 67.8(2013):789-796.
67. Park, Y., et al. "Dietary Fiber Intake and Mortality in the NIH-AARP Diet and Health Study." Archives of Internal Medicine 171.12(2011):1061-1068.
68. PérezGuisado, Joaquín. "Ketogenic diets: additional benefits to the weight loss and unfounded secondary effects." Archivos Latinoamericanos De Nutricion 58.4(2008):323-329.
69. Pycia, Karolina, et al. "Physicochemical, thermal and rheological properties of starches isolated from malting barley varieties." Journal of Food Science & Technology 52.8(2015):4797-4807.
70. Raschka, Ladislav, and H. Daniel. "Mechanisms underlying the effects of inulin-type fructans on calcium absorption in the large intestine of rats." Bone 37.5(2005):728-735.
71. Rippe, J. M., and T. J. Angelopoulos. "Fructose-Containing Sugars and Cardiovascular Disease." Advances in Nutrition: An International Review Journal 6.4(2015):430-439.
72. Sadava, et al. Life (9th, International ed.). New York: W. H. Freeman, 2011.
73. Sarko, A., and H.-C. H. Wu. "The Crystal Structures of A-, B- and C-Polymorphs of Amylose and Starch". Starch - Stärke. 30.3(1978):73–78.
74. Sáyago-Ayerdi, S. G., et al. "In Vitro Starch Digestibility and Predicted Glycemic Index of Corn Tortilla, Black Beans, and Tortilla?Bean Mixture:? Effect of Cold Storage." Journal of Agricultural and Food Chemistry 53.4(2005):1281-1285.
75. Scholz-Ahrens, Katharina E., and J. Schrezenmeir. "Inulin and Oligofructose and Mineral Metabolism: The Evidence from Animal Trials." The Journal of Nutrition 137.11(2007):2513S-2523S.
76. Seidelmann, Sara B, et al. "Dietary carbohydrate intake and mortality: a prospective cohort study and meta-analysis." The Lancet Public Health 3(2018):e419-e428.
77. Shankar, Padmini, S. Ahuja, and K. Sriram. "Non-nutritive sweeteners: Review and update." Nutrition 29.11-12(2013):1293-1299.
78. Sheth, A. A., W. Longo, and M. H. Floch. "Diverticular disease and diverticulitis." The American Journal of Gastroenterology 103.6(2008):1550-1556.
79. Spillane, W. J. Optimising Sweet Taste in Foods. UK: Woodhead Publishing, 2006.
80. Stacewicz-Sapuntzakis, Maria, et al. "Chemical Composition and Potential Health Effects of Prunes: A Functional Food?." Critical Reviews in Food Science and Nutrition 41.4(2001):251-286.
81. Staub, Gabe. ASK THE R.D.: CARBS COUNT. 2019; https://www.muscleandfitness.com/flexonline/nutrition/ask-rd-carbs-count.
82. Temelkova-Kurktschiev, T. S., et al. "Postchallenge plasma glucose and glycemic spikes are more strongly associated with atherosclerosis than fasting glucose or HbA1c level." Diabetes Care 23.12(2000):1830-1834.

83. Thomas, D. E., E. J. Elliott, and L. Baur. "Low glycaemic index or low glycaemic load diets for overweight and obesity." Cochrane Database of Systematic Reviews 18.3(2007):CD005105.
84. Toews, Ingrid, et al. "Association between intake of non-sugar sweeteners and health outcomes: systematic review and meta-analyses of randomised and non-randomised controlled trials and observational studies." BMJ Clinical Research (2019):k4718.
85. Topping, David L, M. Fukushima, and A. R. Bird. "Resistant starch as a prebiotic and synbiotic: state of the art." Proceedings of The Nutrition Society 62.1(2003):171-176.
86. Tucker, L. A., and K. S. Thomas. "Increasing Total Fiber Intake Reduces Risk of Weight and Fat Gains in Women." Journal of Nutrition 139.3(2009):576-581.
87. U.S. Department of Health and Human Services and U.S. Department of Agriculture. 2015 – 2020 Dietary Guidelines for Americans (8th ed.). 2015; https://health.gov/dietaryg uidelines /2015/guidelines.
88. Vaclavik, V. A., and W. C. Elizabeth. Essentials of food science (3rd ed.). New York: Springer, 2007.
89. Ventura, Emily , et al. "Reduction in Risk Factors for Type 2 Diabetes Mellitus in Response to a Low-Sugar, High-Fiber Dietary Intervention in Overweight Latino Adolescents." Archives of Pediatrics & Adolescent Medicine 163.4(2009):320-327.
90. Visram, Shelina, et al. "Consumption of energy drinks by children and young people: a rapid review examining evidence of physical effects and consumer attitudes." BMJ Open 6.10(2016):e010380.
91. Walstra, P., J. T. M. Wouters, and T. J. Geurts. Dairy Science and Technology (second ed.). Florida: CRC, Taylor & Francis, 2006.
92. Wasserman, David H. "Four grams of glucose." American Journal of Physiology Endocrinology & Metabolism 296.1(2009):E11-21.
93. Westman, E. C., et al. "The effect of a low-carbohydrate, ketogenic diet versus a low-glycemic index diet on glycemic control in type 2 diabetes mellitus." Nutrition & Metabolism 5.1(2008):36.
94. Whitney, E., and S. R. Rolfes. Understanding Nutrition (Eleventh ed.). Boston: Thomson Wadsworth, 2008.
95. Wikipedia. Disaccharide. 2019; https://en.wikipedia.org/wiki/Disaccharide.
96. Wikipedia. Fructose. 2019; https://en.wikipedia.org/wiki/Fructose.
97. Wikipedia. Galactose. 2019; https://en.wikipedia.org/wiki/Galactose.
98. Wikipedia. Glucose. 2019; https://en.wikipedia.org/wiki/Glucose.
99. Wikipedia. Glycemic index. 2019; https://en.wikipedia.org/wiki/Glycemic_index.
100. Wikipedia. Lactose. 2019; https://en.wikipedia.org/wiki/Lactose.
101. Wikipedia. Maltose. 2019; https://en.wikipedia.org/wiki/Maltose.
102. Wikipedia. Polysaccharide. 2019; https://en.wikipedia.org/wiki/Polysaccharide.
103. Wikipedia. Sucrose. 2019; https://en.wikipedia.org/wiki/Sucrose.
104. Wolfram, Taylor, and F. Ismail-Beigi. "Efficacy of High-Fiber Diets in The Management of Type 2 Diabetes Mellitus." Endocrine Practice 17.1(2011):132-142.
105. Yancy, William S., et al. "A low-carbohydrate, ketogenic diet to treat type 2 diabetes." Nutrition & Metabolism 2.1(2005):34. Zaman, Siti A., and S. R. Sarbini. "The potential of resistant starch as a prebiotic." Critical Reviews in Biotechnology 36.3(2016):578-584.

第六章 蛋白质

1. "Protein." Gropper, Sareen Stepnick, and J. Smith. Advanced Nutrition and Human Metabolism (6th ed.). Belmont, Canada: Wadsworth Cengage Learning, 2013.
2. Bian, Shanshan, et al. "Dietary nutrient intake and metabolic syndrome risk in Chinese adults: A

case-control study." Nutrition Journal 12.1(2013):106.

3. Bilsborough, S., and N. Mann. "A Review of Issues of Dietary Protein Intake in Humans." International Journal of Sport Nutrition and Exercise Metabolism 16.2(2006):129-152.
4. Burke, Darren G., et al. "The Effect of Whey Protein Supplementation With and Without Creatine Monohydrate Combined With Resistance Training on Lean Tissue Mass and Muscle Strength." International Journal of Sport Nutrition & Exercise Metabolism 11.3(2001):349-364.
5. Chen, Zhi, et al. "Nutrient intake among Chinese women living in Shanghai, China." British Journal of Nutrition 96.02(2006):393-399.
6. Chiang, Yih Shien, et al. "New classification of supersecondary structures of sandwich-like proteins uncovers strict patterns of strand assemblage." Proteins 68.4(2007):915-921.
7. Christian, P. "Impact of the economic crisis and increase in food prices on child mortality: exploring nutritional pathways." Journal of Nutrition 140.1(2010):177S.
8. Cribb, Paul J., et al. "Effects of Whey Isolate, Creatine, and Resistance Training on Muscle Hypertrophy." Medicine & Science in Sports & Exercise 39.2(2007):298-307.
9. Du, W., et al. "[Trend of dietary nutrient intake among adult females in 9 provinces in China, 2000-2011]." Zhonghua Liu Xing Bing Za Zhi 36.7(2015):715-719.
10. Eggum, B. O., I. Kreft, and B. Javornik. "Chemical composition and protein quality of buckwheat (Fagopyrum esculentum Moench)." Qualitas Plantarum - Plant Foods for Human Nutrition 30.3-4(1980):175-179.
11. FAO/WHO. Protein Quality Evaluation Report of the Joint FAO/WHO Expert Consultation. Food and Agriculture Organization of the United Nations, FAO Food and Nutrition Paper No. 51, Rome, 1991.44-51.
12. Flavio, Von. Biologische Wertigkeit Tabelle der besten Eiweiss Quellen (in German). 2018; https://flaviosimonetti.de/biologische-wertigkeit-tabelle-der-besten-eiweiss-quellen.
13. Food and Agriculture Organization. Amino acid content of foods and biological data on proteins (FAO nutritional studies number 24). Rome: Food Science Service, 1985.
14. Food and Nutrition Board, and Institute of Medicine. 9. Dietary Reference Intakes for Energy, Carbohydrate, Fiber, Fat, Fatty Acids, Cholesterol, Protein and Amino Acids. Washington D.C., USA: National Academies Press, 2005.
15. Fouque, D., and M. Laville. "Low protein diets for chronic kidney disease in non diabetic adults". The Cochrane Database of Systematic Reviews 3(2009):CD001892.
16. Guo, Q. Y., et al. "Survey on dietary nutrients intake of Chinese residents between 2010 and 2012." Zhonghua Yu Fang Yi Xue Za Zhi 51.6(2017):519-522.
17. Harvard Medical School. When it comes to protein, how much is too much?. 2018; https://www.health.harvard.edu/diet-and-weight-loss/when-it-comes-to-protein-how-much-is-too-much.
18. Hermann, Janice R. "Protein and the Body." Oklahoma Cooperative Extension Service, Division of Agricultural Sciences and Natural Resources · Oklahoma State University:T–3163–1 – T–3163–4.
19. Hoffman, Jay R., and M. J. Falvo. "Protein – Which Is Best?" Journal of Sports Science & Medicine 3.3(2004):118-130.
20. International Olympic Committee Nutrition Working Group of the Medical and Scientific Commission of the International Olympic Committee. Nutrition for Athletes. 2016; https://www.olympic.org/athlete365/wp-content/uploads/2016/01/1378_IOC_NutritionAthlet eHandbook_1e.pdf.
21. Jolliet, P., et al. "Enteral nutrition in intensive care patients: a practical approach." Intensive Care Medicine 24(1998):848-859.
22. Ju, Lahong, et al. "[Trends and food sources composition of energy,protein and fat in Chinese residents,1992-2012]." Journal of Hygiene Research 47.5(2018):689-704.

23. Lemon, P. W. “Beyond the zone: protein needs of active individuals”. Journal of the American College of Nutrition. 19.5 Suppl(2000):513S–521S.
24. Lemon, P. W. “Do Athletes Need More Dietary Protein and Amino Acids?” International Journal of Sport Nutrition 5 Suppl(1995):S39-S61.
25. Li, Donghua, Dongmei Yu, and Liyun Zhao. “[Trend of sugar-sweetened beverage consumption and intake of added sugar in China nine provinces among adults]. “ Journal of Hygiene Research 43.1(2014):70-72.
26. Li, Jie, et al. “Dietary Protein Intake and Type 2 Diabetes Among Women and Men in Northeast China.” Scientific Reports 6(2016):37604.
27. Li, Ri, et al. “Prevalence of metabolic syndrome in mainland china: a meta-analysis of published studies.” Bmc Public Health 16.1(2016):296.
28. Martens, E. A., and M. S. Westerterp-Plantenga. “Dietary protein, weight loss, and weight maintenance.” Current Opinion in Clinical Nutrition & Metabolic Care 17.1(2014):75-79.
29. Moutevelis, E., and D. N. Woolfson. “A Periodic Table of Coiled-Coil Protein Structures.” Journal of Molecular Biology 385.3(2009):726-732.
30. Pauling, L., R. B. Corey, and H. R. Branson. “The Structure of Proteins: Two Hydrogen-Bonded Helical Configurations of the Polypeptide Chain.” Proceedings of the National Academy of Sciences of the United States of America 37.4(1951):205-211.
31. Phillips, S. M. “Dietary protein for athletes: from requirements to metabolic advantage.” Applied Physiology, Nutrition, and Metabolism 31.6(2006):647-654.
32. Phillips, S. M., et al. “Dietary protein for athletes: from requirements to optimum adaptation.” Journal of Sports Sciences 29 Suppl(2011):S29-S38.
33. Phillips, S. M.. “Dietary protein for athletes: from requirements to metabolic advantage.” Applied Physiology, Nutrition, and Metabolism 31.6(2006):647-654.
34. Ruales, Jenny, and B. M. Nair. “Nutritional quality of the protein in quinoa (Chenopodium quinoa, Willd) seeds.” Plant Foods for Human Nutrition 42.1(1992):1-11.
35. Sanger, F. “Chemistry of Insulin”. Science. 129.3359(1959):1340–1344.
36. Sanger, F., and H. Tuppy. “The amino-acid sequence in the phenylalanyl chain of insulin. I. The identification of lower peptides from partial hydrolysates”. The Biochemical Journal. 49.4(1951):463–481.
37. Santesso, N., et al. “Effects of higher-versus lower-protein diets on health outcomes: A systematic review and meta-analysis.” European journal of clinical nutrition 66.7(2012):780-788.
38. Schwartz, J., et al. The cultural feast: an introduction to food and society. Belmont, California: Thomson/Wadsworth, 2003.
39. Schwingshackl, L., H. Georg, and J. M. Sands. “Comparison of High vs. Normal/Low Protein Diets on Renal Function in Subjects without Chronic Kidney Disease: A Systematic Review and Meta-Analysis.” PLoS ONE 9.5(2014):e97656.
40. Shams-White, Marissa M., et al. “Dietary protein and bone health: a systematic review and meta-analysis from the National Osteoporosis Foundation.” The American Journal of Clinical Nutrition 105.6(2017):1528-1543.
41. Smith, A. K., and S. J. Circle. “Soybeans: Chemistry and Technology.” Synder, H. E., and T. W. Kwon. Soybean Utilization. New York: Van Nostrand Reinhold Company, 1987.
42. Stoppani, Jim. Jim Stoppani’s Encyclopedia of Muscle & Strength (2nd ed.). USA: Human Kinetics, 2014.
43. Su, Chang, et al. “Temporal Trends in Dietary Macronutrient Intakes among Adults in Rural China from 1991 to 2011: Findings from the CHNS.” Nutrients 9.3(2017):e227.
44. Tarnopolsky, M. A., et al. “Evaluation of protein requirements for trained strength athletes.” Journal of

Applied Physiology 73.5(1992):1986-1995.

45. U.S. Department of Agriculture, and Agricultural Research Service. What We Eat in America, NHANES 2013-2014. 2016; https://www.ars.usda.gov/ARSUserFiles/80400530/pdf /1314/Table_1_NIN_GEN_13.pdf.
46. Wagner, I., and H. Musso. "New Naturally Occurring Amino Acids." Angewandte Chemie International Edition in English. 22.11(1983):816–828.
47. Wang, H. J., et al. "Trends in dietary fiber intake in Chinese aged 45 years and above, 1991–2011." European Journal of Clinical Nutrition 68.5(2014):619-622.
48. Wang, Huijun, et al. "Do Chinese Children Get Enough Micronutrients?." Nutrients 9.4(2017):397.
49. Wang, Limin, et al. "Prevalence and Ethnic Pattern of Diabetes and Prediabetes in China in 2013." JAMA 317.24(2017):2515.
50. Wikipedia. Amino acid. 2019; https://en.wikipedia.org/wiki/Amino_acid.
51. Wikipedia. Protein(nutrient). 2019; https://en.wikipedia.org/wiki/Protein_(nutrient).
52. Xu, Xiaoyue, et al. "Evaluation of older Chinese people's macronutrient intake status: results from the China Health and Nutrition Survey." British Journal of Nutrition 113.01(2015):159-171.
53. Yin, Junmei, A. P. Kong, and J. C. Chan. "Prevention and Care Programs Addressing the Growing Prevalence of Diabetes in China." Current Diabetes Reports 16.12(2016):130.
54. Young, V. R., and P. L. Pellett. "Plant proteins in relation to human protein and amino acid nutrition." American Journal of Clinical Nutrition 59.5 Suppl(1994):1203S-1212S.
55. Yu, Dongmei, et al. "Trends of energy and nutrients intake among Chinese population in 2002—2012." Journal of Hygiene Research 45.4(2016):527-533.
56. Zhang, Min, C. W. Binns, and A. H. Lee. "Dietary patterns and nutrient intake of adult women in south-east China: a nutrition study in Zhejiang province." Asia Pacific Journal of Clinical Nutrition 11.1(2015):13-21.
57. Zhang, Qiang, et al. "Diet diversity and nutritional status among adults in southwest China." Plos One 12.2(2017):e0172406.
58. Zhang, Ronghua, et al. "The Difference in Nutrient Intakes between Chinese and Mediterranean, Japanese and American Diets." Nutrients 7.6(2015):4661-4688.
59. Zhao, J., et al. "Secular Trends in Energy and Macronutrient Intakes and Distribution among Adult Females (1991–2015): Results from the China Health and Nutrition Survey." Nutrients 10.2(2018):e115.

第七章 脂质

1. Abdullah, M. M., S. Jew, and P. J. Jones. "Health benefits and evaluation of healthcare cost savings if oils rich in monounsaturated fatty acids were substituted for conventional dietary oils in the United States." Nutrition Reviews 75.3(2017):163-174.
2. Aizpurua-Olaizola, O., et al. "Optimization of Supercritical Fluid Consecutive Extractions of Fatty Acids and Polyphenols from Vitis Vinifera Grape Wastes." Journal of Food Science 80.1(2015):e101-e107.
3. Anderson, D. Fatty acid composition of fats and oils. Colorado Springs: University of Colorado, Department of Chemistry, 2017.
4. American Heart Association. Fats. 2018; https://www.heart.org/en/healthy-living/healthy-eating/eat-smart/fats.
5. Astrup, Arne, et al. "Nutrition transition and its relationship to the development of obesity and related chronic diseases." Obesity Reviews 9 Suppl. 1(2008):48-52.
6. Astrup, Arne. "The Role of Dietary Fat in Obesity." International Journal of Obesity and Related Meta-

bolic Disorders 5.01(2005):40-47.
7. Atzmon, G., et al. “Adiponectin Levels and Genotype: A Potential Regulator of Life Span in Humans.” The Journals of Gerontology Series A: Biological Sciences and Medical Sciences 63.5(2008):447-453.
8. Bent, Stephen, K. Bertoglio, and R. L. Hendren. “Omega-3 Fatty Acids for Autistic Spectrum Disorder: A Systematic Review.” Journal of Autism & Developmental Disorders 39.8(2009):1145-1154.
9. Berbée, J. F., et al. “Brown fat activation reduces hypercholesterolaemia and protects from atherosclerosis development.” Nature Communications 6(2015):6356.
10. Birbrair, Alexander, et al. “Role of Pericytes in Skeletal Muscle Regeneration and Fat Accumulation.” Stem cells and development 22.16(2013):2298-2314.
11. Board on Agriculture and Renewable Resources Commission on Natural Resources and Food and Nutrition Board, Assembly of Life Sciences, National Research Council. Fat content and composition of animal products: proceedings of a symposium. Washington, D.C: Washington: National Academy of Sciences, 1976.
12. Bradbury, J. “Docosahexaenoic acid (DHA): an ancient nutrient for the modern human brain”. Nutrients. 3.5(2011):529–554.
13. Camporez, J. P. G., et al. “Cellular Mechanisms by Which FGF21 Improves Insulin Sensitivity in Male Mice.” Endocrinology 154.9(2013):3099-3109.
14. Chondronikola, M., et al. “Brown adipose tissue improves whole-body glucose homeostasis and insulin sensitivity in humans.” Diabetes 64.6(2015):12-13.
15. Cinti, S. “The adipose organ.” Prostaglandins Leukotrienes and Essential Fatty Acids 73.1(2005):9-15.
16. Cohade, Christian, et al. “Uptake in Supraclavicular Area Fat (“USA-Fat”): Description on 18F-FDG PET/CT.” Journal of Nuclear Medicine 44.2(2003):170-176.
17. Colaianni, G., “Correction for Colaianni et al. The myokine irisin increases cortical bone mass. “ Proceedings of the National Academy of Sciences of the United States of America 112.39(2015):12157-12162.
18. Cypess, Aaron M., et al. “Activation of Human Brown Adipose Tissue by a β3-Adrenergic Receptor Agonist.” Cell Metabolism 21.1(2015):33-38.
19. Dalainas, I., and H.P. Ioannou. “The role of trans fatty acids in atherosclerosis, cardiovascular disease and infant development”. International Angiology. 27.2 (2008):146–156.
20. De Souza, Russell J., et al. “Intake of saturated and trans unsaturated fatty acids and risk of all cause mortality, cardiovascular disease, and type 2 diabetes: systematic review and meta-analysis of observational studies.” BMJ 351(2015):h3978.
21. Devlin, Maureen J. “The “Skinny” on brown fat, obesity, and bone.” American Journal of Physical Anthropology 156(2015):98-115.
22. Dinu, M., et al. “Mediterranean diet and multiple health outcomes: An umbrella review of meta-analyses of observational studies and randomized trials.” European Journal of Clinical Nutrition 72.1(2018):30-43.
23. Dong, M., et al. “Cold Exposure Promotes Atherosclerotic Plaque Growth and Instability via UCP1-Dependent Lipolysis.” Cell Metabolism 18.1(2013):118-129.
24. Dvir, Eran, et al. “DP-155, a lecithin derivative of indomethancin, is a novel nonsteroid anti-inflammatory drug for analgesia a novel nonsteroidal anti-inflammatory drug for Analgesia and Alzheimer’s disease therapy.” CNS Drug Reviews 13.2(2007):260-277.
25. Emmett, Matthew J., et al. “Histone deacetylase 3 prepares brown adipose tissue for acute thermogenic challenge.” Nature 546(2017):544-548.
26. Endocrine Society. Cold exposure stimulates beneficial brown fat growth. 2014; www.sciencedaily.com/releases/2014/06/140623091949.htm.

27. Enerbäck, S. "The origins of brown adipose tissue". New England Journal of Medicine. 360.19(2009):2021–2023.
28. Galli, C., and P. Rise. "Fish Consumption, Omega 3 Fatty Acids and Cardiovascular Disease. The Science and the Clinical Trials." Nutrition and Health 20.1(2009):11-20.
29. German, J. Bruce, and C. J. Dillard. "Saturated fats: what dietary intake?" American Journal of Clinical Nutrition 80.3(2004):550-559.
30. Gesta, Stephane, Y. H. Tseng, and C. R. Kahn. "Developmental Origin of Fat: Tracking Obesity to Its Source." Cell 131.2(2007):242-256.
31. Harvard Medical School. Major fat-burning discovery. 2012; https://www.health.harvard.edu/staying-healthy/major-fat-burning-discovery.
32. Harris, W. S., and M.L. Baack. "Beyond building better brains: bridging the docosahexaenoic acid (DHA) gap of prematurity". Journal of Perinatology. 35.1(2015):1–7.
33. Heaton, J. M. "The distribution of brown adipose tissue in the human." Journal of Anatomy 112.1(1972):35-39.
34. Hoeke, Geerte, et al. "Role of Brown Fat in Lipoprotein Metabolism and Atherosclerosis." Circulation Research 118.1(2016):173-182.
35. Hooper, L., et al. "Reduction in saturated fat intake for cardiovascular disease." Cochrane Database of Systematic Reviews 6.6(2015):CD011737.
36. Huncharek, Michael, and B. Kupelnick. "Dietary Fat Intake and Risk of Epithelial Ovarian Cancer: A Meta-Analysis of 6,689 Subjects From 8 Observational Studies." Nutrition and Cancer 40.2(2001):87-91.
37. Imbeault, Pascal, Isabelle Dépault, and F. Haman. "Cold exposure increases adiponectin levels in men." Metabolism-clinical & Experimental 58.4(2009):552-559.
38. Jensen, R. G., M. M. Hagerty, and K. E. Mcmahon. "Lipids of human milk and infant formulas: a review." The American Journal of Clinical Nutrition 31.6(1978):990-1016.
39. Jiang, Chunhui, et al. "Dibenzazepine-Loaded Nanoparticles Induce Local Browning of White Adipose Tissue to Counteract Obesity." Molecular Therapy 25.7(2017):1718-1729.
40. Kajimura, Shingo, et al. "Initiation of myoblast to brown fat switch by a PRDM16-C/EBP-beta transcriptional complex." Nature 460.7259(2009):1154-1158.
41. Kelley, Darshan S., et al. "DHA Supplementation Decreases Serum C-Reactive Protein and Other Markers of Inflammation in Hypertriglyceridemic Men." Journal of Nutrition 139.3(2009):495-501.
42. Kien, C. L., et al. "Substituting dietary monounsaturated fat for saturated fat is associated with increased daily physical activity and resting energy expenditure and with changes in mood." American Journal of Clinical Nutrition 97.4(2013):689-697.
43. Lands, W. E. M. Fish, Omega-3 and human health. Champaign, Illinos: American Oil Chemists' Society, 2005.
44. Lee, P., et al. "Cold-activated brown adipose tissue is an independent predictor of higher bone mineral density in women." Osteoporosis International 24.4(2013):1513-1518.
45. Lee, Paul, et al. "Irisin and FGF21 Are Cold-Induced Endocrine Activators of Brown Fat Function in Humans." Cell metabolism 19.2(2014):302-309.
46. Lee, Y. H., et al. "Cellular origins of cold-induced brown adipocytes in adult mice." Faseb Journal Official Publication of the Federation of American Societies for Experimental Biology 29.1(2015):286-99.
47. Li, Guolin, et al. "Intermittent Fasting Promotes White Adipose Browning and Decreases Obesity by Shaping the Gut Microbiota." Cell Metabolism 26.4(2017):627-685.
48. Li, Jie, et al. "Sucrose Non-Fermenting Related Kinase Regulates Both Adipose Inflammation and Energy Homeostasis in Mice and Humans." Diabetes 67.3(2018):400-411.

49. Lichtenstein, A. H., et al. "Diet and lifestyle recommendations revision 2006: a scientific statement from the American Heart Association Nutrition Committee". Circulation. 114.1(2006):82–96.
50. Lidell, Martin E., M. J. Betz, and S. Enerbäck. "Two types of brown adipose tissue in humans." Adipocyte 3.1(2014):63-66.
51. Mashaghi, Samaneh, et al. "Lipid Nanotechnology." International Journal of Molecular Sciences 14.2(2013):4242-4282.
52. Micha, R., and D. Mozaffarian. "Trans Fatty Acids: Effects on Cardiometabolic Health and Implications for Policy." Prostaglandins Leukotrienes and Essential Fatty Acids 79.3-5(2008):147-152.
53. Mirbolooki, M. R., et al. "Enhancement of 18F-Fluorodeoxyglucose Metabolism in Rat Brain Frontal Cortex Using a β3 Adrenoceptor Agonist." Synapse 69.2(2015):96-98.
54. Mirbolooki, M. Reza, et al. " Adrenergic pathway activation enhances brown adipose tissue metabolism: a [^{18}F]FDG PET/CT study in mice." Nuclear Medicine and Biology 41.1(2014):10-16.
55. Mourad, A.M., et al. "Influence of Soy Lecithin Administration on Hypercholesterolemia." Cholesterol 2010.2010(2009):824813.
56. Mozaffarian, Dariush, and W. C. Willett. "Trans fatty acids and cardiovascular risk: A unique cardiometabolic imprint." Current Atherosclerosis Reports 9.6(2007):486-493.
57. Mozaffarian, Dariush, et al. "Trans Fatty Acids and Cardiovascular Disease". New England Journal of Medicine. 354.15(2006):1601–1613.
58. Mueez, U Din, et al. "Postprandial Oxidative Metabolism of Human Brown Fat Indicates Thermogenesis." Cell Metabolism 28.2(2018):207-216.
59. Nedergaard, Jan, T. Bengtsson, and B. Cannon. "Unexpected evidence for active brown adipose tissue in adult humans." American Journal of Physiology-Endocrinology and Metabolism 293.2(2007):444-52.
60. NIH Medline Plus. MedlinePlus Herbs and Supplements: Omega-3 fatty acids, fish oil, alpha-linolenic acid. 2006; https://web.archive.org/web/20060208023339/http:/www.nlm.nih.gov/medlineplus/druginfo/natural/patient-fishoil.html.
61. Northwestern University. Feinberg School > Nutrition > Nutrition Fact Sheet: Lipids. 2011; https://web.archive.org/web/20110720014201/nuinfo-proto4.northwestern.edu/nutrition/factsheets/lipids.html.
62. Nutritiondata.com. Oil, vegetable safflower, linoleic. 2017; http://nutritiondata.self.com/facts/fats-and-oils/573/2.
63. Nutritiondata.com. Oil, vegetable safflower, oleic. 2017; http://nutritiondata.self.com/facts/fats-and-oils/574/2.
64. Nutritiondata.com. Oil, vegetable, sunflower. 2010; http://nutritiondata.com/facts/fats-and-oils/572/2.
65. Ouellet, Véronique, et al. "Brown adipose tissue oxidative metabolism contributes to energy expenditure during acute cold exposure in humans." Journal of Clinical Investigation 122.2(2012):545-552.
66. Pala, V., et al. "Erythrocyte Membrane Fatty Acids and Subsequent Breast Cancer: a Prospective Italian Study." JNCI Journal of the National Cancer Institute 93.14(2001):1088-1095.
67. Pan, A., et al. "α-Linolenic acid and risk of cardiovascular disease: a systematic review and meta-analysis." American Journal of Clinical Nutrition 96.6(2012):1262-1273.
68. Pellegrinelli, Vanessa, et al. "Antonio Vidal-Puig. Adipocyte-secreted BMP8b mediates adrenergic-induced remodeling of the neuro-vascular network in adipose tissue." Nature Communications 9.4974(2018):1-18.
69. Ponnusamy, S., et al. "Pharmacologic activation of estrogen receptor β increases mitochondrial function, energy expenditure, and brown adipose tissue." The FASEB Journal 31.1(2016):266-281.
70. Qiu, Wenlong, et al. "Dietary fat intake and ovarian cancer risk: A meta-analysis of epidemiological studies." Oncotarget 7.24(2016):37390-37406.
71. Ramsden, C. E., et al. "Use of dietary linoleic acid for secondary prevention of coronary heart disease

and death: evaluation of recovered data from the Sydney Diet Heart Study and updated meta-analysis." BMJ 346.feb04 3(2013):e8707-e8707.
72. Ramsden, Christopher E., et al. "Re-evaluation of the traditional diet-heart hypothesis: analysis of recovered data from Minnesota Coronary Experiment (1968-73)." BMJ 353(2016).
73. Riediger, Natalie D., et al. "A Systemic Review of the Roles of n-3 Fatty Acids in Health and Disease." Journal of the American Dietetic Association 109.4(2009):668-679.
74. Robinson, L. J., et al. "Brown adipose tissue activation as measured by infrared thermography by mild anticipatory psychological stress in lean healthy females." Experimental Physiology 101.4(2016):549-557.
75. Russo, Gian Luigi. "Dietary n-6 and n-3 polyunsaturated fatty acids: From biochemistry to clinical implications in cardiovascular prevention." Biochemical pharmacology 77.6(2008):937-946.
76. Sacks, Frank M., et al. "Dietary Fats and Cardiovascular Disease A Presidential Advisory From the American Heart Association Sacks et al." Circulation 136.3(2017):e1-e23.
77. Saito, M. "High incidence of metabolically active brown adipose tissue in healthy adult humans: effects of cold exposure and adiposity." Diabetes 58.7(2009):1526-1531.
78. Sanchez-Bayle, Marciano, et al. "A cross-sectional study of dietary habits and lipid profiles. The Rivas-Vaciamadrid study." European Journal of Pediatrics 167.2(2008):149-154.
79. Shen, Xin, et al. "Trends in dietary fat and fatty acid intakes and related food sources among Chinese adults: a longitudinal study from the China Health and Nutrition Survey (1997–2011)." Public Health Nutrition 20.16(2017):2927-2936.
80. Shinoda, Kosaku, et al. "Genetic and functional characterization of clonally derived adult human brown adipocytes." Nature Medicine 21.4(2015):389-94.
81. Simopoulos, A. P. "Evolutionary aspects of diet, the omega-6/omega-3 ratio and genetic variation: nutritional implications for chronic diseases." Biomedicine & Pharmacotherapy 60.9(2006):502-507.
82. Simopoulos, A. P. "The importance of the ratio of omega-6/omega-3 essential fatty acids". Biomedicine & Pharmacotherapy. 56.8(2002): 365–79.
83. Smith, S. C., et al., "Principles for national and regional guidelines on cardiovascular disease prevention: a scientific statement from the World Heart and Stroke Forum". Circulation. 109.25 (2004):3112–3121.
84. Sonawane, P. D., et al. "Plant cholesterol biosynthetic pathway overlaps with phytosterol metabolism". Nature Plants. 3.1(2016):16205.
85. Stanford, Kristin I., et al. "Brown adipose tissue regulates glucose homeostasis and insulin sensitivity." Journal of Clinical Investigation 123.1(2013):215-223.
86. United States Department of Agriculture, Agricultural Research Service. NDL/FNIC Food Composition Database Home Page. 2013; http://www.nal.usda.gov/fnic/foodcomp/search/.
87. United States Department of Agriculture, Agricultural Research Service. Basic Report: 04042, Oil, peanut, salad or cooking.2015; http://ndb.nal.usda.gov/ndb/foods/show/634?fg=Fats+and+Oils&man=&lfacet=&format=&count=&max=25&offset=&sort=&qlookup=.
88. United States Department of Agriculture, Agricultural Research Service. USDA Basic Report Cream, fluid, heavy whipping. 2018; https://ndb.nal.usda.gov/ndb/foods/show/52?fgcd=&manu=&lfacet=&format=&count=&max=50&offset=&sort=default&order=asc&qlookup=cream+whipping&ds=.
89. US National Institutes of Health, Office of Dietary Supplements. Omega-3 Fatty Acids and Health: Fact Sheet for Health Professionals. 2016; https://ods.od.nih.gov/factsheets/omega3fattyacidsandhealth-HealthProfessional/.
90. Wada, S., et al. "The tumor suppressor FLCN mediates an alternate mTOR pathway to regulate browning of adipose tissue." Genes and Development 30.22(2016):2551-2564.
91. Wei, Jeremy H., Y. Xinchi, and P. V. Welander. "Sterol Synthesis in Diverse Bacteria." Frontiers in Mi-

crobiology 7(2016):990.
92. Willett, W. C. "The role of dietary n-6 fatty acids in the prevention of cardiovascular disease." Journal of Cardiovascular Medicine 8.Suppl 1(2007):S42-S45.
93. William, W. C. Lipid analysis: isolation, separation, identification, and structural analysis of lipids. Ayr, Scotland: Oily Press, 2003.
94. Wikipedia. Fat. 2019; https://en.wikipedia.org/wiki/Fat.
95. Wikipedia. Cell membrane. 2019; https://en.wikipedia.org/wiki/Cell_membrane.
96. Wikipedia. Saturated fat. 2019; https://en.wikipedia.org/wiki/Saturated_fat.
97. Yeung, H. W., et al. "Patterns of F-18-FDG uptake in adipose tissue and muscle: A potential source of false-positives for PET." Journal of Nuclear Medicine 44.11(2003):1789-1796.
98. Yurko-Mauro, K., et al. "Beneficial effects of docosahexaenoic acid on cognition in age-related cognitive decline". Alzheimer's & Dementia. 6.6(2010):456–464.
99. Zelman, Kathleen. "The Great Fat Debate: A Closer Look at the Controversy—Questioning the Validity of Age-Old Dietary Guidance." Journal of the American Dietetic Association 111.5(2011):655-658.
100. Zhang, Y., et al. "The starvation hormone, fibroblast growth factor-21, extends lifespan in mice." eLife 1(2012):e00065.

第八章 维生素

1. "Vitamin E". Institute of Medicine (US) Panel on Dietary Antioxidants and Related Compounds. Dietary Reference Intakes for Vitamin C, Vitamin E, Selenium, and Carotenoids. Washington, DC: The National Academies Press, 2000, 186–283.
2. Beyondveg.com. Effects of cooking on vitamins. 2013; http://www.beyondveg.com/tu-j-l/raw-cooked/raw-cooked-2e.shtml#cooking eff on vit.
3. Beyondveg.com. Comparison of vitamin levels in raw vs. cooked foods. 2013; http://www. beyondveg.com/tu-j-l/raw-cooked/raw-cooked-2f.shtml.
4. Christian, E., and E. Christian. Uncooked foods and how to use them. New York: The Health Culture Company, 1904.
5. Du, Wenwen, et al. "Dietary vitamin a intake among Chinese adults: findings from CNTCS2015." Nutrition Journal 17.1(2018):60.
6. Etzel, K. "Role of salivary glands in nutrition." Dobrosielski-Vergona, K. ed. Biology of the Salivary Glands. Boca Raton, Florida: CRC Press, 1993, 129-152.
7. Fukuwatari, Tsutomu, and K. Shibata. "Urinary Water-Soluble Vitamins and Their Metabolite Contents as Nutritional Markers for Evaluating Vitamin Intakes in Young Japanese Women." Journal of Nutritional Science and Vitaminology 54.3(2008):223-229.
8. Hardman, J.G., et al., eds. Goodman and Gilman's Pharmacological Basis of Therapeutics (10th ed.) New York: McGraw-Hill, 2000.
9. Harvard Medical School. The best foods for vitamins and minerals. 2019; https://www.health.harvard.edu/staying-healthy/the-best-foods-for-vitamins-and-minerals.
10. Howell, Edward. Enzyme Nutrition. New York: Avery Publishing, 1985.
11. Howell, Edward. Food Enzymes For Health And Longevity (2nd ed.). Wisconsin: Lotus Press, 1994.
12. Kutsky, R.J. Handbook of Vitamins and Hormones. New York: Van Nostrand Reinhold, 1973.
13. Makkar, H. P. S., K. Becker, and B. Schmook. "Edible provenances of Jatropha curcas from Quintana Roo state of Mexico and effect of roasting on antinutrient and toxic factors in seeds." Plant Foods for Human Nutrition (Dordrecht) 52.1(1998):31-36.

14. Man, P. W., et al. "Vitamin D status and bone mineral density in the Chinese population: a review." Archives of Osteoporosis 11.1(2016):14.
15. Maqbool, Asim, and V. A. Stallings. "Update on fat-soluble vitamins in cystic fibrosis." Current Opinion in Pulmonary Medicine 14.6(2008):574-581.
16. Mayoclinic. Vitamin A. 2017; https://www.mayoclinic.org/drugs-supplements-vitamin-a/art-20365945.
17. Mayoclinic. Vitamin D. 2017; https://www.mayoclinic.org/drugs-supplements-vitamin-d/art-20363792.
18. Mayoclinic. Vitamin E. 2017; https://www.mayoclinic.org/drugs-supplements-vitamin-e/art-20364144.
19. Mayoclinic. Vitamin K (Class) (Oral Route, Parenteral Route). 2017; https://www.mayoclinic.org/drugs-supplements/vitamin-k-class-oral-route-parenteral-route/description/drg-20069592.
20. Mcdowell, Lee Russell. Vitamins in Animal and Human Nutrition (2nd ed.). Iowa: Lowa State University Press, 2000.
21. Ross, A.C., et al. Dietary Reference Intakes for Calcium and Vitamin D. Washington, D.C: National Academies Press, 2011.
22. Roth, K. S. "Biotin in clinical medicine - a review." American Journal of Clinical Nutrition 34.9(1981):1967-1974.
23. Vanderstoep, J. "Effect of germination on the nutritive value of legumes." Food Technology 35.3(1981):83-85.
24. Vogel R., I. Trautschold, and E. Werle. Natural Proteinase Inhibitors. New York: Academic Press, 1968.
25. Wikipedia. Vitamin deficiency. 2019; https://en.wikipedia.org/wiki/Vitamin_deficiency. Zeratsky, Katherine. What is vitamin D toxicity, and should I worry about it since I take supplements?. 2019; https://www.mayoclinic.org/healthy-lifestyle/nutrition-and-healthy-eating/expert-answers/vitamin-d-toxicity/faq-20058108?p=1.

第九章 矿物质

1. Beyondveg.com. Effects of cooking on minerals. 2013; http://www.beyondveg.com/tu-j-l/raw-cooked/raw-cooked-2g.shtml#cooking eff on min.
2. Corbridge, D. E. Phosphorus: An Outline of Its Chemistry, Biochemistry, and Technology (5th ed.). Amsterdam: Elsevier Science Pub Co, 1995.
3. Du, Yu, et al. "Salt intake among Chinese adults in 2010-2012." Zhonghua Yu Fang Yi Xue Za Zhi 50.3(2016):217-220.
4. Harvard Medical School. The best foods for vitamins and minerals. 2019; https://www.health.harvard.edu/staying-healthy/the-best-foods-for-vitamins-and-minerals.
5. Liu, Xiaohong, et al. "Reduced maternal calcium intake through nutrition and supplementation is associated with adverse conditions for both the women and their infants in a Chinese population." Medicine 96.18(2017):e6609.
6. Wikipedia. Mineral. 2019; https://en.wikipedia.org/wiki/Mineral_(nutrient)#Mineral_ecology.
7. Zhao, Ai, et al. "Nutrition Concerns of Insufficient and Excessive Intake of Dietary Minerals in Lactating Women: A Cross-Sectional Survey in Three Cities of China." PLOS ONE 11.1(2016):e0146483.
8. 陈君石 . " 中国人为什么需要补硒 ?." 药物与人 1(2008):38-39.
9. 梁丽微 . " 中国人普遍缺钙 ." 大家健康 3(2008):24-24.
10. 舒为群 , et al. " 中国居民饮用水中钙镁及其相关指标适宜保留水平的探讨 ." 给水排水 43.10(2017):13-18.
11. 唐新欣 . " 硒摄入不足 —— 中国人健康的 " 软肋 "." 慢性病学杂志 10(2004):19.

第十章 水

1. "4 Water." Panel on Dietary Reference Intakes for Electrolytes and Water, et al. Dietary Reference Intakes for Water, Potassium, Sodium, Chloride, and Sulfate. Washington, D.C.: The National Academies Press, 2017.
2. Anthea, Maton, et al. Human Biology and Health. Englewood Cliffs. New Jersey: Prentice Hall, 1993.
3. Bain, Robert, et al. "Fecal Contamination of Drinking-Water in Low- and Middle-Income Countries: A Systematic Review and Meta-Analysis." PLoS Medicine 11.5(2014):e1001644.
4. CHAD NICHOLLS. H2O FOR THE BODYBUILDER.2019; https://www.muscleandfitness.com/flex-online/nutrition/h2o-bodybuilder?page=3.
5. Dennis, Elizabeth A., et al. "Water Consumption Increases Weight Loss During a Hypocaloric Diet Intervention in Middle-aged and Older Adults." Obesity 18.2(2010):300-307.
6. Dubnov-Raz, G., et al. "Influence of water drinking on resting energy expenditure in overweight children." International Journal of Obesity 35.10(2011):1295-1300.
7. EFSA Panel on Dietetic Products, Nutrition, and Allergies. "Scientific Opinion on Dietary Reference Values for water". EFSA Journal. 8.3(2010):1459.
8. Food and Nutrition Board, and National Academy of Sciences. Recommended Dietary Allowances. Washington, D. C.: National Research Council, 1945.
9. Harvard Medical School. How much water should you drink? 2018; https://www.health.harvard.edu/staying-healthy/how-much-water-should-you-drink.
10. JMP, WHO and UNICEF. Progress on Drinking Water, Sanitation and Hygiene-2017. 2018; http://apps.who.int/iris/bitstream/handle/10665/258617/9789241512893-eng.pdf?sequence=1.
11. Lee, J. J., et al. "Management of hyponatremia". CMAJ : Canadian Medical Association Journal. 186.8 (2014):e281–e286.
12. Muckelbauer, R., et al. "Association between water consumption and body weight outcomes: a systematic review." American Journal of Clinical Nutrition 98.2(2013):282-299.
13. Noakes, T. D., et al. "Water intoxication: a possible complication during endurance exercise". Medicine & Science in Sports & Exercise 17.3 (1985):370–375.
14. Noakes, Timothy D., et al. "Water intoxication: a possible complication during endurance exercise, 1985." Medicine & Science in Sports & Exercise 16.4(1985):221-227.
15. Noakes, Timothy D., et al. "Water intoxication: a possible complication during endurance exercise, 1985." Wilderness & Environmental Medicine 16.4(1985):221-227.
16. Rhoades, R. A., and G. A.Tanner. Medical Physiology (2nd ed.). Baltimore: Lippincott Williams & Wilkins, 2003.
17. Stookey, Jodi D., et al. "Drinking Water Is Associated With Weight Loss in Overweight Dieting Women Independent of Diet and Activity." Obesity 16.11(2008):2481-2488.
18. Unesco. Water: a shared responsibility. Paris, France: Berghahn Books, 2006.
19. Valtin, H. ""Drink at least eight glasses of water a day." Really? Is there scientific evidence for "8×8"?." American Journal Physiology Regulatory Integrative and Comparative Physiology 283.5(2002):R993-1004.
20. Vij, Vinu A., and A. S. Joshi. "Effect of 'Water Induced Thermogenesis' on Body Weight, Body Mass Index and Body Composition of Overweight Subjects." Journal of Clinical & Diagnostic Research 7.9(2013):1894-1896.
21. Zhang, N., et al. "Fluid intake in urban China: results of the 2016 Liq.In[7] national cross-sectional surveys." European Journal of Nutrition 57.S3(2018):77-88.

第十一章 酒精

1. Adams, K. E., and T. S. Rans. "Adverse reactions to alcohol and alcoholic beverages". Annals of Allergy, Asthma & Immunology. 111.6(2013): 439–445.
2. Babor, Thomas, et al. Alcohol : No Ordinary Commodity : Research and Public Policy (2nd ed.). Oxford: Oxford University Press, 2010.
3. Bagnardi, V., et al. "Light alcohol drinking and cancer: a meta ～ analysis." Annals of Oncology 24.2(2013):301-308.
4. Bruha, R., K. Dvorak, and J. Petrtyl. "Alcoholic liver disease". World Journal of Hepatology. 4.3 (2012): 81–90.
5. Brust, John C. "Ethanol and Cognition: Indirect Effects, Neurotoxicity and Neuroprotection: A Review." Int J Environ Res Public Health 7.4(2010):1540-1557.
6. Burcham, P. C. An Introduction to Toxicology. London:Springer Science & Business Media, 2014.
7. Butcher, J. N., J. M. Hooley, and S. M. Mineka. Abnormal Psychology. New Jersey: Pearson Education, 2013.
8. Caton, S. J., et al. "Dose-dependent effects of alcohol on appetite and food intake. " Physiology & Behavior 81.1(2004):51-58.
9. Charlet, K., A. Beck, and A. Heinz. "The Dopamine System in Mediating Alcohol Effects in Humans." Wolfgang H. S., and Spanagel, R. Behavioral Neurobiology of Alcohol Addiction. Berlin: Springer Berlin Heidelberg, 2013.
10. Cogliano, V. J., et al. "Preventable Exposures Associated With Human Cancers." JNCI Journal of the National Cancer Institute 103.24(2011):1827-1839.
11. de Menezes, R. F., A. Bergmann, and L. C. Thuler. "Alcohol consumption and risk of cancer: a systematic literature review." Asian Pacific Journal of Cancer Prevention 14.9(2013):4965-4972.
12. DRINKiQ. Facts about alcohol. 2019; https://www.drinkiq.com/en-gb/facts-about-alcohol/.
13. Fang, Y. H., et al. "[Prevalence of alcohol drinking in males aged 20-79 years in China, 2012]." Zhonghua Liu Xing Bing Xue Za Zhi 39.3(2018):280-285.
14. Flightphysical.com. Federal Aviation Regulation (CFR) 91.17: Alcohol and Flying. 2007; http://flightphysical.com/pilot/alcohol.htm.
15. Griswold, Max G., et al. "Alcohol use and burden for 195 countries and territories, 1990–2016: a systematic analysis for the Global Burden of Disease Study 2016." The Lancet. 392. 10152 (2018): 1015–1035.
16. Guo, L., et al. "Alcohol use and alcohol-related problems among adolescents in China: A large-scale cross-sectional study." Medicine 95.38(2016):e4533.
17. Laizure, S. Casey, et al. "Cocaethylene metabolism and interaction with cocaine and ethanol: role of carboxylesterases." Drug Metabolism & Disposition 31.1(2003):16-20.
18. Levine B. Principles of Forensic Toxicology (3rd ed.). Washington, D.C.: American Association for Clinical Chemistry, 2003.
19. Li, Zhao, et al. "Alcohol consumption and cardiovascular diseases in rural China." International Journal of Cardiology 215(2016):257-262.
20. Lichine, Alexis. Alexis Lichine's New Encyclopedia of Wines & Spirits (5th ed.). New York: Alfred A. Knopf, 1987.
21. Lin, M., et al. "Alcohol consumption and the risk for renal hyperfiltration in the general Chinese population." European Journal of Clinical Nutrition 71.4(2016):500-505.
22. Lobo, Ingrid A., and R. A. Harris. "GABAA receptors and alcohol." Pharmacology, Biochemistry and Behavior 90.1(2008):90-94.

23. Lukas, Scott E., and S. Orozco. "Ethanol increases plasma Δ9-tetrahydrocannabinol (THC) levels and subjective effects after marihuana smoking in human volunteers." Drug and Alcohol Dependence 64.2(2001):143-149.
24. Mcgovern, P. E., et al. "Fermented beverages of pre- and proto-historic China." Proceedings of the National Academy of Sciences of the United States of America 101.51(2004):17593-17598.
25. Metz, R., S. Berger, and M. Mako. "Potentiation of the plasma insulin response to glucose by prior administration of alcohol. An apparent islet-priming effect." Diabetes 18.8(1969):517-522.
26. Milagros Méndez, and M. Morales-Mulia . "Role of Mu and Delta Opioid Receptors in Alcohol Drinking Behaviour." Current Drug Abuse Reviews 1.2(2008):239-252.
27. Narahashi, T., et al. "Neuroreceptors and ion channels as targets of alcohol." Alcoholism Clinical & Experimental Research 25.s1(2010):182S-188S.
28. NIAAA. Alcohol & Your Health. 2019; https://www.niaaa.nih.gov/alcohol-health.
29. Nutt, David, et al. "Development of a rational scale to assess the harm of drugs of potential misuse." Lancet (North American Edition) 369.9566(2007):1047-1053.
30. Olsen, Richard W., et al. "Structural Models of Ligand-Gated Ion Channels: Sites of Action for Anesthetics and Ethanol." Alcoholism: Clinical and Experimental Research 38.3(2014):595-603.
31. Patel, Sheena, et al. "Alcohol and the Intestine." Biomolecules 5.4(2015):2573-2588.
32. Patrick, Charles H., and N. C. Durham. Alcohol, Culture, and Society. Duke: Duke University Press, 1952.
33. Roberts, C., and S.P. Robinson. "Alcohol concentration and carbonation of drinks: The effect on blood alcohol levels". Journal of Forensic and Legal Medicine. 14.7(2007): 398–405.
34. Robinson, J., ed. The Oxford Companion to Wine (3rd ed.). New York: Oxford University Press, 2006.
35. Sachdeva, A., et al. "Alcohol-Related Dementia and Neurocognitive Impairment: A Review Study." International Journal of High Risk Behaviors & Addiction 5.3(2016):e27976.
36. Sakalo, V. S., et al. "Effects of chemotherapy on regional metastases of non-seminomatous tumors of the testis." Voprosy Onkologii 34.10(1988):1219-1224.
37. Scinska, Anna, et al. "Bitter sweet components of ethanol taste in humans." Drug and Alcohol Dependence 60.2(2000):199-206.
38. Shelmet, J. J., et al. "Ethanol causes acute inhibition of carbohydrate, fat, and protein oxidation and insulin resistance." Journal of Clinical Investigation 81.4(1988):1137-45.
39. Super, John C. "Alcoholic Beverages." Encyclopedia of Latin American History and Culture. New York: Charles Scribner's Sons, 1996.
40. Wansink, Brian, and Ittersum Koert van. "Shape of glass and amount of alcohol poured: comparative study of effect of practice and concentration." BMJ 331.7531(2005):1512-1514.
41. Wikipedia. Alcohol by volume. 2019; https://en.wikipedia.org/wiki/Alcohol_by_volume.
42. World Health Organization (WHO). Global Status Report on Alcohol and Health 2014. 2014; http://www.who.int/substance_abuse/publications/global_alcohol_report/msb_gsr_2014_1.pdf?ua=1(link is external).

第十二章 人体的能量代谢

1. Bailey, Regina. Cellular Respiration. 2012; http://biology.about.com/od/cellularprocesses/a/cellrespiration.htm.
2. Byrd-Bredbenner, Carol, er al. Wardlaw's Perspectives in Nutrition. Delhi: McGraw-Hill Education, 2015.

3. Cahill G. F., E. E. Parris, and Cahill, George F. "Starvation in man". The New England Journal of Medicine. 282 (12): 668–675.
4. Cahill, George F., and R. L. Veech. "Ketoacids? Good medicine?." Transactions of the American Clinical & Climatological Association 114.114(2003):149-163.
5. Dulloo, A. G., and J. Jacquet. "Adaptive reduction in basal metabolic rate in response to food deprivation in humans: a role for feedback signals from fat stores." The American Journal of Clinical Nutrition 68.3(1998):599-606.
6. Dulloo, A. G., and J. Jacquet. "An adipose-specific control of thermogenesis in body weight regulation." International Journal Obesity 25.Suppl 5(2001):S22-S29.
7. Elia, M. "Hunger Disease." Clinical Nutrition 19.6(2001):379-386.
8. Felig, Philip, E. B. Marliss, and G. F. Cahill. "Metabolic response to human growth hormone during prolonged starvation." Journal of Clinical Investigation 50.2(1971):411-421.
9. Henry, C. J. K., "7: Influence of body composition on protein and energy requirements: some new insights". Davies, P. S.W., and T.J. Cole. eds. Body composition techniques in health and disease. Cambridge University Press, 1995.
10. Jensen, J., et al. "The Role of Skeletal Muscle Glycogen Breakdown for Regulation of Insulin Sensitivity by Exercise." Frontiers in Physiology 2(2011):112.
11. Macdonald, I. A., and J. Webber. "Feeding, fasting and starvation: factors affecting fuel utilization." Proceedings of the Nutrition Society 54.01(1995):267-274.
12. Owen, O. E., et al. "Protein, fat, and carbohydrate requirements during starvation: anaplerosis and cataplerosis." American Journal of Clinical Nutrition 68.1(1998):12-34.
13. Rich, P. R. . "The molecular machinery of Keilin's respiratory chain." Biochemical Society Transactions 31.Pt 6(2004):1095-1105.
14. Swaner, J. C., and W. E. Connor. "Hypercholesterolemia of total starvation: Its mechanism via tissue mobilization of cholesterol." The American journal of physiology 229.2(1975):365-369.
15. Wang, Tobias, C. Hung, and D. Randall. "The Comparative Physiology of Food Deprivation: From Feast to Famine." Annual Review of Physiology 68.1(2006):223-251.
16. Weyer, Christian, et al. "Energy metabolism after 2 y of energy restriction: the Biosphere 2 experiment." American Journal of Clinical Nutrition 72.4(2000):946-953.
17. Wikipedia. Adenosine triphosphate. 2019; https://en.wikipedia.org/wiki/Adenosine_triphosphate#ATP_production_during_photosynthesis.
18. Wilson, D. E., R. Zeikus, and I. F. Chan. "Relationship of organ lipoprotein lipase activity and ketonuria to hypertriglyceridemia in starved and streptozocin-induced diabetic rats." Diabetes 36.4(1987):485-490.
19. Yamaguchi, Tomohiro, et al. "CGI-58 Interacts with Perilipin and Is Localized to Lipid Droplets." Journal of Biological Chemistry 279.29(2004):30490-30497.
20. Yorimitsu, T., and D. J. Klionsky. "Autophagy: molecular machinery for self-eating." Cell Death and Differentiation 12.Suppl 2(2005):1542-1552. Zauner, Christian, et al. "Resting energy expenditure in short-term starvation is increased as a result of an increase in serum norepinephrine." American Journal of Clinical Nutrition 71.6(2000):1511-1515.

第十三章 体重管理

1. Afshin, A., et al. "Health Effects of Overweight and Obesity in 195 Countries over 25 Years." The New England Journal of Medicine 377.1(2017): 13–27.
2. Bajaj, Harpreet S., et al. "Clinical Utility of Waist Circumference in Predicting All-cause Mortality in a

Preventive Cardiology Clinic Population: A PreCIS Database Study." Obesity 17.8(2012):1615-1620.

3. Ballesteros, Fernando J., et al. "On the thermodynamic origin of metabolic scaling." Scientific Reports 8.1(2018):1448.
4. Bentley, R. A., P. Ormerod, and D. J. Ruck. "Recent origin and evolution of obesity-income correlation across the United States." Palgrave communications 4.146(2018):1-14.
5. Cheskin, L. H., and K. H. Podda. "Obesity: Epidemiolog, etiology, and prevention." Ross, A. C. et al. eds. Modern nutrition in health and disease (11th ed.). Philadelphia: Lippincott Williams & Wilkins, 2012.
6. Cheskin, L. H., and K. H. Podda. "Obesity: Management." Ross, A. C. et al. eds. Modern nutrition in health and disease (11th ed.). Philadelphia: Lippincott Williams & Wilkins, 2012.
7. Christakis, N., and J. Fowler. "The spread of obesity in a large social network over 32 years." The New English Journal of Medicine 357.4(2007): 370-379.
8. Dibaise, John K., and A. E. Foxxorenstein. "Role of the gastroenterologist in managing obesity." Expert Review of Gastroenterology & Hepatology 7.5(2013):439-51.
9. Dunford, Maarie, and J. Andrew Doyle. Nutrition for Sport and Exercise (1st ed.). California: Thomson Wadsworth Publishing, 2007.
10. Farr, O. M., C. S. Li, and C. S. Mantzoros. "Central nervous system regulation of eating: Insights from human brain imaging". Metabolism: Clinical and Experimental. 65.5 (2016): 699–713.
11. Flegal, K. M., et al. "Association of all-cause mortality with overweight and obesity using standard body mass index categories: a systematic review andmeta-analysis." JAMA. 2013; 309(1):71-82.
12. Frankenfield, David, L. Roth-Yousey, and C. Compher. "Comparison of Predictive Equations for Resting Metabolic Rate in Healthy Nonobese and Obese Adults: A Systematic Review." Journal of the American Dietetic Association 105.5(2005):775-789.
13. Friedman, Howard S. Ed. Encyclopedia of Mental Health (2nd ed.). San Diego: Academic Press, 2015.
14. Gallagher, Dympna, et al. "Healthy percentage body fat ranges: an approach for developing guidelines based on body mass index." American Journal of Clinical Nutrition 72.3(2000):694-701.
15. Grief, N., and R. L. Miranda. Weight Loss Maintenance. American Family Physician 86.6(2010):630-634.
16. Harris, J. A., and F. G. Benedict. "A Biometric Study of Human Basal Metabolism." Proceedings of the National Academy of Sciences 4.12(1918):370-373.
17. Haslam, D. W., and W. P. James. "Obesity". Lancet (Review). 366.9492 (2005): 1197–209.
18. Harvard Medical School. Calories burned in 30 minutes for people of three different weights. 2018; https://www.health.harvard.edu/diet-and-weight-loss/calories-burned-in-30-minutes-of-leisure-and-routine-activities.
19. Harvard Medical School. Simple math equals easy weight loss._https://www.health.harvard.edu/staying-healthy/simple-math-equals-easy-weight-loss.
20. He, Yuan, et al. "Prevalence of overweight and obesity in 15.8 million men aged 15–49 years in rural China from 2010 to 2014." Scientific Reports 7.1(2017):5021.
21. Jennifer, R. Scott. Is the Set Point Theory a Fact or a Myth?. 2018; https://www.verywellfit.com/set-point-theory-fact-or-myth-3496132.
22. John, R. Speakman, Król Elżbieta, and S. Johnson Maria. "The Functional Significance of Individual Variation in Basal Metabolic Rate." Physiological & Biochemical Zoology 77.6(2004):900-915.
23. Johnstone, Alexandra M., et al. "Factors influencing variation in basal metabolic rate include fat-free mass, fat mass, age, and circulating thyroxine but not sex, circulating leptin, or triiodothyronine." The American Journal of Clinical Nutrition 82.5(2005):941-948.
24. Lau, D. C., et al. "2006 Canadian clinical practice guidelines on the management and prevention of obe-

sity in adults and children [summary].” Canadian Medical Association Journal 176.8(2007):S1-S13.
25. Luppino, F. S., et al. “Overweight, obesity, and depression: a systematic review and meta-analysis of longitudinal studies.” Archives of General Psychiatry. 67.3(2010): 220–229.
26. Manini, Todd M. “Energy expenditure and aging.” Ageing Research Reviews 9.1(2010):1-11.
27. McArdle, W. Essentials of exercise physiology. Baltimore: Lippincott Williams & Wilkins, 2006.
28. Mcmurray, Robert G., et al. “Examining Variations of Resting Metabolic Rate of Adults: A Public Health Perspective.” Medicine & Science in Sports & Exercise 46.7(2014): 1352–1358.
29. McNab, Brian K. “On the Utility of Uniformity in the Definition of Basal Rate of Metabolism.” Physiological Zoology 70.6(1997):718-720.
30. Mifflin, M. D., et al. “A new predictive equation for resting energy expenditure in healthy individuals.” American Journal of Clinical Nutrition 51.2(1990):241-247.
31. Mirsky, Steve. The World Is Fat: Obesity Now Outweighs Hunger WorldWide. 2007; https://www.scientificamerican.com/podcast/episode/8DFF8662-E7F2-99DF-38E67664ABFF1D05/.
32. Müller, B, et al. “[Calculating the basal metabolic rate and severe and morbid obesity].” Praxis 90.45(2001):1955-1963.
33. Murphy, Kevin G., and S. R. Bloom. “Gut hormones and the regulation of energy homeostasis.” Nature (London) 444.7121(2006):854-859.
34. Papadopoulou, Eleni, et al. “Maternal caffeine intake during pregnancy and childhood growth and overweight: results from a large Norwegian prospective observational cohort study.” BMJ Open 8.3(2018):e018895.
35. Peeters, A., et al. “Obesity in adulthood and its consequences for life expectancy: a life-table analysis.” Annals of Internal Medicine 138.1(2015):24-32.
36. Pollack, A. A.M.A. Recognizes Obesity as a Disease. 2013; https://www.webcitation.org/6Hav05T-K0?url=http://www.nytimes.com/2013/06/19/business/ama-recognizes-obesity-as-a-disease.html?_r=1&.
37. Puppala, Sobha, et al. “Primate fetal hepatic responses to maternal obesity: epigenetic signalling pathways and lipid accumulation.” The Journal of Physiology 596.23(2018):5823-5837.
38. Weinstock, Matthew, The Facts About Obesity-More than one-third of U.S. adults are obese. 2013; https://www.hhnmag.com/articles/6385-the-facts-about-obesity?id=5870001020.
39. Wikipedia. Body mass index. 2019; https://en.wikipedia.org/wiki/Body_mass_index.
40. Wikipedia. Dual-energy X-ray absorptiometry. 2019;https://en.wikipedia.org/wiki/Dual-energy_X-ray_absorptiometry.
41. Whitlock, G., et al. “Body-mass index and cause-specific mortality in 900 000 adults: collaborative analyses of 57 prospective studies.” Lancet. 373. 9669(2009): 1083–1096.
42. WHO. Obesity and overweight. 2018; https://www.who.int/en/news-room/fact-sheets/detail/obesity-and-overweight Woolcott, Orison O., and R. N. Bergman. “Relative fat mass (RFM) as a new estimator of whole-body fat percentage — A cross-sectional study in American adult individuals.” Scientific Reports 8.1(2018):10980.

第十四章 运动营养补剂

1. “Carnitine. The science behind a conditionally essential nutrient. Proceedings of a conference. March 25-26, 2004. Bethesda, Maryland, USA.” Annals of the New York Academy of Sciences 1033(2004):ix--xi.
2. “Preface: Carnitine: Lessons from One Hundred Years of Research.” Annals of the New York Academy

of Sciences 1033.1(2004):ix–xi.

3. Andrew, P. J., and B. Mayer. "Enzymatic function of nitric oxide synthases." Cardiovascular Research 43.3(1999):521-531.
4. Arul, Albert Baskar, et al. "Multivitamin and mineral supplementation in 1,2-dimethylhydrazine induced experimental colon carcinogenesis and evaluation of free radical status, antioxidant potential, and incidence of ACF." Canadian Journal of Physiology and Pharmacology 90.1(2012):45-54.
5. Babchia, N., et al. "The PI3K/Akt and mTOR/P70S6K Signaling Pathways in Human Uveal Melanoma Cells: Interaction with B-Raf/ERK." Investigative Opthalmology & Visual Science 51.1(2010):421-429.
6. Barnes, Patricia M., B. Bloom, and R. L. Nahin. "Complementary and Alternative Medicine Use Among Adults and Children: United States, 2007" (PDF). National Health Statistics Reports 12 (2018):4.
7. Barnett, Christopher, et al. "Effect of L-Carnitine Supplementation on Muscle and Blood Camitine Content and Lactate Accumulation during High-Intensity Sprint Cycling." International Journal of Sport Nutrition 4.3(1994):280-288.
8. Barringer, Thomas A., et al. "Effect of a multivitamin and mineral supplement on infection and quality of life: A randomized, double-blind, placebo-controlled trial." Annals of Internal Medicine 138.5(2003):365-371.
9. Bemben, Michael G., and H. S. Lamont. "Creatine Supplementation and Exercise Performance." Sports Medicine 35.2(2005):107-125.
10. Bird, Stephen P. "Creatine Supplementation and Exercise Performance: A Brief Review." Journal of sports science & medicine 2.4(2003):123-132.
11. Bjelakovic, G., et al. "Mortality in randomized trials of antioxidant supplements for primary and secondary prevention: systematic review and meta-analysis". JAMA. 297.8 (2007):842–857.
12. Blankson, Henrietta, et al. "Conjugated Linoleic Acid Reduces Body Fat Mass in Overweight and Obese Humans." The Journal of Nutrition 130.12(2000):2943-2948.
13. Blomstrand, E. "A role for branched-chain amino acids in reducing central fatigue." Journal of Nutrition 136.2(2006):544S-547S.
14. Boirie, Y., et al. "Slow and fast dietary proteins differently modulate postprandial protein accretion." Proceedings of the National Academy of Sciences of the United States of America 94.26 (1997):14930–14935.
15. Brass, E. P. "Supplemental carnitine and exercise." American Journal of Clinical Nutrition 72.2 Suppl(2000):618S-623S.
16. Brass, Eric P. "Carnitine and Sports Medicine: Use or Abuse?" Annals of the New York Academy of Sciences 1033.1(2004):67-78.
17. Bremer, J. "Carnitine--metabolism and functions." Physiological Reviews 63.4(1983):1420-1480.
18. Brosnan, John T. "Interorgan amino acid transport and its regulation." Journal of Nutrition 133.6 Suppl 1(2003):2068S-2072S.
19. Brosnan, John T., R. P. D. Silva, and M. E. Brosnan. "The metabolic burden of creatine synthesis." Amino Acids 40.5(2011):1325-1331.
20. Brosnan, Margaret E., and J. T. Brosnan. "The role of dietary creatine." Amino Acids 48.8(2016):1-7.
21. Buchman, A. L. "Glutamine: commercially essential or conditionally essential? A critical appraisal of the human data". The American Journal of Clinical Nutrition. 74.1 (2001):25–32.
22. Burke, D. G., et al. "Effect of creatine supplementation and resistance-exercise training on muscle insulin-like growth factor in young adults." International journal of sport nutrition and exercise metabolism 18.4(2008):389-398.
23. Calbet, Jose A. "Plasma glucagon and insulin responses depend on the rate of appearance of amino acids after ingestion of different protein solutions in humans." Journal of Nutrition 132.8(2002):2174-2182.

24. Calder, Phillip C. "Branched-Chain Amino Acids and Immunity." Journal of Nutrition 136.1 Suppl(2006):288S-293S.
25. Campbell, Bill I., P. M. L. Bounty, and M. Roberts. "The Ergogenic Potential of Arginine." Journal of the International Society of Sports Nutrition 1.2(2004):35-38.
26. Castell, L. M., and E. A. Newsholme. "Glutamine and the effects of exhaustive exercise upon the immune response." Canadian Journal of Physiology & Pharmacology 76.5(1998):524-32.
27. Castell, L. M., and E. A. Newsholme. "The effects of oral glutamine supplementation on athletes after prolonged, exhaustive exercise." Nutrition 13.7-8(1997):738-742.
28. Chen, S. C., et al. "Effect of conjugated linoleic acid supplementation on weight loss and body fat composition in a Chinese population." Nutrition 28.5(2012):559-565.
29. Chen, S., et al. "Anti-Aromatase Activity of Phytochemicals in White Button Mushrooms (Agaricus bisporus)." Cancer Research 66.24(2006):12026-12034.
30. Chiarla, C., et al. "The branched-chain amino acids." Minerva Gastroenterologica E Dietologica 43.4(1997):189-196.
31. Clegg, Daniel O., et al. "Glucosamine, Chondroitin Sulfate, and the Two in Combination for Painful Knee Osteoarthritis." New England Journal of Medicine 354.8(2006):795-808.
32. Cohen, M. J., and L. Braun. Herbs & natural supplements: an evidence-based guide. Marrickville, New South Wales: Elsevier Australia, 2007.
33. Collier, S. R., E. Collins, and J. A. Kanaley. "Oral arginine attenuates the growth hormone response to resistance exercise." Journal of Applied Physiology 101.3(2006):848-852.
34. Colombani, P., et al. "Effects of L-carnitine supplementation on physical performance and energy metabolism of endurance-trained athletes: a double-blind crossover field study." European Journal of Applied Physiology and Occupational Physiology 73.5(1996):434-439.
35. Cooper, Robert, et al. "Creatine supplementation with specific view to exercise/sports performance: an update." Journal of the International Society of Sports Nutrition 9.1(2012):33.
36. Cummings, Nicole E., et al. "Restoration of metabolic health by decreased consumption of branched-chain amino acids." The Journal of Physiology 596.4(2017):623-645.
37. Davì, G, F. Santilli, and C. Patrono. "Nutraceuticals in diabetes and metabolic syndrome." Cardiovascular Therapeutics 28.4(2010):216-226.
38. Debbi, E. M., et al. "Efficacy of methylsulfonylmethane supplementation on osteoarthritis of the knee: a randomized controlled study". BMC Complementary and Alternative Medicine. 11(2011):50.
39. Deldicque, Louise, et al. "Kinetics of creatine ingested as a food ingredient." European Journal of Applied Physiology 102.2(2008):133-143.
40. Dhiman, T. R., et al. "Conjugated Linoleic Acid (CLA) Content of Milk from Cows Offered Diets Rich in Linoleic and Linolenic Acid." Journal of Dairy Science 83.5(2000):1016-1027.
41. Drăgan, G. I., et al. "Studies concerning chronic and acute effects of L-carnitine on some biological parameters in elite athletes." Physiologie 24.1(1987):23-28.
42. EFSA Panel on Dietetic Products, and Nutrition and Allergies (NDA). "Scientific Opinion on the substantiation of health claims related to whey protein". EFSA Journal 8.10(2010):1818.
43. Engelhardt, M., et al. "Creatine supplementation in endurance sports." Medicine & Science in Sports & Exercise 30.7(1998):1123-1129.
44. Eraslan, Ali, and B. Ulkar. "Glucosamine Supplementation after Anterior Cruciate Ligament Reconstruction in Athletes: A Randomized Placebo-controlled Trial." Research in Sports Medicine 23.1(2015):14-26.
45. European Food Safty Authority (EFSA). "Scientific Opinion of the Panel on Dietetic Products Nutrition and Allergies on a request from the European Commission on the safety of glucosamine hydrochloride

from Aspergillus niger as food ingredient". The EFSA Journal. 1099(2009): 1–19.
46. Evans, M, et al. "Trans-10, cis-12 conjugated linoleic acid increases fatty acid oxidation in 3T3-L1 preadipocytes." Journal of Nutrition 132.3(2002):450-455.
47. Farrell, H. M., et al. "Nomenclature of the Proteins of Cows' Milk—Sixth Revision." Journal of Dairy Science 87.6(2004):1641-1674.
48. Foegeding, E. Allen, et al. "Advances in modifying and understanding whey protein functionality." Trends in Food Science & Technology 13.5(2002):151-159.
49. Fontana, L., et al. "Decreased Consumption of Branched-Chain Amino Acids Improves Metabolic Health". Cell Reports. 16.2(2016): 520–530.
50. Fortmann, S. P., et al. "Vitamin and mineral supplements in the primary prevention of cardiovascular disease and cancer: An updated systematic evidence review for the U.S. Preventive Services Task Force". Annals of Internal Medicine. 159.12 (2013): 824–834.
51. Galloway, S. D. R., T. P. Craig, and S. J. Cleland. "Effects of oral l -carnitine supplementation on insulin sensitivity indices in response to glucose feeding in lean and overweight/obese males." Amino Acids 41.2(2011):507-515.
52. Garlick, Peter J. "Assessment of the Safety of Glutamine and Other Amino Acids." Journal of Nutrition 131.9 Suppl(2001):2556S-61S.
53. Gatnau, R., et al. "Effects of excess dietary leucine and leucine catabolites on growth and immune responses in weanling pigs." Journal of Animal Science 73.1(1995):159-165.
54. Gleeson, M. "Dosing and efficacy of glutamine supplementation in human exercise and sport training." Journal of Nutrition 138.10(2008):2045S-2049S.
55. Graham, A. S., and R. C. Hatton. "Creatine: a review of efficacy and safety." Journal of the American Pharmacists Association 39.6(1999):803-810.
56. Gray, Heather C., P. S. Hutcheson , and R. G. Slavin. "Is glucosamine safe in patients with seafood allergy?." Journal of Allergy and Clinical Immunology 114.2(2004):459-460.
57. Gülçin, I. "Antioxidant and antiradical activities of l-carnitine." Life Sciences 78.8(2006):803-811.
58. Harmeyer, J. "The Phystiological Role of L-Carntine." Lohmann Information 27(2002):1-8.
59. Hill, C. A., et al. "Influence of β-alanine supplementation on skeletal muscle carnosine concentrations and high intensity cycling capacity." Amino Acids 32.2(2007):225-233.
60. Holeček, M. "Beta-hydroxy-beta-methylbutyrate supplementation and skeletal muscle in healthy and muscle-wasting conditions." Journal of Cachexia, Sarcopenia and Muscle. 8.4(2017):529–541.
61. Holeček, M. "Side Effects of Long-Term Glutamine Supplementation." Journal of Parenteral and Enteral Nutrition 37.5(2013):607-616.
62. Hooper, L., et al. "Effects of soy protein and isoflavones on circulating hormone concentrations in pre- and post-menopausal women: a systematic review and meta-analysis." Human Reproduction Update 15.4(2009):423-440.
63. Hultman, E., et al. "Muscle creatine loading in men." Journal of Applied Physiology 81.1(1996):232-237.
64. Institute of Medicine's Food and Nutrition Board. Dietary Reference Intakes: The Essential Guide to Nutrient Requirements, 2014; https://web.archive.org/web/20140705140516/http:/fnic.nal.usda.gov/dietary-guidance/dietary-reference-intakes/dri-reports.
65. Iwata, Toshio, et al. "Safety of Dietary Conjugated Linoleic Acid (CLA) in a 12-weeks Trial in Healthy Overweight Japanese Male Volunteers." Journal of Oleo Science 56.10(2007):517-525.
66. Jang, W. J., and S. W. Hyung. "Production of natural c9,t11 conjugated linoleic acid (c9,t11 CLA) by submerged liquid culture of mushrooms". Jinju, South Korea: Division of Applied Life Science (BK21), Graduate School, Gyeongsang National University, (2010):660-701.

67. Jenkins, D. J., et al. "Supplemental Vitamins and Minerals for CVD Prevention and Treatment." Journal of the American College of Cardiology 71.22(2018):2570-2584.
68. Jordan, K., et al. "EULAR Recommendations 2003. An evidence based approach to the management of knee osteoarthritis: report of a Task Force of the Standing Committee for International Clinical Studies Including Therapeutic Trials (ESCISIT)." Annals of the Rheumatic Diseases 62.12(2003):1145-1155.
69. Jr, De Araujo Ja, et al. "Effect of chronic supplementation with branched-chain amino acids on the performance and hepatic and muscle glycogen content in trained rats." Life Sciences 79.14(2006):1343-1348.
70. Kanaley, Jill A. "Growth hormone, arginine and exercise." Current Opinion in Clinical Nutrition and Metabolic Care 11.1(2008):50-54.
71. Karlic, H., Lohninger, A. "Supplementation of L-carnitine in athletes: does it make sense?." Nutrition. 20.7–8 (2004): 709–715.
72. Kennedy, Arion, et al. "Antiobesity mechanisms of action of conjugated linoleic acid." Journal of Nutritional Biochemistry 21.3(2010):171-179.
73. Kim, L. S., et al. "Efficacy of methylsulfonylmethane (MSM) in osteoarthritis pain of the knee: a pilot clinical trial." Osteoarthritis Cartilage 14.3(2006):286-294.
74. Kreider, R. B. "Creatine in sports." Kalman, Antonio, J., et al. Essentials of Sports Nutrition and Supplements. Totowa, NJ: Humana Press, 2007.
75. Kunz, C., and B. Lönnerdal. "Human-milk proteins: analysis of casein and casein subunits by anion-exchange chromatography, gel electrophoresis, and specific staining methods." The American Journal of Clinical Nutrition 51.1(1990):37-46.
76. Kutsuzawa, T, et al. "Plasma branched-chain amino acid levels and muscle energy metabolism in patients with chronic obstructive pulmonary disease." Clinical Nutrition 28.2(2009):203-208.
77. LaBotz, Michele. Performance-Enhancing Substances. https://solutions.aap.org/DocumentLibrary/pcowebinars/Sep 16 Performance-Enhancing Substances.pdf.
78. Lacey, Janet M., and D. W. Wilmore. "Is Glutamine a Conditionally Essential Amino Acid?." Nutrition Reviews 48.8(1990):297-309.
79. Lambert, E. V., et al. "Conjugated linoleic acid versus high-oleic acid sunflower oil: effects on energy metabolism, glucose tolerance, blood lipids, appetite and body composition in regularly exercising individuals." British Journal of Nutrition 97.5(2007):1001-1011.
80. Lanhers, Charlotte, et al. "Creatine Supplementation and Lower Limb Strength Performance: A Systematic Review and Meta-Analyses." Sports Medicine 45.9(2015):1285-1294.
81. Larosa, P. C., et al. "Trans-10, cis-12 conjugated linoleic acid causes inflammation and delipidation of white adipose tissue in mice: a microarray and histological analysis." Physiological Genomics 27.3(2006):282-294.
82. Larsen, T. M., et al. "Conjugated linoleic acid supplementation for 1 y does not prevent weight or body fat regain." American Journal of Clinical Nutrition 83.3(2006):606-612.
83. Layman, D. K., and J. I. Baum. "Dietary protein impact on glycemic control during weight loss." Journal of Nutrition 134.4(2004):968S-973S.
84. Lee, Y. H. "Food-processing approaches to altering allergenic potential of milk-based formula." The Journal of Pediatrics 121.2(1992):47-50.
85. Li, Kuanrong, et al. "Vitamin/mineral supplementation and cancer, cardiovascular, and all-cause mortality in a German prospective cohort (EPIC-Heidelberg)." European Journal of Nutrition 51.4(2012):407-413.
86. Llewllyn, William. Sport Supplement Reference Guide. Molecular Nutrition, 2011.
87. Low, Yen Ling, et al. "Phytoestrogen Exposure Correlation with Plasma Estradiol in Postmenopausal

Women in European Prospective Investigation of Cancer and Nutrition-Norfolk May Involve Diet-Gene Interactions." Cancer epidemiology, biomarkers & prevention 14.1(2005):213-220.

88. Lynch, Christopher J., and S. H. Adams. "Branched-chain amino acids in metabolic signalling and insulin resistance." Nature Reviews Endocrinology 10.12(2014):723-736.

89. Marconi, C. "Effects of L-carnitine loading on the aerobic and anaerobic performance of endurance athletes." European Journal of Applied Physiology and Occupational Physiology 54.2(1985):131-135.

90. Maskarinec, Gertraud, et al. "Effects of a 2-Year Randomized Soy Intervention on Sex Hormone Levels in Premenopausal Women." Cancer epidemiology, biomarkers & prevention : a publication of the American Association for Cancer Research, cosponsored by the American Society of Preventive Oncology 13.11(2004):1736-1744.

91. Messina, M. "Soy foods, isoflavones, and the health of postmenopausal women." American Journal of Clinical Nutrition 100.Suppl 1(2014):423S-430S.

92. Miner, Jess L., et al. "Conjugated Linoleic Acid (CLA), Body Fat, and Apoptosis*." Obesity 9.2(2001):129-134.

93. Molfino, Alessio, et al. "Beta-hydroxy-beta-methylbutyrate supplementation in health and disease: A systematic review of randomized trials." Amino Acids 45.6(2013):1273–1292.

94. Monirujjaman, M., and A. Ferdouse. "Metabolic and Physiological Roles of Branched-Chain Amino Acids". Advances in Molecular Biology. 2014(2014):1–6.

95. Morifuji, Masashi, et al. "Comparison of Different Sources and Degrees of Hydrolysis of Dietary Protein: Effect on Plasma Amino Acids, Dipeptides, and Insulin Responses in Human Subjects." Journal of Agricultural and Food Chemistry 58.15(2010):8788-8797.

96. Moyer, Virginia A. "Vitamin, Mineral, and Multivitamin Supplements for the Primary Prevention of Cardiovascular Disease and Cancer: U.S. Preventive Services Task Force Recommendation Statement." Annals of Internal Medicine 160.8(2014):558-564.

97. Mroz, Paula J., and J. E. Silbert. "Use of 3H-glucosamine and 35S-sulfate with cultured human chondrocytes to determine the effect of glucosamine concentration on formation of chondroitin sulfate." Arthritis and rheumatism 50.11(2004):3574-3579.

98. National Institutes of Health (NIH). Office of Dietary Supplements - Dietary Supplements for Exercise and Athletic Performance. 2018; https://ods.od.nih.gov/factsheets/ExerciseAndAthleticPerformance-HealthProfessional/#creatine.

99. Newgard, C. B., et al. "A branched-chain amino acid-related metabolic signature that differentiates obese and lean humans and contributes to insulin resistance". Cell Metabolism. 9.4 (2009):311–326.

100. Nutraceuticals World. Report Forecasts Supplement Market to Reach $278 Billion by 2024. 2018; https://www.nutraceuticalsworld.com/issues/2016-09/view_breaking-news/report-forecasts-supplement-market-to-reach-278-billion-by-2024/.

101. Office of Dietary Supplements, US National Institutes of Health. Dietary Supplement Label Database. 2017; https://ods.od.nih.gov/Research/Dietary_Supplement_Label_Database.aspx.

102. Office of Inspector General, Depart of Health and Human Services. Dietary Supplement Labels: Key Elements. 2003; https://oig.hhs.gov/oei/reports/oei-01-01-00120.pdf.

103. Onakpoya, Igho J., et al. "The efficacy of long-term conjugated linoleic acid (CLA) supplementation on body composition in overweight and obese individuals: a systematic review and meta-analysis of randomized clinical trials." European Journal of Nutrition 51.2(2012):127-134.

104. Pagonis, T. A. "The Effect of Methylsulfonylmethane on Osteoarthritic Large Joints and Mobility". International Journal of Orthopaedics. 1.1(2014):19–24.

105. Palo, E. F. De, et al. "Plasma lactate, GH and GH-binding protein levels in exercise following BCAA supplementation in athletes." Amino Acids 20.1(2001):1-11.

106. Parise, G., et al. "Effects of acute creatine monohydrate supplementation on leucine kinetics and mixed-muscle protein synthesis." Journal of Applied Physiology 91.3(2001):1041-1047.
107. Park, Y., et al. "Intakes of vitamins A, C, and E and use of multiple vitamin supplements and risk of colon cancer: a pooled analysis of prospective cohort studies." Cancer Causes & Control 21.11(2010):1745-1757.
108. Peluso, Michael R. Does Soy Protein IncreaseEstrogen Levels?. 2015; www.livestrong.com/article/264891-does-soy-protein-increase-estrogen-levels.
109. Persiani, S., et al. "Glucosamine oral bioavailability and plasma pharmacokinetics after increasing doses of crystalline glucosamine sulfate in man." Osteoarthritis Cartilage 13.12(2005):1041-1049.
110. Persiani, S., et al. "Synovial and plasma glucosamine concentrations in osteoarthritic patients following oral crystalline glucosamine sulphate at therapeutic dose." Osteoarthritis Cartilage 15.7(2007):764-772.
111. Persky, A. M., and G. A. Brazeau. "Clinical pharmacology of the dietary supplement ceratine monohydrate." Pharmacological Reviews 53(2001).
112. Persky, Adam M., and E. S. Rawson. "Safety of Creatine Supplementation." Subcell Biochem 46(2007):275-289.
113. Peters, U, et al. "Serum selenium and risk of prostate cancer-a nested case-control study." American Journal of Clinical Nutrition 85.1(2007):209-217.
114. Pocobelli, G., et al. "Use of supplements of multivitamins, vitamin C, and vitamin E in relation to mortality." American Journal of Epidemiology 170.4(2009):472-483.
115. Prada, P. O., et al. "L-glutamine supplementation induces insulin resistance in adipose tissue and improves insulin signalling in liver and muscle of rats with diet-induced obesity." Diabetologia 50.9(2007):1949-1959.
116. Preen, D., et al. "Creatine supplementation: a comparison of loading and maintenance protocols on creatine uptake by human skeletal muscle." International Journal of Sport Nutrition & Exercise Metabolism 13.1(2003):97-111.
117. Quesnele, Jairus J., et al. "The Effects of Beta Alanine Supplementation on Performance: A Systematic Review of the Literature." International Journal of Sport Nutrition and Exercise Metabolism 24.1(2014):14-27.
118. Rainer, Lisa, and C. J. Heiss. "Conjugated linoleic acid: health implications and effects on body composition." Journal of the American Dietetic Association 104.6(2004):963-968.
119. Rautiainen, S., et al. "Multivitamin use and the risk of myocardial infarction: a population-based cohort of Swedish women." American Journal of Clinical Nutrition 92.5(2010):1251-1256.
120. Rebouche, C J. "Carnitine function and requirements during the life cycle. " The FASEB Journal 6.15(1992):3379-3386.
121. Reginster, Jean Yves, et al. "Long-term effects of glucosamine sulphate on osteoarthritis progression: A randomised, placebo-controlled clinical trial." The Lancet 357.9252(2001):251-256.
122. Rennie, M. J., et al. "Effect of Exercise on Protein Turnover in Man." Clinical Science 61.5(1981):627-639.
123. Rennie, Michael J., et al. "Glutamine Transport and Its Metabolic Effects." The Journal of Nutrition 124. suppl_8(1994):1503S-1508S.
124. Riazi, R, et al. "The total branched-chain amino acid requirement in young healthy adult men determined by indicator amino acid oxidation by use of L-[1-13C]phenylalanine." Journal of Nutrition 133.5(2003):1383-1389.
125. Risérus, U., et al. "Effects of cis-9, trans-11 conjugated linoleic acid supplementation on insulin sensitivity, lipid peroxidation, and proinflammatory markers in obese men." The American Journal of Clinical Nutrition 80.2(2004):279–283.

126. Roth, E, A. Spittler, and R. Oehler. "[Glutamine: effects on the immune system, protein balance and intestinal functions]." Wiener Klinische Wochenschrift 108.21(1996):669-676.
127. Salehian, B., et al. "The effect of glutamine on prevention of glucocorticoid-induced skeletal muscle atrophy is associated with myostatin suppression." Metabolism-clinical & Experimental 55.9(2006):1239-1247.
128. Shao, Andrew, and J. N. Hathcock. "Risk assessment for the amino acids taurine, l-glutamine and l-arginine." Regulatory Toxicology and Pharmacology 50.3(2008):376-399.
129. Shimomura, Y., et al. "Nutraceutical effects of branched-chain amino acids on skeletal muscle." Journal of Nutrition 136.2(2006):529S-532S.
130. Shimomura, Yoshiharu, et al. "Exercise Promotes BCAA Catabolism: Effects of BCAA Supplementation on Skeletal Muscle during Exercise." The Journal of Nutrition 134.6(2004):1583S-1587S.
131. Silva, V. R., et al. "β-hydroxy-β-methylbutyrate free acid supplementation may improve recovery and muscle adaptations after resistance training: a systematic review." Nutrition Research 45(2017):1-9.
132. Simon, David K., et al. "Caffeine and Progression of Parkinson Disease: A Deleterious Interaction With Creatine." Clinical neuropharmacology 38.5(2015):163-169.
133. Singh, J. A., et al. "Chondroitin for osteoarthritis". The Cochrane Database of Systematic Reviews. 1(2015): CD005614.
134. Skipper, Annalynn. Dietitian's Handbook of Enteral and Parenteral Nutrition. Jones & Bartlett Learning, 1998.
135. Sowers S. A Primer on Branched Chain Amino Acids. 2011; https://www.huhs.edu/literature/BCAA.pdf.
136. Steck, S. E., et al. "Conjugated linoleic acid supplementation for twelve weeks increases lean body mass in obese humans. " Journal of Nutrition 137.5(2007):1188-1193.
137. Tapiero, H., et al. "L-Arginine". Biomedicine & Pharmacotherapy. 56.9(2002): 439–445.
138. Towheed, T. E., et al. "Glucosamine for osteoarthritis". The Cochrane Database of Systematic Reviews 2(2005): CD002946.
139. Usha, P. R., and M. U. Naidu. "Randomised, Double-Blind, Parallel, Placebo-Controlled Study of Oral Glucosamine, Methylsulfonylmethane and their Combination in Osteoarthritis." Clinical Drug Investigation 24.6(2004):353-363.
140. Vecchiet, L. "Influence of L-carnitine administration on maximal physical exercise." European Journal of Applied Physiology and Occupational Physiology 61.5-6(1990):486-490.
141. Vukovich, M. D., D. L. Costill, and W. J. Fink. "Carnitine supplementation: Effect on muscle carnitine and glycogen content during exercise." Medicine & Science in Sports & Exercise 26.9(1994):1122-1129.
142. Walker, J. B. "Creatine: biosynthesis, regulation, and function." Advances in Enzymology Relat Areas Mol Biol 50.6(1979):177-242.
143. Wall, Benjamin T., et al. "Chronic oral ingestion of l-carnitine and carbohydrate increases muscle carnitine content and alters muscle fuel metabolism during exercise in humans." Journal of Physiology 589.4(2011):963-973.
144. Wasserman, K., and B. J. Whipp. "Excercise physiology in health and disease." American Review of Respiratory Disease 112.2(1975):219-249.
145. Watras, A. C., et al. "The role of conjugated linoleic acid in reducing body fat and preventing holiday weight gain." International Journal of Obesity 31.3(2007):481-487.
146. West, David B., et al. "Conjugated linoleic acid persistently increases total energy expenditure in AKR/J mice without increasing uncoupling protein gene expression." Journal of Nutrition 130.10(2000):2471-2477.
147. Whigham, L. D., et al. "Safety profile of conjugated linoleic acid in a 12-month trial in obese humans." Food and Chemical Toxicology 42.10(2004):1701-1709.
148. Whigham, Leah D., A. C. Watras, and D. A. Schoeller. "Efficacy of conjugated linoleic acid for reducing

fat mass: a meta-analysis in humans." The American Journal of Clinical Nutrition 85.5(2007):1203-1211.

149. White, P. J., et al. "Branched-chain amino acid restriction in Zucker-fatty rats improves muscle insulin sensitivity by enhancing efficiency of fatty acid oxidation and acyl-glycine export". Molecular Metabolism. 5.7(2016):538–551.

150. Wikipedia. Bodybuilding supplement. 2019; https://en.wikipedia.org/wiki/Bodybuilding_supplement#Protein.

151. Wikipedia. Whey protein. 2019; https://en.wikipedia.org/wiki/Whey_protein.

152. Wu, Guoyao, et al. "Arginine deficiency in preterm infants: Biochemical mechanisms and nutritional implications." Journal of Nutritional Biochemistry 15.8(2004):442-451.

153. Wu, H. "Effect of beta-hydroxy-beta-methylbutyrate supplementation on muscle loss in older adults: A systematic review and meta-analysis." Archives of Gerontology and Geriatrics 61.2(2015):168-175.

154. Zhao, J. G., et al. "Association Between Calcium or Vitamin D Supplementation and Fracture Incidence in Community-Dwelling Older Adults: A Systematic Review and Meta-analysis". JAMA. 318.24(2017):2466–2482.

第十五章 如何制定减脂期的饮食方案?

1. Armstrong, L. E., et al. "Heat acclimation and physical training adaptations of young women using different contraceptive hormones." American Journal of Physiology, Endocrinology and Metabolism 288.5(2005):E868-E875.

2. Carlson, Anton J., and F. Hoelzel. "Apparent Prolongation of the Life Span of Rats by Intermittent Fasting." The Journal of Nutrition 31.3(1946):363-375.

3. Chaix, Amandine, et al. "Time-Restricted Feeding Prevents Obesity and Metabolic Syndrome in Mice Lacking a Circadian Clock." Cell Metabolism 29.2(2019):303-319.

4. Harvie, M., et al. "The effect of intermittent energy and carbohydrate restriction v. daily energy restriction on weight loss and metabolic disease risk markers in overweight women." British Journal of Nutrition 110.08(2013):1534-1547.

5. Hildebrandt, A. L.., and P. D. Neufer. "Exercise attenuates the fasting-induced transcriptional activation of metabolic genes in skeletal muscle." American Journal of Physiology, Endocrinology and Metabolism 278.6(2000):E1078-E1086.

6. Kelsey, Gabel , et al. "Effects of 8-hour time restricted feeding on body weight and metabolic disease risk factors in obese adults: A pilot study." Nutrition and Healthy Aging 4.4(2018):345-353.

7. Mattson, Mark P., and R. Wan. "Beneficial effects of intermittent fasting and caloric restriction on the cardiovascular and cerebrovascular systems." Journal of Nutritional Biochemistry 16.3(2005):129-137.

8. Mitchell, Sarah J., et al. "Daily Fasting Improves Health and Survival in Male Mice Independent of Diet Composition and Calories." Cell Metabolism 29.1(2019):221-228.

9. Pilegaard, Henriette, B. Saltin, and P. D. Neufer. "Effect of Short-Term Fasting and Refeeding on Transcriptional Regulation of Metabolic Genes in Human Skeletal Muscle." Diabetes 52.3(2003):657-662.

10. Stoppani, Jim. Intermittent Fasting: Fat-Burning Blitz. 2018; http://www.jimstoppani.com/nutrition/intermittent-fasting.

11. Stote, Kim S., et al. "A controlled trial of reduced meal frequency without caloric restriction in healthy, normal-weight, middle-aged adults." American Journal of Clinical Nutrition 85.4(2007):981-988. Trabelsi, K, et al. "Effects of ramadan fasting on biochemical and anthropometric parameters in physically active men. " Asian Journal of Sports Medicine 2.3(2011):134-144.

参与人员

学术顾问

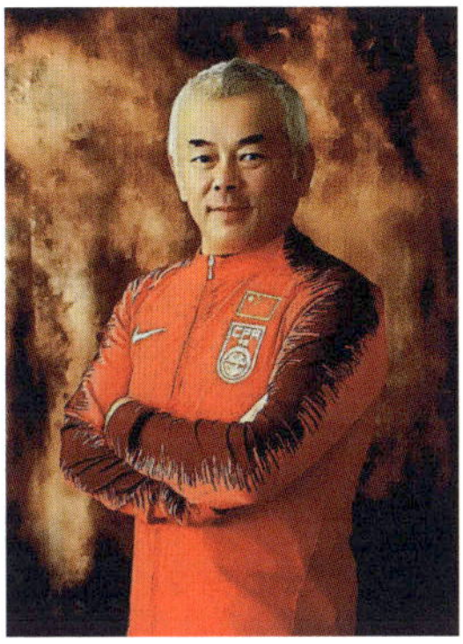

曹建民

北京体育大学教授、博士、博士生导师

北京体育大学运动营养研究院院长

东京奥运会运动营养专家组成员

监制

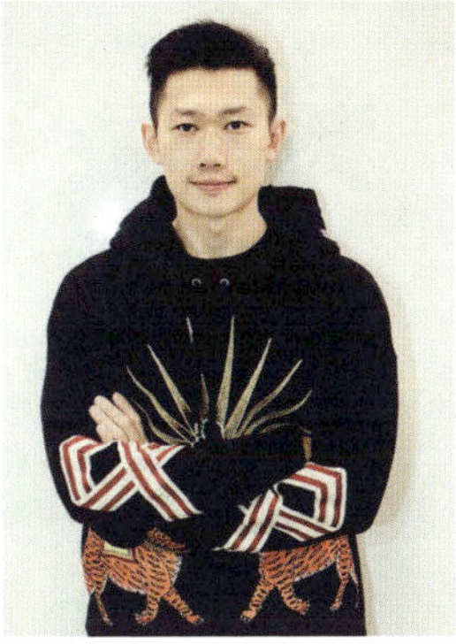

孟令超

健身畅销书《本能减脂》作者

黄晓明私人全职训练师

明星营养师

主编

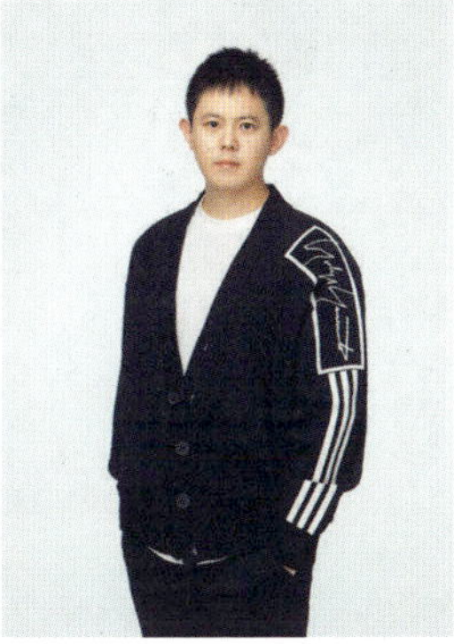

张景琦

健身畅销书《本能减脂》作者

微博 2016–2018 十大影响力运动健身大 V

Cellucor & Myprotein & Mutant 运动营养专家及顾问

北京网络知名人士联谊会理事

理学博士候选人

副主编

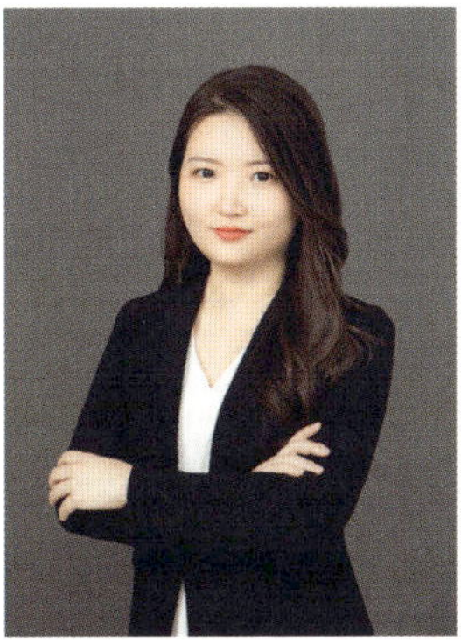

吉金

糖尿病研究数据专家

前 CERTARA 研发数据分析师

前美国哥伦比亚大学医学中心研究人员

前美国伊利诺伊大学食品科学和营养学研究人员

美国糖尿病学会成员

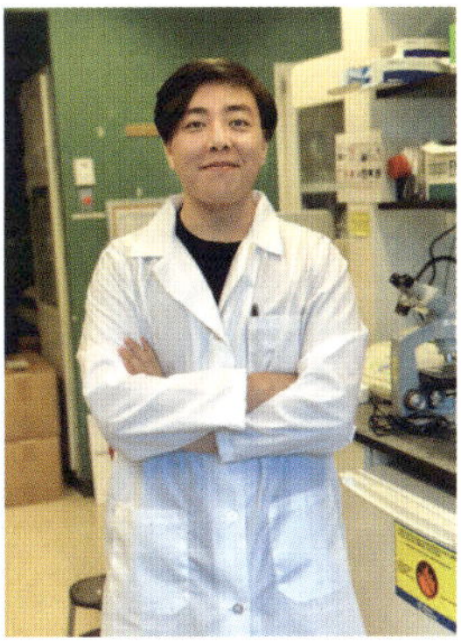

蔡坤恒

美国哥伦比亚大学医学院代谢与营养博士候选人

美国哥伦比亚大学医学院人类临床营养学硕士

美国哥伦比亚大学娜奥米糖尿病中心研究人员

美国纽约科学院会员

美国纽约学者创新联盟业务拓展顾问

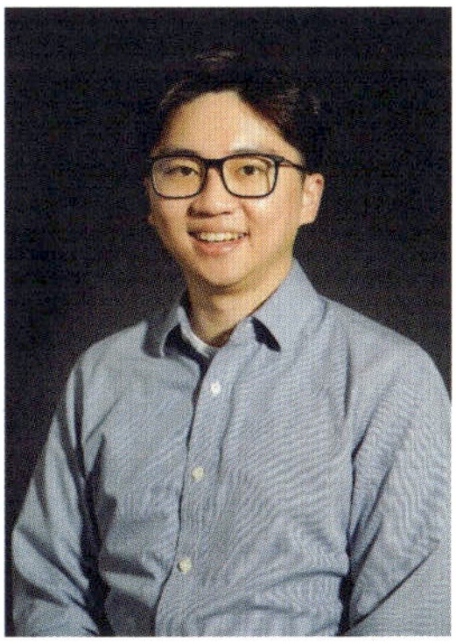

肖炜琨

美国南加州大学博士后研究员

美国南加州大学劳伦斯埃利森学院研究人员

美国加州大学洛杉矶分校生物工程博士

美国生物医学工程学会会员

美国癌症研究联合会会员

编委

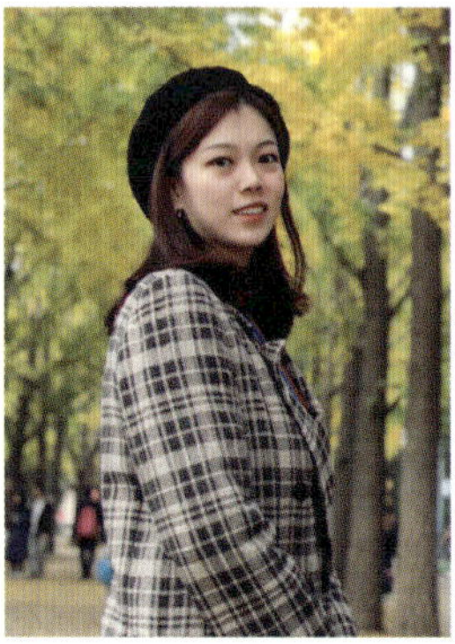

曹卉

北京体育大学运动营养师
北京体育大学体育教育训练学硕士
华北电力大学体育部教师

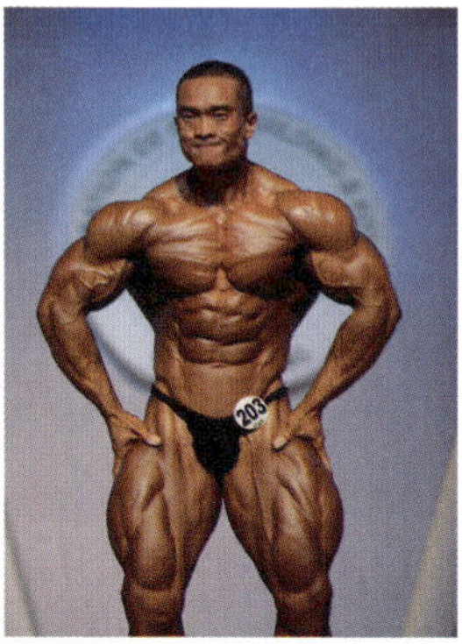

曹宇

奥林匹亚官方培训师
IFBB 国际健美邀请赛 85 公斤级别冠军
全国健美公开赛 85 公斤级别冠军

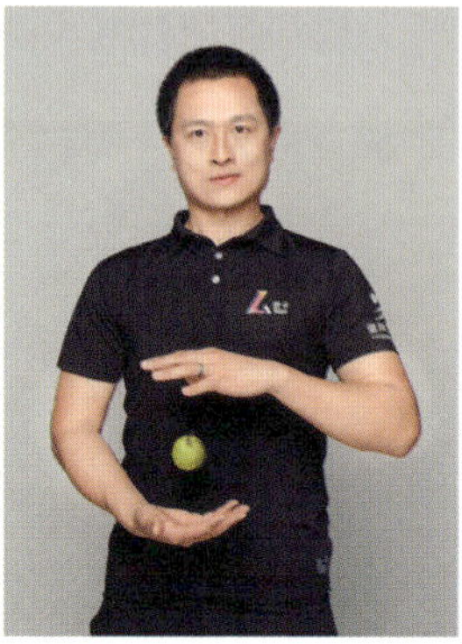

陈成亮

北京体育大学运动营养师
中国注册营养师
北京体育大学运动生物化学硕士

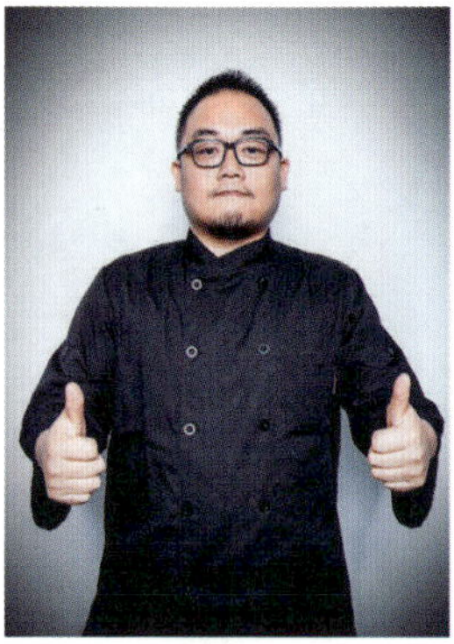

刘青峰

前法国米其林餐厅副厨师长
汉堡实验室（大理）创始人

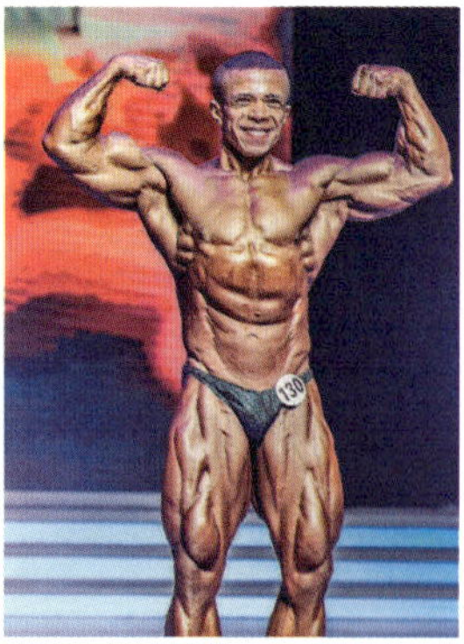

王禾

苏州王禾铁馆创始人
IFBB 国际私人教练大师
吉成国际沙滩健美比赛 80 公斤级别冠军

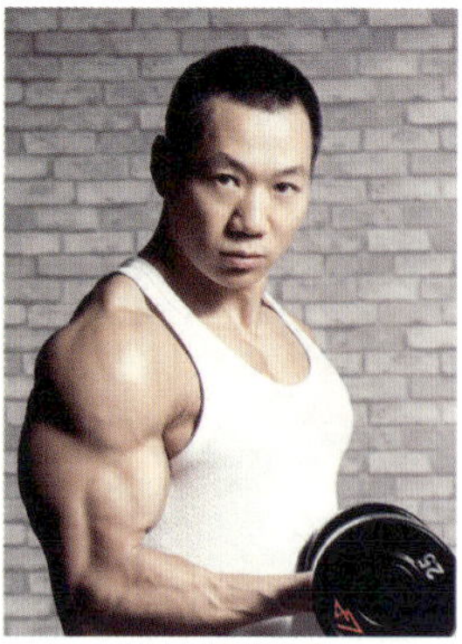

王华

国家健将级运动员
亚洲古典健美冠军
全国健美总决赛男子传统健美全场总冠军

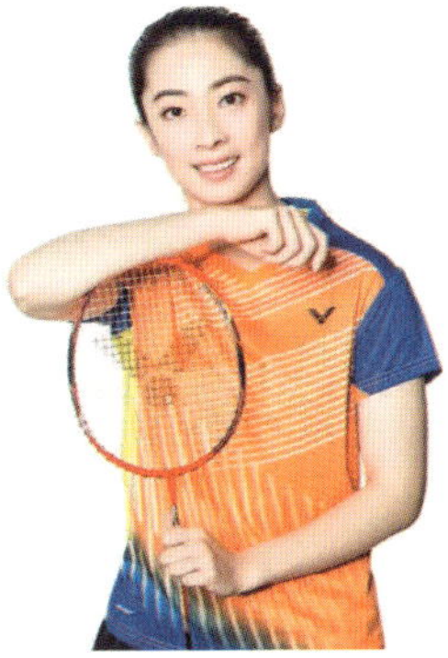

王适娴

北京体育大学教师
2016 年尤伯杯世界女子团体锦标赛冠军
2011 年苏迪曼杯世界羽毛球混合团体锦标赛冠军
2010 年广州亚运会女子单打和团体双料冠军
国际健将、江苏省劳动模范

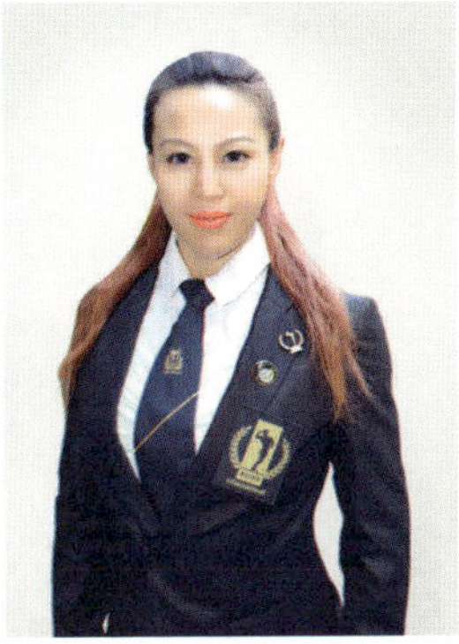

王萱

DMS 冠军杯奥林匹亚资格赛 CEO
世界健身健美国际级裁判
中国健身健美风云人物
星级健身俱乐部评审专家

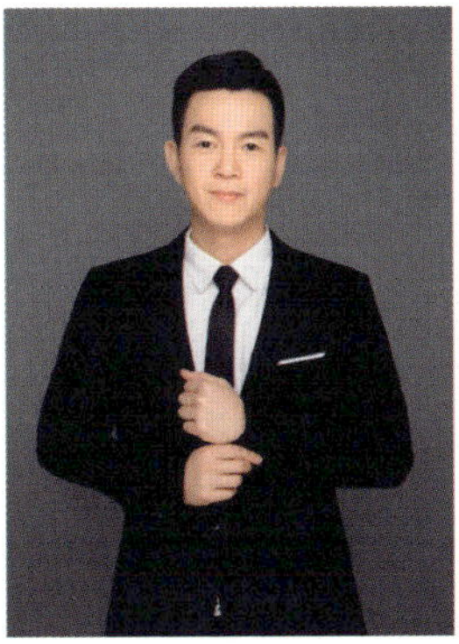

韦笑

三体云动联合创始人
三体云动数据中心主任
三体商学院院长
国家高级营养师

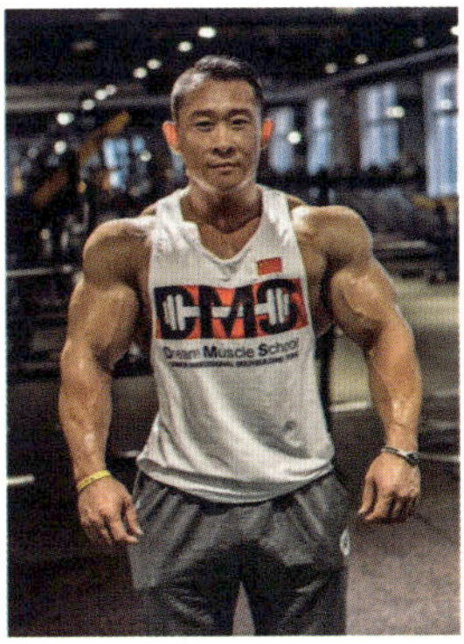

魏新峰

WFF 职业联赛健美全场总冠军
香港健美国际邀请赛 80 公斤级别冠军
奥林匹亚全球认证培训导师
奥林匹亚中国区裁判
DMS 国际体育导师

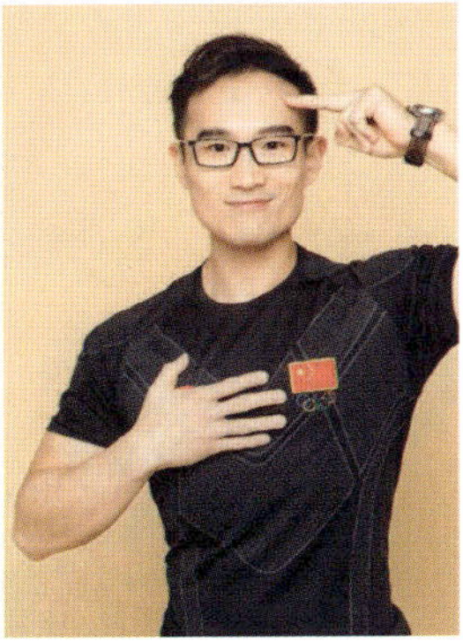

杨爱军

伯纳健身联合创始人兼技术总监
壹卡运动营养联合创始人
公安部保障局和警卫局训练顾问
《运动营养学（2016 版）》编委
北京体育大学运动营养师

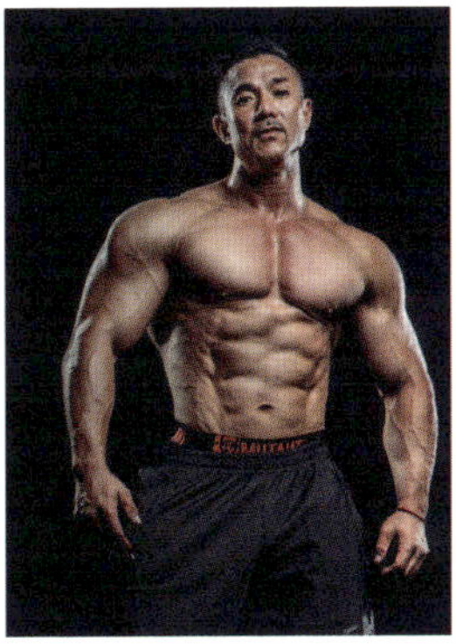

于洪

IFBB 国际级健美裁判
IFBB 大师级教练指导
国际健身教练学院（IPTA）院长
中国魔兽战队创始人
美国 NPC 达拉斯站新人组冠军及全场冠军

执行编委

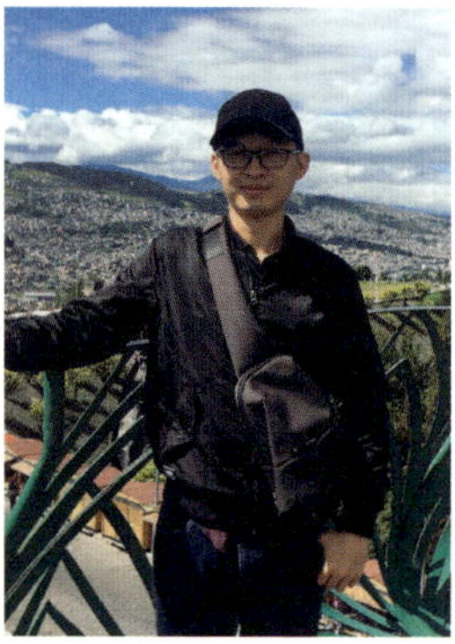

李阳

理学硕士

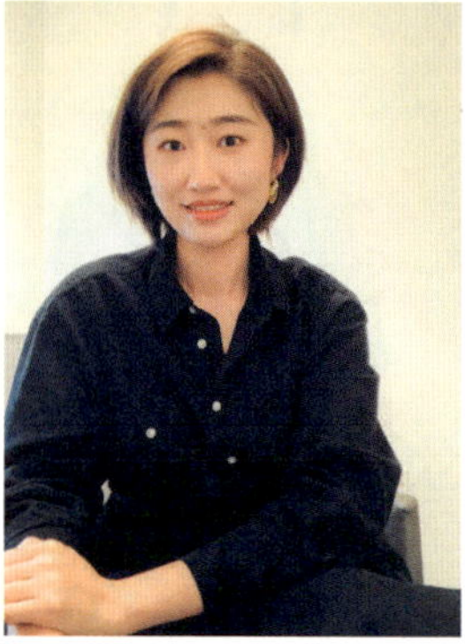

刘畅

美国亚利桑那州立大学

生物化学博士候选人

美国科学促进会会员

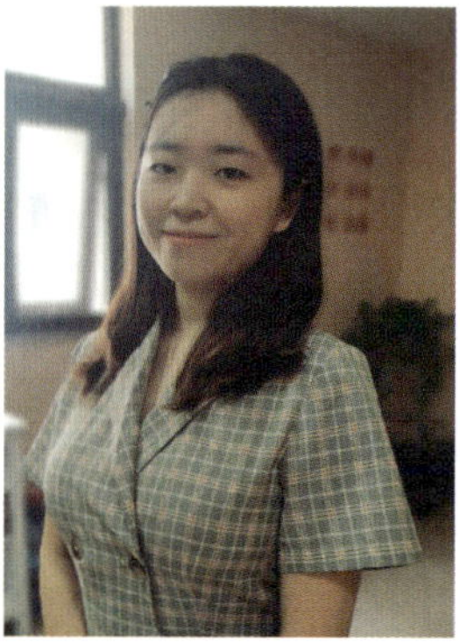

刘琦慧

西安交通大学社会工作专业硕士

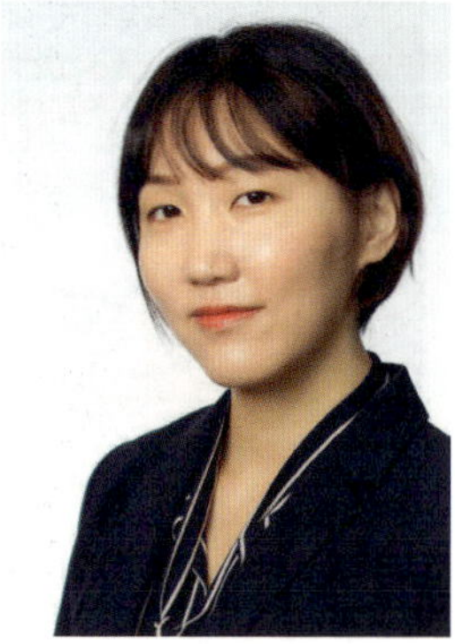

徐菁

美国乔治·华盛顿大学理学硕士

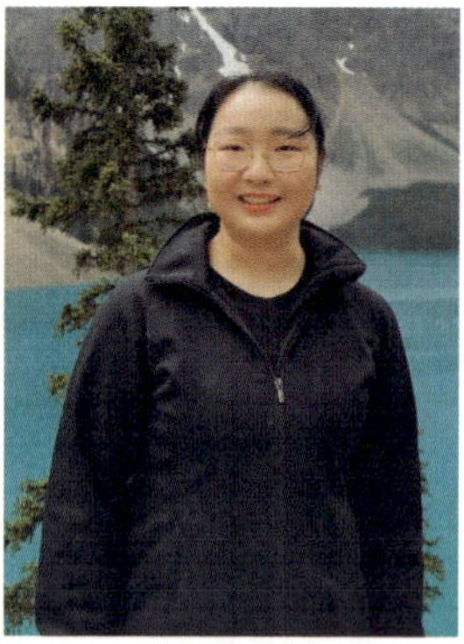

周婧凝

加拿大阿尔伯塔大学理学硕士

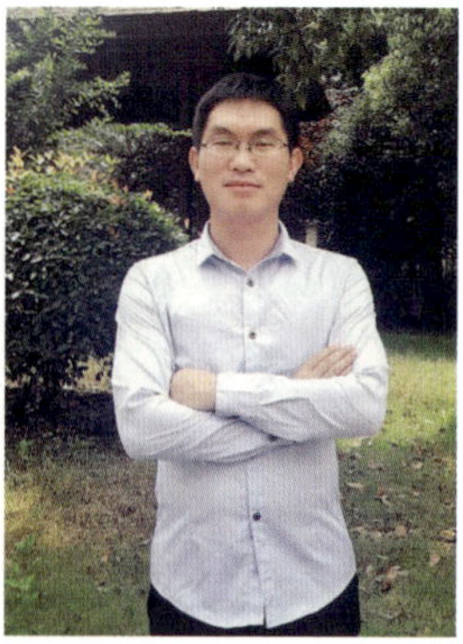

朱小二

理学博士候选人

法律顾问

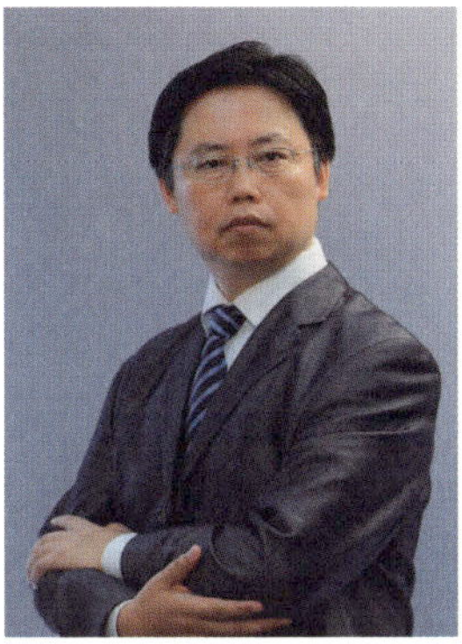

杨文战

北京市中盾律师事务所高级合伙人

中央电视台《热线 12》栏目评论员

北京律师协会物权法专业委员会委员

微博 2017—2019 十大影响力法律大 V

北京网络知名人士联谊会理事

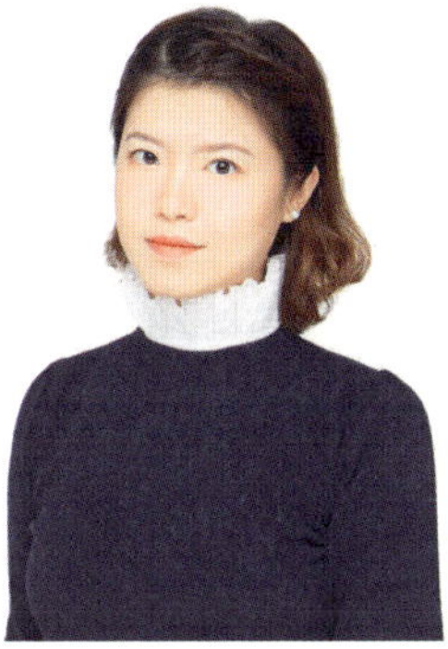

黄璟

美利坚大学法学博士

红圈所律师

诺贝尔奖提名组织 PILPG 助理研究员

联合国国际刑事法庭 Offer 获得者

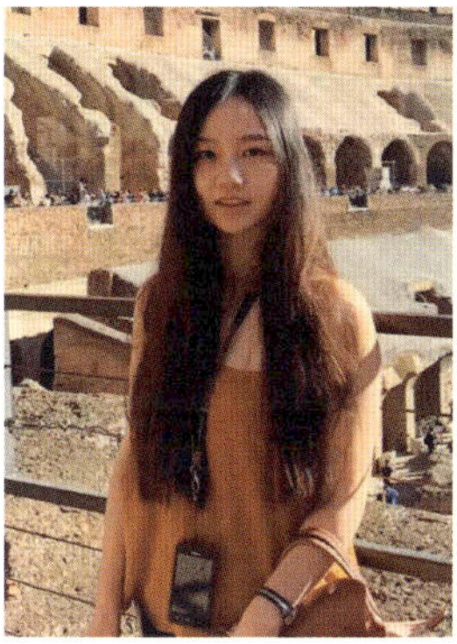

谭妍

广东晟典律师事务所律师

插画

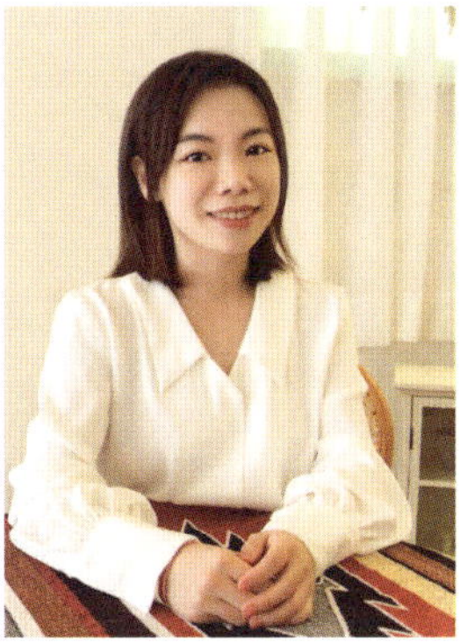

黄颖芬

自由插画师

本书图片来源

1. The Hut Group
2. Unsplash
3. Pixabay
4. Wikipedia

致谢

《健身食典》一书从选题到出版，历时近两年。在此期间，除了编委会全体成员的辛苦付出，也离不开各位朋友的支持与帮助。在此，我谨代表本书编委会对以下朋友表达最诚挚的谢意（排名不分先后）：

官里（北京百川创新文化交流有限公司董事，北京）

王佩佩（北京）

田舒（北京）

贺彦翔（北京）

张颢骞（旧金山）

陈慈（樱桃新艺画室创始人，北京 / 成都）

戴葳（北京）

刘广义（北京）

沈皓昀（Nutrabolt 大中华区市场总监，上海）

胡林（英国 Myprotein 市场部，曼彻斯特）

姜楠（盈奥市场部经理，北京）

陈汉业（御荣国际贸易 Mutant 市场总监，上海）

易鑫玉（长沙）

张卓明（荆州）

黄雅欣（柳州）

张景琦